卫生统计与 DRG/DIP 理论及应用

刘新奎　杨林朋　主编

河南科学技术出版社

·郑州·

图书在版编目（CIP）数据

卫生统计与 DRG/DIP 理论及应用 / 刘新奎，杨林朋主编 . —郑州：
河南科学技术出版社，2023.12

ISBN 978-7-5725-1374-9

Ⅰ.①卫… Ⅱ.①刘… ②杨… Ⅲ.①卫生统计②医院–运营管理–中国
Ⅳ.①R195②R197.32

中国国家版本馆 CIP 数据核字（2023）第 230909 号

出版发行：河南科学技术出版社

地址：郑州市郑东新区祥盛街 27 号　　邮编：450016

电话：(0371) 65737028　65788629

网址：www. hnstp. cn

责任编辑：任燕利

责任校对：崔春娟　李晓颖

封面设计：中文天地

责任印制：徐海东

印　　刷：河南文华印务有限公司

经　　销：全国新华书店

开　　本：787 mm×1 092 mm　1/16　　印张：19　　字数：360 千字

版　　次：2023 年 12 月第 1 版　　2023 年 12 月第 1 次印刷

定　　价：68.00 元

如发现印、装质量问题，影响阅读，请与出版社联系并调换。

前 言
PREFACE

随着《国家医疗保障局关于印发 DRG/DIP 支付方式改革三年行动计划的通知》（医保发〔2021〕48 号）下发，医保支付改革逐渐深入。国务院办公厅、国家卫生健康委员会陆续下发《国务院办公厅关于加强三级公立医院绩效考核工作的意见》《关于加强二级公立医院绩效考核工作的通知》，我国二级以上公立医院绩效考核工作全面推进。全国 3 万余家医疗机构面临绩效考核和医保支付改革的双重挑战，绩效考核数据如何准确上报、DRG 医保支付改革如何高效开展、病案首页数据质量如何稳步提高等，均是摆在全国各级医疗机构面前的重要课题。医院病案部门和统计部门是组织实施绩效考核、DRG 支付改革的重要部门，医院管理人员尤其是医院统计、病案、医保、质控、财务及其他临床医务人员亟须一本系统讲述医院统计、DRG 应用、疾病分类、病案首页数据质控等方面的实用型专著。本书旨在全面、深入地探讨这一领域的理论与实践，以期为我国医疗改革和医疗服务提供理论支持和实践指导。

本书结合当前国家政策性热点问题展开，在 2020 年 9 月出版的《医院统计与 DRG 应用》基础上进行了大幅修订，分为理论篇和应用篇两大部分，共 8 章内容。理论篇包括 4 章，首先介绍了卫生统计的基本概念和原理，接着详细阐述了 DRG 和 DIP 的理论基础，以及国际疾病与手术操作分类的相关知识。应用篇包括 4 章，主要讲解 DRG/DIP 在医院绩效考核、医疗保险管理、病案首页数据采集与质量控制及 DRG/DIP 入组分析等方面的具体应用。理论与应用内容环环相扣，互相依托。

参加本书编写的人员均在卫生统计、DRG/DIP 支付改革、病案首页数据质控等领域有着丰富的理论和实践经验，他们将理论和应用相结合，在书中贡献了相关研究的第一手经验与实践案例，尤其二级以上医院相关人员的应用实践有帮助。我们相信，这本书对于医务工作者、卫生管理者和相关专业人士来说，是一本极具实用性和可操作性的指南。无论是卫生统计人员、医疗保险管理人员，还是医疗管理领域的专业人员，这本书都可以作为重要的参考工具。

虽然本书力求全面、准确，但由于编写时间和篇幅的限制，可能还存在一些不足之处。欢迎读者在阅读过程中提出宝贵的意见和建议，以便我们不断改进和完善。

主编

2023 年 8 月

目 录
CONTENTS

上篇　理论篇

下篇　应用篇

第一章 绪论 | 上 篇 理论篇

第一节 卫生统计概述

一、卫生统计学的定义

统计学是研究数据的收集、整理和分析的一门科学，是帮助人们分析所获得的信息，达到去伪存真、去粗取精、正确认识世界的一种重要手段。卫生统计学是应用数理统计学的原理与方法研究居民健康状况以及卫生服务领域中数据的收集、整理和分析的一门科学。

卫生统计学是统计学的一个特殊分支，是统计学原理和方法在大健康领域的应用，它通过对卫生相关数据的收集和分析，辅助处理公众健康方面的不确定性问题。对卫生事件的数据统计是卫生统计学的主要组成部分，它有助于人们基于目前最好的数据证据做出相对最优决策。

二、卫生统计学的研究内容

（一）统计设计

统计设计包括实验设计和调查设计，利用统计设计可以合理、科学地安排实验和调查工作，花费较少的人力、物力和时间，取得较满意和可靠的结果。英国统计学家

R. A. Fisher 在他的著作中多次强调，统计学家与科学研究者的合作应该在实验设计阶段，而不是在需要数据处理的时候。"实验完成后再找统计学家，无异于请统计学家为实验进行'尸体解剖'。统计学家或许只能告诉你实验失败的原因。"

（二）统计描述和参数估计

统计描述是通过计算各种统计指标和统计图表来描述资料的集中趋势、离散趋势和分布特征情况（如正态分布或偏态分布）；参数估计是利用样本指标来估计总体指标的大小。

（三）假设检验

假设检验是统计学的主要内容，是通过统计检验方法（如 t 检验、u 检验、F 检验、χ^2 检验、秩和检验等）来推断两组或多组统计指标的差异是抽样误差造成的还是有本质的差别。

（四）相关与回归

医学中存在许多相互联系、相互制约的现象。如儿童的身高与体重、胸围与肺活量、血糖与尿糖等，都需要利用相关与回归来分析。

（五）多因素分析

如多元回归、判别分析、聚类分析、正交设计分析、主成分分析、因子分析、logistic 回归、Cox 比例风险回归等，都是分析医学中多因素的有效方法。这些方法计算复杂，大部分需借助计算机来完成。

（六）健康统计

研究人群健康指标的统计方法，除了上述的某些方法外，还有其特有的方法，如寿命表、生存分析、死因分析、人口预测等。

三、卫生统计学在现代医院管理中的作用

卫生统计学也是现代医院管理学理论中重要的组成部分。卫生统计信息是医院领导决策和管理部门制订工作计划、检查评估、研究问题和工作总结的重要依据，在医院管理工作中具有重要的地位和作用。

（一）卫生统计在现代医院管理中的地位

1. 统计信息是制订工作计划的基础

现代医院管理的特征是以信息支持为前提，而统计信息能直观地为医院管理者提供医院的运营状况和出现的问题，是管理者进行决策的基础，是指导工作和实施有效控制的依据及保证。编制医院全年工作和各项任务的指标是医院管理的一项重要内容，逐年统计信息资料是制订计划指标的基础。如果历年统计工作做得扎实细致、统

计信息资料全面具体，就能为医院管理者制订工作计划打下坚实的基础。

2. 统计信息是医院管理者决策的依据

一个优秀的医院管理者对医院发展所做的决策必然要坚持实事求是的精神，"实事"就是各种统计信息，反映医院运营和管理的客观情况；"求是"就是认真分析统计信息，并确定及调整医院的发展目标和努力方向，从而增强医院竞争力。

3. 统计信息可以使管理工作更加完善

卫生统计工作有助于提高医疗服务质量。疾病疗效的统计数据，能够反映疾病的发生、发展及其规律，对提高医疗质量有重要意义；医院医疗纠纷的分布及其发生原因的统计数据，是医院制定防范医疗风险和提高患者满意度的相关制度的重要依据。

（二）卫生统计信息为医院精细化管理提供支撑

当前医院要提升运营管理水平，提高工作效率，提升服务质量，节约经营成本，就必须实行精细化管理，使医院的管理更加标准化、规范化和全面化。精细化管理强调数据管理，主张以数据为依据进行管理，医疗大数据时代为此提供了更多的基础数据。加强卫生信息统计工作，可为医院实现精细化管理提供强有力的支撑。

1. 卫生统计信息是强化管理的重要依据

作为医院管理者，必须掌握医院在国内、省内及市内所处的地位，辖区内人群的健康状况和疾病分类结构及变化趋势等，以确定重点学科、重点实验室和重点科室的建设，增强对高危、高发、疑难疾病治疗研究的投入，适应就诊患者需求，从而取得更大的社会效益和经济效益。同时，还应了解本地区卫生事业的发展、卫生资源的分布和利用情况，掌握本地区的主要社会问题和人民群众对卫生服务的需求及医疗卫生资源的配置，这是医院科学管理和正确决策的主要依据，也是医院编制业务建设规划并解决与之相适应的人才培养、设备配置、技术引进等问题的主要依据，而只有通过对统计数据的分析，才能得到这些相关信息。

2. 依靠统计信息加强医院质量控制工作

根据医院制定的质量管理目标，把床位周转次数、出入院人数、诊断符合率、治愈率、病死率、平均住院日、无菌手术感染率等质量控制指标分解到各科室，使各科室明确任务指标。同时医院要依据对各科室的统计信息，定期进行医疗质量的综合讲评，使各科室随时了解质量指标完成情况，并分析存在的问题，为各科室提供业务达标方向，并帮助查找未完成指标的症结所在。通过统计信息进行终末质控和环节质控，确保医院质控工作的顺利进行。

3. 依据统计信息开发和利用有效资源

目前，我国卫生资源的投入尚不能满足人民群众日益增长的医疗卫生需求。如何科学合理利用有限的资源，使其发挥最大效能并创造最好的社会效益是非常重要的问题。医院管理者可根据医院各种数量指标来确定科室规模和发展目标，有效地开发利用现有的人力、物力、财力资源，并制订灵活的调配计划，统筹安排，使之达到既合理又高效的利用，最大限度地减少资源浪费，不断提高综合效益。

4. 利用卫生统计信息把握医疗市场

对医院历年患者来源状况做出详细调查，结合医院所在地区的医疗卫生资源，按照常规医疗统计，对统计结果进行认真研究分析。按照人群健康、消费习惯和就医行为的差异，将具有不同需求的消费群体按其需求的项目、档次、价格等划分成若干个区域或方面，进行市场分析，从而发现潜在市场，采取相应措施，锁定医院的服务半径和目标市场。分析疾患人群、亚健康人群和健康人群市场，并在此基础上调整工作计划，确定新的服务项目，满足群众需求。

5. 利用卫生统计信息助力科研能力提升

医院承担着医疗、教学、科研和预防保健四大职能，其中临床科研能力是衡量一所现代化医院学术水平的重要指标。医疗大数据时代，通过建立医院数据中心，利用信息化手段将各类医疗数据及诊断信息呈现给医生，可以便捷地为临床科研提供大样本、多中心的统计数据，帮助提升高级医疗人才的科研能力和科研效率。加强医院统计工作，利用先进的数据挖掘和分析技术，可加快实验数据的采集速度，原需要几个月的数据收集周期可以缩短为几个小时。统计信息可支持医院更深层次的临床学术研究，国际 Cochrane 协作网为临床循证医学的开展提供了有力支撑，可通过医疗大数据解决更多未知的医学难题。

6. 利用统计信息为医院管理决策提供科学依据

医院管理层做出的各种管理决策都关系到医院的发展方向、医院的医疗模式、病患的就医感受、医护人员的工作方式等。传统管理决策模式通常以管理者的经验为主导，具有很大的主观性。随着医院规模的扩大，面对错综复杂的医院实际情况，传统模式往往是不够准确、不够全面的。医院统计信息可以展示出医院管理活动中出现的指标变化趋势及发展进程，是医院制订质量管理指标和计划，实施监控方案，对工作进行总结的权威数据资源保证。医疗大数据时代，应加强医院统计工作，以全面的统计数据为基础，通过大数据分析统计，找出医院医疗质量欠缺的环节，找出医疗资源分配不够合理的方面。科学、准确、全面、快速的统计信息可以指引医院管理者开展管理决策工作，为医院管理者思维层次和领导能力再上台阶提供有力保障，从而帮助其做出更科学、准确的管理决策。

第二节 卫生统计工作的步骤及统计指标

"统计"一词包括统计工作、统计资料和统计学三层含义。统计工作是采用科学的方法所进行的统计设计、统计调查、统计整理和统计分析等一系列工作过程的总称；统计资料是在统计过程中所取得的各种数字资料以及与之相关的其他资料的总称；统计学是一门认识社会现象和自然现象数量特征的方法论学科。医院统计是卫生统计的重要组成部分，故本节以医院统计为代表介绍卫生统计工作的步骤和常用指标。医院统计工作是研究和分析医院内各项工作的具体数量关系，而具体的数量关系有其本质的规律性。与其他统计工作一样，医院统计也具有信息、咨询、服务的功能，这三者是相互联系的有机整体，缺一不可。科学合理地开展医院统计工作，才能为医院管理提供科学可靠的统计数据，这也是现代医院可持续发展的制胜法宝。与其他统计工作一样，医院统计工作大致可分为统计设计、统计调查、统计整理和统计分析几个阶段。

一、统计设计与统计调查

(一) 统计设计

统计设计是指根据统计研究对象的性质和研究目的，对统计的各个方面、各个环节进行总体考虑和安排。统计设计的结果表现为各种标准、规定、制度、方案和办法，如统计分类标准、统计目录、统计指标体系、统计报表制度、统计调查方案、统计整理和汇总方案等。在统计设计时，首先要明确设计的主要内容，也就是要明确统计指标和统计指标体系，而上级卫生行政部门确定的医院上报统计指标是医院统计指标体系的主体。同时，医院统计部门还应根据本院的实际情况和管理工作的需要，自行设计一部分供医院内部评价工作质量使用的统计指标，就是通常所说的内部报表。统计设计是做好统计工作的前提，特别是在目前统计工作计算机化逐步实现的条件下，统计设计的作用显得尤其重要。

1. 统计设计的内容

统计设计的主要内容包括统计指标和统计指标体系设计，统计分类和分组设计，统计表格设计，原始资料收集方法设计，统计工作各部门、各阶段的协调和联系，统计力量组织、培训和任务安排，等等。其中，统计指标及统计指标体系设计是统计设计工作的关键环节。

2. 统计指标和统计指标体系

（1）统计指标：统计指标是表明社会经济现象总体特征的数量名称和具体数值。统计指标一般由指标名称、计算方法、计量单位、时间限制、空间限制和指标数值六个要素构成。例如 2019 年年底某医院实有病床数达 3000 张。统计指标的六个构成要素缺一不可，因为指标名称总是要通过数值来说明，而数值离开指标名称就毫无意义；有数值就必须有计量单位，否则就无法计量；如果统计指标没有时间和空间限制，则该统计指标就没有任何意义。统计指标是制定政策，监督、检查工作，进行科学研究的依据，也是医院信息系统、电子病历和病案管理系统设计的基本依据。

统计指标按其性质可分为数量指标和质量指标，如门诊人次数和出院病人治疗有效率等。按其表现形式分为绝对指标、平均指标和相对指标，如出院人数、出院者平均住院日和实际病床使用率等。

（2）统计指标体系：统计指标体系是指若干个相互联系的统计指标组成的一个有机整体。例如反映病床工作效率的指标体系，由实际病床使用率、平均病床周转次数和出院者平均住院日等指标构成。单一的统计指标只反映社会经济总体及其运行的某个侧面，统计指标体系则从各个方面相互联系地反映整个总体的状况。因此，对医院运行情况进行了解、研究、评价和判断时，要使用配套的、范围和口径一致的、互相衔接的统计指标体系。医院管理统计指标体系是以系统论的观点，结合医院管理的需要制定的，是以总量指标为主，辅以意义简明、易于计算且确定性较强的相对指标和平均指标。医院统计指标体系具体分为人员管理、设备物资管理、医疗业务管理、教学科研管理、财务管理、信息管理指标体系等方面。

（3）统计指标体系制定的原则：统计指标体系的制定必须按照一定的原则，这样设计出来的指标和指标体系才能符合统计的要求。①以反映医疗数量和质量的指标为主，兼顾其他方面的指标；②统计指标的含义和计算公式明确、统计口径一致，保证统计信息的系统性和可比性；③统计指标体系必须与医院管理紧密结合，适应医院现代化、科学化管理的需要，全面、完整、准确、及时地反映医院的医疗、教学、科研、保健、人才信息、设备经费、后勤保障等方面的情况。

（二）统计调查

统计调查是统计工作过程中有计划、有组织地向调查对象收集资料的一个工作阶段。它是根据统计的任务和目的，运用科学的调查方法，有组织地收集资料的全过程。统计调查是整个统计工作的基础，通过统计资料的收集可以获得丰富的而不是零碎的、准确的而不是错误的原始资料。它分两种类型：一种是对调查对象的情况直接进行调查登记；另一种是对已经加工的资料进行收集。医院统计调查一般采用第二种类型。

1. 统计资料的来源

医院的统计资料主要来源有以下三种。

（1）统计报表：统计报表指在医院各临床科室建立的日报表和月报表。医院统计部门应根据各科室的具体情况，协助各科室建立相应的原始登记制度。在设计登记表格时，应将各科室的业务工作需要与统计工作需要相结合，避免烦琐或重复的劳动。同时，统计部门应将设计的各种内部统计报表发至各科室，或利用医院信息系统（HIS）从网上传送给各科室，由各科室指定专人负责，准确填写后，在规定的时间内报送统计部门。

（2）病案：医院工作原始记录主要指的是住院病案，门急诊、观察室和医技科室的诊疗记录等，这是重要的原始资料。因此，对涉及这部分资料内容的使用和保管方法，统计部门应提出意见，以满足医疗质量检查、统计资料收集和索引编目的需要。住院病案首页的设计应根据卫生部（现为国家卫生健康委员会）《三级综合医院评审标准实施细则》（2011 年版）第七章日常统计学评价的要求增加附页，满足统计信息上报的要求，还可以根据医院管理的要求增加相关项目，如肿瘤等级、病案分级等。

（3）专题调查：为了便于医院管理人员了解医院管理中的某些问题，适应医院管理工作的需要，对医院工作中暴露的一些问题，统计部门可以根据不同的情况分别采用抽样调查、重点调查、典型调查的方式就某一问题进行专题调查，涉及专题调查的对象都应实事求是地提供信息。

2. 原始资料质量要求

统计调查中的原始资料必须满足一定的要求：

（1）准确性：原始资料要严格按照规定格式和标准做好登记或录入医院信息系统，不能更改事实，更不能弄虚作假。

（2）完整性：凡是统计设计方案中要求收集的资料，必须完整无缺地进行收集。

（3）及时性：原始资料的登记和报告要及时，不得延误，这样才能反映在特定时间、地点条件下的实际情况。

二、统计整理与统计分析

（一）统计整理

统计整理是根据统计设计方案的研究目的，对统计调查阶段收集来的大量的、分散的原始资料按照一定标准采用科学的方法进行分组和汇总，使之条理化、系统化，并将反映各单位个别特征的资料转化为反映总体及各组数量特征的综合资料的工作过程。原始资料只是表明各调查对象的具体情况，不系统，零星分散，它是事物错综纷乱的表面现象、事物的某个侧面，甚至存在与事物的主流或本质完全相悖的假象。只有经过科学的统计整理，才能得出正确的分析结论。统计资料整理的内容主要包括原始资料审核、统计分组和统计汇总。

1. 原始资料审核

统计资料整理，必须有严密的审核程序和严格的检查制度。对原始资料的审核主要包括资料准确性、完整性和及时性等方面的内容。

（1）准确性审核：它是通过逻辑检查和计算检查两方面进行的。逻辑检查主要是审核原始资料是否合理，有无相互矛盾或不符合客观实际的地方，例如疾病诊断与患者的年龄、性别有无矛盾，诊断与疗效是否合理等。计算检查是复核统计表中的各项数字有无错误，有无不合理现象，各项指标的统计口径、计算方法和计量单位是否正确，各种报表的平衡关系是否正确等，发现错误应立即纠正。例如护士站上报病房日报、全院的转入与转出是否有矛盾。

（2）完整性审核：资料的完整性审核要求总体中每个被调查单位的资料必须齐全，不得重复和遗漏。

（3）及时性审核：资料的及时性审核是检查原始资料是否符合调查的规定时间、统计报表的报送是否及时等。

2. 统计分组

统计分组是根据统计研究的目的及原始资料的特征，按照事物的某一标志将统计总体划分为若干个组成部分的一种统计方法，统计资料分组的主要内容是区别事物之间客观存在的质的差别。把同质的资料归纳在一起，使统计资料系统化，以利于从数量方面揭示事物的本质特征。统计资料分组是基本统计方法之一，在整个统计工作中具有重要意义。分组是否科学对统计的正确性有直接的影响。因此，在分组时必须熟练掌握统计口径，坚持同质者合并、不同质者分开的原则。

（1）按资料类型分组：资料类型包括计数资料、等级资料和计量资料。计数资料是将观察对象按不同标志分组后，清点各组例数所得到的定性资料，在比较时一般要计算相对数，如出院病人的治愈率、好转率，某项检查的阳性率等。等级资料又称半计量资料，是将观察对象按某种属性进行分组所得到的各组观察例数，如对出院病人按治疗效果或病情严重程度进行分组。计量资料是指用度量衡或仪器测量所得到的有计量单位的资料，如身高、体重、血压、出院病人住院天数和住院费用等，在比较时一般应计算平均数，如出院者平均住院日、每住院人次平均费用等。

（2）按分组标志的多少分组：包括简单分组和复合分组。简单分组是将研究对象按一个标志进行分组，如将出院病人按科别分组或性别分组等。复合分组是将研究对象按两个或两个以上标志进行分组，如将出院病人按病种和年龄两个标志进行分组。

3. 统计汇总

统计汇总是按预先设计好的汇总方案，对分组资料进行综合、叠加得出各调查单位的分组数据和总体数据的过程。统计汇总的方法主要有手工汇总和计算机汇总两大类。目前县级及县级以上医院在医院信息系统的支撑下已基本上由电子计算机来完成统计汇总工作。当资料较少时可以采用手工汇总方法。

（1）手工汇总：常用的方法有划记法、分卡法和过录表法等。根据原始资料的记录形式和数量，可分别采用适当的手工汇总方法。其中过录表是手工汇总最基本的形式。

（2）计算机汇总：分组后的统计资料即可分别输入事先在电脑中设计好的整理表中，以便汇总计算各项统计指标，对统计资料进行计算机处理，包括原始数据的收集、审核、录入、修改、排序、检索、存储、计算、传输、制表和输出等。

（二）统计分析

统计分析是继统计设计、统计调查、统计整理之后的一项十分重要的工作，是在前几个阶段工作的基础上通过分析达到对研究对象更为深刻的认识。它需要应用各种统计分析方法，从静态和动态两方面进行数量分析，为认识和揭示所研究对象的本质和规律性，做出科学的结论，提出建议以及进行统计预测活动的全过程。它又是在一定的选题下，基于分析方案的设计、资料的搜集和整理而展开的研究活动。系统、完善的资料是统计分析的必要条件。统计分析是统计工作的最后阶段，也是统计发挥服务、咨询和监督的三大职能的关键阶段。统计分析的任务是应用唯物辩证的观点和方法，结合专业知识，对经整理得到的资料加以研究，做出合乎客观事实的分析，揭露事物的矛盾，发现问题，找出规律，提出符合实际情况的建议和意见。从一定意义上讲，高水平的统计分析报告是统计数据经过深加工的最终产品。由于统计分析涉及面较广，内容较多，将在本书其他章节中专门介绍。

三、卫生统计常用指标

卫生统计指标是反映人群健康状况和医疗卫生服务及卫生资源等的特征的指标。卫生统计指标既能反映人群健康状况，也能反映医疗卫生服务水平及工作绩效，为合理配置卫生资源提供科学依据。

（一）人口特征统计指标

1. 人口总数

人口总数是指一个地区或国家在某一特定时期的人口数。按惯例，一般采用一年的中点，即 7 月 1 日零时为标准时点进行统计。

2. 常住人口

常住人口是指全年经常在家或在家居住 6 个月以上，经济和生活与本户连成一体的人口。常住人口为国际上进行人口普查时常用的统计口径之一。常住人口等于现有的常住人口加上暂时外出的常住人口。按人口普查和抽样调查规定，常住人口主要包括：除去离开本地半年以上（不包括在国外工作或学习的人）的全部常住本地的户籍人口；户口在外地，但在本地居住半年以上者，或离开户口地半年以上而调查时在本地居住的人口；调查时居住在本地，但在任何地方都没有登记常住户口，如手持户口迁移证、出生证、退伍证、劳改和劳教释放证而尚未办理常住户口的人。

3. 人口构成

人口构成是人口内部的各种属性特征的数量和比例关系，如年龄构成、性别构成、职业构成、文化程度构成、城乡和地域构成等。它反映地区或国家人口的质量、素质和分布。

4. 老年人口系数

老年人口系数简称老年系数，指老年人口在总人口中的构成比，说明人口老龄化的程度，可作为划分人口类型的尺度。一般把 65 岁及以上的人口称为老年人口。

5. 少年儿童人口系数

少年儿童人口系数简称少年儿童系数，指 14 岁及以下少年儿童在总人口中的构成比。系数大小主要受生育水平的影响。

6. 负担系数

负担系数又称抚养比或抚养系数，指人口中非劳动力年龄人数与劳动力年龄人数之比。一般 15～64 岁为劳动力年龄，14 岁及以下和 65 岁及以上为非劳动力年龄或被扶养年龄。负担系数分为总负担系数、少儿负担系数和老年负担系数，这些指标的分母都是劳动力年龄的人数。

7. 老少比

老少比指 65 岁及以上的老年人口数与 14 岁及以下少年儿童人口数之比。

8. 性别比

性别比指男性人口数与女性人口数的比值。

9. 出生率

出生率指某年某地区出生人口数（活产数）与年平均人口数之比。出生率反映一个地区或国家人口出生情况，可为制定经济和卫生发展规划等提供人口信息，是人口问题综合决策的基础性数据。

$$出生率=\frac{某年某地区的活产数}{该地区年平均人口数}\times1000‰$$

10. 总生育率

总生育率指某年某地区平均每千名育龄妇女的活产数（国际上大多数国家以15~49岁作为育龄妇女的年龄界限）。总生育率消除了总人口中年龄性别结构不同对生育水平的影响，较出生率更能准确地反映生育水平。

$$总生育率=\frac{某年某地区的活产数}{该地区同年育龄妇女数}\times1000‰$$

11. 人口自然增长率

人口自然增长率指某年某地区人口自然增加数与该地区年平均人口数之比，即出生率与死亡率之差，用千分率表示。当年内出生人数多于死亡人数时，人口自然增长率为正值，反之为负值。因此，人口自然增长水平取决于出生率和死亡率之间的相对水平。

$$人口自然增长率=出生率-死亡率$$

（二）疾病统计指标

1. 发病率

发病率是测量一定时期某地区人群中某病或伤害新病例出现的频率。可用来衡量这一时期该地区人群发生某病或伤害的危险性大小。

$$发病率=\frac{一定时期内观察人群中新发生的病例数}{同时期内观察人群总数或年平均人口数}\times100\%$$

2. 患病率

患病率也称现患率，是指某一时点某地区人群患某病的频率，通常用来表示病程较长的慢性病的发生或流行情况。

$$患病率=\frac{某地区某一期某病患病例数}{该地区同期内平均人口数}\times100\%$$

3. 治愈率

治愈率表示医疗机构一定时间内接受某病治疗的病人中治愈的人数所占的比例。治愈率主要用于对急性疾病治疗效果的评价。对于慢性疾病，治愈标准要有明确的规定，只有在标准相同的情况下才可相互比较。

$$治愈率 = \frac{某时期某病的治愈人数}{同时期接受治疗的该病病人总数} \times 100\%$$

（三）死亡统计指标

1. 死亡率

死亡率用于测量某年某地区居民总死亡水平，又称粗死亡率。死亡率与年龄和性别有关，如老年人、婴幼儿和孕产妇的死亡率较高，男性和女性的死亡率不同。

$$死亡率 = \frac{某年某地区的死亡数}{该地区年平均人口数} \times 1000‰$$

2. 死因别死亡率

死因别死亡率是按不同死因类别统计的死亡率，分母与死亡率相同，分子是某年某地区由于某大类、某类或某种疾病所致的死亡数。

3. 婴儿死亡率

婴儿死亡率指某年某地区未满 1 周岁婴儿的死亡率。

$$婴儿死亡率 = \frac{某年某地区未满 1 周岁婴儿死亡数}{该地区同年活产数} \times 1000‰$$

4. 5 岁以下儿童死亡率

5 岁以下儿童死亡率是综合反映儿童健康和死亡水平的主要指标之一，世界卫生组织（WHO）推荐采用该指标衡量各国儿童健康水平。

$$5 岁以下儿童死亡率 = \frac{某年某地区 5 岁以下儿童死亡数}{该地区同年活产数} \times 1000‰$$

5. 孕产妇死亡率

孕产妇死亡率指某年某地区育龄妇女从妊娠期至产后 42 天内，由于妊娠或妊娠处理有关的原因导致的死亡人数与该地区同年的活产数之比，但不包括意外原因死亡的孕产妇。

$$孕产妇死亡率 = \frac{某年某地区孕产妇死亡数}{该地区同年活产数} \times 100000/10 万$$

6. 病死率

病死率指某人群或医疗机构一定时期患某病者因该病死亡的百分比。

$$病死率 = \frac{一定时期内因某病死亡的人数}{同期患该病的总人数} \times 100\%$$

（四）医院统计指标

医院统计指标包括医疗业务、设备、物质、经费、人员信息等。它是从整体上将医院的医疗业务、人员、设备、物质、经费等联系起来，综合反映医院的数量、质量和效率，为医院经营提供所需要的信息。其中医疗业务的统计量最大，是医院统计工作的重点。

1. 医疗业务统计

Ⅰ. 门急诊统计

（1）总诊疗人次数：指所有诊疗工作的总人次数。统计界定原则如下：①按挂号数统计，包括门诊、急诊、出诊、预约诊疗、单项健康检查、健康咨询指导（不含健康讲座）人次。病人一次就诊多次挂号，按实际诊疗次数统计，不包括根据医嘱进行的各项检查、治疗、处置工作量，以及免疫接种、健康管理服务人次数。②未挂号就诊、本单位职工就诊及外出诊（不含外出会诊）不收取挂号费的，按实际诊疗人次统计。

（2）预约诊疗人次数：包括网上、电话、院内登记、双向转诊、医联体内转诊等预约诊疗人次数之和，不包括体检人次数和免疫接种人次数。

（3）门诊人次数：以门诊挂号室每天挂号的次数以及优诊数为统计依据，包括24小时门诊制和夜门诊的诊疗人次数。门诊人次数按挂号类别分类可分为专家人次数和普通人次数。

（4）急诊人次数：以急诊挂号室挂号为统计依据。

（5）出诊人次数：指医生赴病人家庭或工作地点进行诊疗的人次数，以及医生定期或临时安排到所属社区进行巡回医疗的诊疗人次数。

（6）其他诊疗人次数：除上述类别外的诊疗人次数。

（7）特需门诊人次数：指医院所开设的特需门诊的诊疗人次数，以挂号为统计依据。医院特需门诊的开设须有上级行政部门的审批文件。

（8）专家门诊人次数：指看（接）诊医生具有副主任医生及以上技术职称，挂号数量有一定限制的诊疗人次数。以挂号为统计依据。

（9）夜门诊人次数：指延长门诊就诊时间的非急诊挂号人次数。以挂号为统计依据。

（10）医保病人：普通医保包括城镇职工基本医疗保险、居民（包括大学生）基本医疗保险、少儿基金等；上述3类以外者归入医保其他。

（11）干部保健病人：指持干部保健证就诊的病人。

（12）健康检查人次数：指在院内进行的全身性健康检查的人次数。包括本院职工的全身健康检查人次数。

（13）急诊室死亡人数：指未收入观察室，在急诊室治疗过程中死亡的人数。

（14）来院时已死亡人数：指来院时已无呼吸、心跳、脉搏等生命体征的人数。

（15）急诊抢救人次数：指病人由于各种原因其疾病的发展将危及生命，而医院为挽回病人的生命组织人力、物力进行紧急救治的人次数。

（16）抢救成功人次数：指急重危病人经抢救病情得到缓解的人次数。病人若有数次抢救，最后 1 次抢救无效而死亡的，则前几次抢救计为抢救成功，最后 1 次计为抢救无效。不包括慢性消耗性疾病病人的临终前抢救及无抢救特别记录和病程记录人数，亦不包括抢救过程中病人家属要求放弃或自动出院者。

Ⅱ . 观察室统计

（1）入院人数：指由急诊科（室）医生签准收入观察室治疗并收取留观费的病人，包括收入留观而观察时间不足 24 小时的病人，不包括虽收取留观费但属单纯补液的病人。以观察室报表为依据。

（2）留观人数：指进观察室治疗，有留观病案记录的人数。

（3）出观人数：指进观察室治疗，病情好转出观回家，或病情不稳定收入院继续治疗，以及转院治疗的人数。

（4）观察室死亡人数：指收入观察室后医治无效而死亡的人数，包括收入观察室不足 24 小时即死亡的人数。

（5）期末留观人数：指报告期末晚零点时实有的留观病人数。

（6）期初留观人数：指报告期初晚零点时实有的留观病人数。应与上年或上季度、上月的期末留观人数相一致。

（7）观察床位数：指医院为留观病人设置的固定床位，包括肠道观察床，不包括抢救床及为急诊病人临时增设的简易观察床与补液床。

Ⅲ . 住院统计

（1）工作量统计方面包括以下指标：

1）入院人数：指由门急诊医生签准入院并办理入院手续者，包括已办理手续尚未入病房即死亡的人数，以及虽未办理住院手续但已收入病房救治无效而死亡的人数。

2）出院人数：指所有入院后出院或死亡的人数。

3）手术人数：指出院者中施行过手术或操作的人数。同一病人在本次住院期间施行过多次手术或操作的，选择其中花费医疗精力最大、最主要的 1 次手术或操作统计。

4）手术人次数：指出院者中施行过手术或操作的次数。同一病人在本次住院期间施行过多次手术或操作的，均按其次数统计。

5）无菌手术人数：指出院者中施行无菌手术的人数。同一病人在本次住院期间患有同一疾病或不同疾病而施行两次及以上无菌手术者，选择其中花费医疗精力最大、最主要的 1 次无菌手术统计。

6）无菌手术人次数：指出院者中施行无菌手术的次数。同一病人在本次住院期间患有同一疾病或不同疾病而施行两次及以上无菌手术者，均按其次数统计。

7）其他科室转入、转往他科人次数：指科与科之间的转入、转出人次数，不包括同一科内各病区之间的转入、转出人次数。

8）期末留院人数：指报告期末晚零点时实有的留院人数。

9）期初留院人数：指报告期初晚零点时实有的留院人数。应与上年或上季、上月的期末留院人数相一致。

（2）工作质量方面包括以下指标：

1）治愈、好转、未愈人数：指出院病人按收治住院的主病，由医生根据治疗后病情变化判定治疗效果（疗效的判定按卫生部印发的《住院病人治疗效果评定标准》来执行）而划分的人数。

2）死亡人数：指入院后经医治无效死亡的病人，包括尚未办理入院手续但实际已收入病房救治无效而死亡的人数，以及虽已办理住院手续但还未进入病房已死亡的人数。

3）其他人数：指正常分娩、未产出院、入院未治疗、入院经检查无病、无并发症的人工流产、做绝育手术、骨髓和器官捐献（供体）、持续性化疗及放疗等的出院人数。

4）3 日内确诊人数：指病人入院后在 3 日内由医生做出明确诊断的人数（确诊日期–入院日期<3 天）。

5）手术并发症人数：指在手术过程中或手术后引起的另一种疾病或症状的人数。

6）无菌手术（Ⅰ类切口）甲级愈合人次数：指在住院期间施行了Ⅰ类（无菌）切口手术后切口愈合良好的人次数，不包括无菌手术后伤口未愈合即出院、转院或死亡而无法观察其切口愈合情况的人次数。以住院病案首页为统计依据。

7）门诊与出院诊断符合人数、入院与出院诊断符合人数、手术前后诊断符合人数、临床与病理诊断符合人数：指主要诊断完全符合或基本符合的人数。以住院病案首页为统计依据，具体按下列原则统计：①病变部位相同而病因不同，作诊断对照不符合统计；②病因相同而病变部位不同，作诊断对照不符合统计；③门诊与出院、入院与出院、手术前后诊断纯属无关者，作诊断对照不符合统计；④病因完全相同，病变部位亦基本相同，作诊断符合统计；⑤病人因某病住院治疗，前后诊断也相符，但因并发其他更严重的疾病或原有的其他更严重的疾病复发而转科、转院医治或医治无效而死亡者。按照主要诊断的选择原则，入院时的疾病虽不能作为第一诊断，亦应作诊断符合统计。

8）待查人数：①门诊待查人数，指在门急诊医生签准住院时未给予明确诊断的人数；②入院待查人数，指入院后主治医生首次查房未给予明确诊断的人数；③出院待查人数，指出院时主治医生仍未给予明确诊断的人数。

具体按下列原则统计：以体征代替诊断者；以症状代替诊断者；以实验室检查异常代替诊断者；诊断后面写有"疑似""待排""可疑"及诊断后面打"？"者，均作待查统计。

9）医院内感染人数：指在住院期间发生感染的人数，包括在住院时获得而出院后发生感染的人数，不包括入院前已开始感染或入院时已处于潜伏期的感染人数。

（3）工作效率方面包括以下指标：

1）实际开放总床日数：指期内医院各科每晚零点开放床位数之和。无论该床是否被病人占用，都应计算在内，包括消毒、小修理而暂停使用的病床及超过半年的加床。不包括因扩建和大修理而停用的病床以及临时（半年以内）增设的病床。

2）平均开放床位数：指期内平均每天开放的床位数。如期内医院床位数无变动，则平均开放床位数应与期末实有床位数相一致。

3）实际占用总床日数：指期内医院各科每晚零点病人实际占用的床位数（即住院人数）之总和，包括临时的加床。病人入院后于当晚零点前因故出院或死亡的，按实际占用床位 1 天进行统计，同时统计出院者占用总床日数 1 天，入院及出院或死亡各 1 人。

4）出院者占用总床日数：指期内每一位出院病人住院天数总和。每一位出院病人的入院与出院并作一天计算，当天出入院作一天计算，故出院者占用总床日数不应出现半天数。

5）平均病床工作日：指期内平均每张病床的工作天数。

6）病床使用率：指期内平均每张病床的负荷状况。

7）病床周转次数：指期内每张病床平均收治的病人数。

8）平均住院日：指期内每一位出院病人的平均住院天数。

9）编制床位：由卫生行政部门核定批准设立的床位数，以批文为准。

10）实有床位：指期末固定实有床位数，包括正规床、简易床、监护床、超过半年的加床、正在消毒或修理的床位、因扩建和大修理而停用的床位。不包括新生儿床、库存床、观察床、病人家属陪护床、接产室的待产床、接产床及临时加床。

11）全年开设家庭病床总数：指年内撤销的家庭病床总数（即撤床病人总数）。

12）家庭病床病人住床总床日数：指建立家庭病床期间本期内住床天数，不管是否有医务人员服务，均应统计在内。

13）撤床病人住床总床日数：指撤销家庭病床的病人在建床与撤床期间住床的总天数，包括死亡病人死亡前建床住床总天数。

2. 医技统计

医技科室是指运用专门诊疗技术或设备，协助临床科室诊断和治疗疾病的科室。医技科室根据是否对病人施行治疗手段分为医疗辅助科室和医疗技术科室两大类。医疗辅助科室一般包括：理疗科、药剂科、血库、综合治疗室（注射室）、体疗室、水疗室、同位素室、营养室等。医疗技术科室一般包括：检验科、病理科、放射科、超声科、CT室、心电图室、胃镜（肠镜、支气管镜）室等。

由于医疗技术的不断发展，新疗法、新技术的相继应用，医技科室的检查和治疗水平得到相应的提高，医技设备更新的步伐越来越快，诊疗手段也越来越先进，这有利于医疗质量的进一步提高。医技科室开展项目的多少、工作负荷大小、技术水平和质量高低等，对能否满足临床医疗的需要及疾病的诊断和治疗都有直接影响。所以，医技统计的主要任务是：①为加强医技科室管理服务；②为评价医技科室工作质量和工作效率提供统计数据；③为医技科室的发展提供信息。

医技科室统计的主要内容是工作数量和工作质量。工作数量绝对指标主要包括各种检验、检查和治疗人次数等；主要相对指标和平均指标包括检验检查人数占门诊人次的比重、日平均工作量、处方合格率、处方划价准确率、各类检验的阳性检出率、治疗有效率、X线甲级片率、尸检率等，这些指标基本上能反映在一定时期内医技科室诊断和治疗水平的高低。

3. 其他有关的医院统计

其他有关的统计包括人力资源、医疗设施、医院经费、资产与负债等，包括医院运行的各方面指标，由所管辖的部门完成统计后汇总至医院统计部门，由统计部门统一上报至卫生行政部门。

（1）人力资源统计：

1）卫生人员：指在医疗卫生机构工作的职工，包括卫生技术人员、乡村医生和卫生员、其他技术人员、管理人员和工勤人员。一律按支付年底工资的在岗职工统计，包括各类聘任人员（含合同工）及返聘本单位半年以上人员，不包括临时工、离退休人员、退职人员、离开本单位仍保留劳动关系人员和返聘本单位不足半年人员。

2）卫生技术人员：包括执业医师、执业助理医师、注册护士、药师（士）、检验技师（士）、影像技师（士）、卫生监督员和见习医（药、护、技）师（士）等卫生专业人员。不包括从事管理工作的卫生技术人员（如院长、副院长、党委书记等）。

3）执业医师：指具有医师执业资格证书，"级别"为"执业医师"且实际从事医疗、预防保健工作的人员，不包括实际从事管理工作的执业医师。执业医师类别分为临床、中医、口腔和公共卫生。

4）执业助理医师：指具有医师执业资格证书，"级别"为"执业助理医师"且实际从事医疗、预防保健工作的人员，不包括实际从事管理工作的执业助理医师。执业助理医师类别分为临床、中医、口腔和公共卫生。

5）见习医生：指毕业于高等院校医学专业，尚未取得医师执业资格证书的医生。

6）注册护士：指具有注册护士证书且实际从事护理工作的人员，不包括从事管理工作的护士。

7）药剂师（士）：包括主任药师、副主任药师、主管药师、药师、药士，不包括药剂员。

8）技师（士）：指检验技师（士）和影像技师（士）。包括主任技师、副主任技师、主管技师、技师、技士。

9）检验师（士）：包括主任检验技师、副主任检验技师、主管检验技师、检验技师、检验技士，不包括检验员。

10）其他卫生技术人员：包括见习医（药、护、技）师（士）等卫生专业人员，不包括药剂员、检验员、护理员等。

11）其他技术人员：指从事医疗器械修配、卫生宣传、科研、教学等技术工作的非卫生专业人员。

12）管理人员：指担负领导职责或管理任务的工作人员。包括从事医疗保健、疾病控制、卫生监督、医学科研与教学等业务管理工作的人员，以及主要从事党政、人事、财务、信息、安全保卫等行政管理工作的人员。

13）工勤技能人员：指承担技能操作和维护、后勤保障服务等职责的工作人员。工勤技能人员分为技术工和普通工。技术工包括护理员（工）、药剂员（工）、检验员、收费员、挂号员等，但不包括实验员、技术员、研究实习员（计入其他技术人员），也不包括经济员、会计员和统计员等（计入管理人员）。

（2）医疗设施统计：

1）设备台数：指实有设备数，即单位实际拥有的、可借调配的设备，包括安装的和未安装的设备，不包括已经批准报废的设备和已订购尚未运抵单位的设备。

2）房屋建筑面积：指单位购建且有产权证的房屋建筑面积，不包括租房面积。

3）租房面积：卫生机构使用的、无产权证的房屋建筑面积，无论其是否缴纳租金，均计入租房面积。

4）业务用房面积：包括医院门急诊、住院、医技科室、保障系统、行政管理和院内生活用房面积。

（3）医院经费统计：

1）总收入：指单位为开展业务及其他活动依法取得的非偿还性资金。总收入包括医疗收入、财政补助收入、科教项目收入/上级补助收入、其他收入。

2）财政补助收入：指单位从主管部门或主办单位取得的财政性事业经费（包括定额和定项补助）。

3）业务收入：包括医疗收入和其他收入。

4）医疗收入：指医疗卫生机构在开展医疗服务活动中取得的收入。包括挂号收入、床位收入、诊察收入、检查收入、化验收入、治疗收入、手术收入、卫生材料收入、药品收入、药事服务费收入、护理收入和其他收入。

5）总费用/支出：指单位在开展业务及其他活动中发生的资金耗费和损失。包括医疗业务成本/医疗卫生支出、财政项目补助支出/财政基建设备补助支出、科教项目支出、管理费用和其他支出。

6）业务支出：医院业务支出包括医疗业务成本、管理费用和其他支出。基层医疗卫生机构业务支出包括医疗卫生支出和其他支出。

7）医疗业务成本/医疗卫生支出：指医疗卫生机构开展医疗服务及其辅助活动发生的各项费用，包括人员经费、耗用的药品及卫生材料费、固定资产折旧费、无形资产摊销、提取医疗风险基金和其他费用。

8）人员经费支出：包括人员的基本工资、绩效工资、津贴、社会保险缴费等，但不包括对个人家庭的补助支出。基本工资指事业单位工作人员的岗位工资和薪级工资。

9）医疗服务性收入：主要包括挂号收入、床位收入、诊察收入、治疗收入、手术收入、药事服务收入、护理收入。

10）门诊病人次均医药费用：又称每诊疗人次医药费用、次均门诊费用。

11）住院病人人均医药费用：又称出院者人均医药费用、人均住院费用。

第三节　卫生统计常用分析方法

一、描述性数据分析

（一）基本概念

1. 总体和样本

总体（population）是统计研究所确定的客观对象，它是由客观存在的具有共同性质的许多单位组成的整体。例如，要调查研究某市的医疗运行情况，该市所有的医疗单位就组成一个总体。这些医疗单位尽管规模、实力、隶属关系等各不相同，但都是从事医疗活动的单位，至少在这一方面具有共同性，这种共同性也称同质性，是总体赖以形成的客观基础，也是总体的基本属性或特征。总体按其包括范围的大小，可以分为无限总体和有限总体。无限总体是指包括的单位很多，以至于呈无限的总体。例如，要研究医院住院病人，医院住院病人就是无限总体。有限总体规模和范围相对较小，包括有限个单位的总体。例如，某市医疗单位组成的总体。社会经济统计中，大多数总体属于有限总体。

总体单位就是组成总体的各个单位，是各项统计数据的原始承担者，简称单位（unit）。要了解总体的数量特征，就要从一个一个的统计单位调查登记开始。例如，要调查研究某医院的医疗运行情况，该医院的每一个科室就是总体单位，只有从这些单位取得有关统计资料，才能汇总整理得到该医院的总体情况。

总体中的个体往往比较多，对总体中的所有单位进行观察常常费时、费力，难以实现。科学的方法是从总体中抽取少量有代表性的个体进行观察，由这些个体组成的部分称为样本（sample）。利用统计学知识，通过样本数据可以对研究总体的规律进行推断。

2. 变量及变量值

研究者对每个观察单位的某项特征进行观察和测量，这种特征称为变量（variable）。变量的测得值叫变量值（也叫观察值），也称为资料。按变量值的性质可将资料分为计量资料、计数资料和等级资料。计量资料指通过度量衡的方法，测量每一个观察单位的某项研究指标的量的大小，得到的一系列数据资料。例如某医院各个病区的床位数、医生数。计数资料指将全体观测单位按照某种性质或特征分组，然后再分别清点各组观察单位的个数。例如患者的性别可以分为男性和女性两类。等级资料指介于计量资料和计数资料之间的一种资料，通过半定量方法测量得到。例如医院的等级从低到高可以分为一级、二级、三级。有时为了数据分析的方便，可以将一种类型的变量转化为另一种类型，但是变量只能由"高级"向"低级"转化，即计量资料→等级资料→计数资料，不能做反向转化。

3. 参数和统计量

同一总体的个体彼此之间的差异具有一定的规律性。通常用变量取值的分布来全面反映这种规律性。参数（parameter）是根据总体个体值统计计算出来的描述总体的特征量，一般用希腊字母表示，例如总体均数，采用希腊字母记为 μ。统计量（statistic）是根据样本个体值统计计算出来的描述样本的特征量，如样本均数，采用拉丁字母记为 $\bar{X}$。统计量是参数附近波动的随机变量。总体参数一般是不知道的。统计学抽样研究的目的就是由样本统计量推断总体参数。

4. 误差

统计上所说的误差（error）泛指测量值与真值之差，样本指标与总体指标之差。主要有以下两种：

（1）系统误差：指数据搜集和测量过程中由于仪器不准确、标准不规范等原因，造成观察结果呈倾向性的偏大或偏小，这种误差称为系统误差。系统误差具有累加性。

（2）随机误差：由于一些非人为的偶然因素使得结果偏大偏小，是不确定、不可预知的，这种误差称为随机误差。其特点是随测量次数增加而减小。随机误差分为随机测量误差和抽样误差。随机测量误差指在消除了系统误差的前提下，由于非人为的偶然因素，对于同一样本多次测定结果不完全一样，结果有时偏大有时偏小，没有倾向性。这类误差可以通过实验设计和技术措施来消除或使之减少。抽样误差指由于抽样原因造成的样本指标与总体指标之间的差别。有抽样，抽样误差就不可避免。统计上可以计算并在一定范围内控制抽样误差。

5. 统计推断和假设检验

调查方法为抽样调查时，通过样本计算出来的统计量可能存在抽样误差。为了分辨是否存在抽样误差，需要由样本信息对总体的特征进行统计推断（statistical inference）和假设检验（hypothesis testing）。在假设检验中，对所估计的总体提出一个假设，然后通过样本数据推断是否拒绝这一假设，其中一个假设为零假设，又称原假设，记为 H_0；另一个称为对立假设，又称备择假设，记为 H_1。

（二）相对指标

1. 相对指标的概念和作用

相对指标是用两个有联系的指标进行对比的比值来反映现象数量特征和数量关系的综合指标。相对指标也称相对数。

相对指标的主要作用有以下几个方面。

（1）说明总体内在的结构特征，为深入分析事物的性质提供依据。如分析一个地区不同等级的医院的结构，可以说明该地区的医疗条件；分析一家医院的各类统计指标，可以说明该医院的医疗运行状况。

（2）将现象的绝对差异抽象化，使一些不能直接对比统计的指标找到共同的比较基础。例如，不同的科室由于工作内容不同，各项条件不同，不能直接对比。但是以计划指标为依据，计算计划完成情况的相对指标，就使它有了共同的比较基础，建立了直接的对比关系。

（3）说明现象的相对水平，表明现象的发展过程和程度，反映事物发展变化的趋势。例如，计算各类诊断符合率、无菌切口感染率等相对指标，可以反映一家医院的医疗水平；用发展速度可以揭示医院的发展变化趋势和方向等。

2. 相对指标的种类

要比较，一定要有比较的标准（或比较的基础），也就是以什么数值进行对比。分析目标不同，比较标准不同，从而产生不同的相对数。例如，与计划数值对比，为计划完成相对数；与总体数值对比，为结构相对数；与同类型数值对比，为比较相对数；与总体内另一部分数值对比，为比例相对数；与不同时期的同一类数值对比，为动态相对数；与有联系的总体数值对比，为强度相对数。

这些相对指标说明不同的相对水平、不同的结构性质、不同的普遍程度等，并在各种统计分析中被广泛运用。

3. 相对指标的计算与分析

（1）计划完成相对数：计划完成相对数是将某一时期的实际完成数与计划数进行对比，反映计划执行情况。计算计划完成情况相对指标的基数是计划任务数，由于基数的表现形式有绝对数、相对数和平均数三种，因而计划完成相对数在形式上有所不同，但在计算方法上仍然以计划指标作为对比的基础或标准，一般用百分数表示。分别说明如下：

1）计划数为绝对数时，计划完成程度计算公式为：

$$计划完成相对数（\%）= \frac{实际完成数}{计划数} \times 100\%$$

例：某医院 2019 年门诊量计划数为 250000 人次数，实际门诊量为 270000 人次数，则门诊人次数计划完成程度为：

$$计划完成相对数（\%）=\frac{270000}{250000}\times100\%=108.00\%$$

计算结果表明，实际门诊人次数比计划超额完成了 8.00%。

2）计划数为相对数时，计划完成程度计算公式为：

$$计划完成相对数（\%）=\frac{实际完成的百分数}{计划规定的百分数}\times100\%$$

计划完成相对数有两类指标：正指标和逆指标。对于正指标而言，若计划完成程度>100%，说明超额完成计划；若<100%，说明没有完成计划。比值越大，表明计划完成得越好。对于逆指标而言，若计划完成程度>100%，说明没有完成计划；若<100%，说明超额完成计划。比值越小说明计划完成得越好。

例1：某医院计划出院人数比上年上升9%，实际出院人数比上年上升10%，则出院人数计划完成程度为：

$$出院人数计划完成（\%）=\frac{(100\%+10\%)}{(100\%+9\%)}\times100\%=100.92\%$$

此指标为正指标，出院人数计划完成程度大于100%，说明超额完成计划。

例2：某医院预计门诊患者人均医疗费用比上年降低6%，实际人均医疗费用降低了5%，则人均医疗费用计划降低程度为：

$$人均费用计划完成（\%）=\frac{(100\%-5\%)}{(100\%-6\%)}\times100\%=101.06\%$$

此指标为逆指标，人均费用计划完成程度大于100%，说明没有完成计划。

3）计划数为平均数时，计划完成程度计算公式为：

$$计划完成相对数（\%）=\frac{实际完成的平均数}{计划规定的平均数}\times100\%$$

例：某医院计划要求门诊患者次均药品费用控制在 140 元/人，实际为 200 元/人，则该病种次均费用的计划完成程度为：

$$门诊患者次均药品费用计划完成（\%）=\frac{200}{140}\times100\%=142.86\%$$

计算结果表明，门诊患者次均药品费用实际比计划上升了42.86%。

（2）结构相对数：结构相对数是总体内某一部分数值与总体总量对比的比值，即求各组总量占总体总量的比重，一般用百分数表示，各组比重的百分数总和等于100%。它用来反映总体内部的构成和类型特征。计算公式如下：

$$结构相对数（\%）=\frac{总体内某组总量}{总体总量}\times100\%$$

最常用的结构分析有下列两种：

1）分析总体内部的各组结构，说明现象总体的性质和特征。例如，2019 年某医院实有病床 10000 张，其中内科有 2700 张，占 27%；外科有 3000 张，占 30%；妇产科有 1000 张，占 10%；儿科有 500 张，占 5%。这就清楚地表明了各科床位的构成情况，医院管理者可以根据各科的实际情况合理调配床位，提高病床使用率。

2）分析总体内部的构成情况变化，显示现象发展的变化过程。表 1-1 为某医院 2017—2019 年消化内科各病区的出院人数及其构成资料。

表 1-1　某医院 2017—2019 年消化内科各病区出院人数及其构成

病区	2017 年		2018 年		2019 年	
	出院人数	占比（%）	出院人数	占比（%）	出院人数	占比（%）
消化内科一	3977	25.60	4048	24.87	3866	22.36
消化内科二	3757	24.19	3768	23.15	4210	24.35
消化内科三	3493	22.49	4231	25.99	4710	27.25
消化内科五	4307	27.73	4232	26.00	4500	26.03
合计	15534	100.00	16279	100.00	17286	100.00

从表中出院总人数的构成变化来看，虽然大多数病区每年的出院人数都在上升，但上升的幅度不同，所以出院人数所占比重也在发生变化。

（3）比较相对数：比较相对数就是由不同单位的同类指标对比而确定的相对数，说明某一种现象在同一时间内各单位发展的不平衡程度。一般用倍数或百分数表示。计算公式如下：

$$比较相对数（\%）=\frac{某地区（单位）的指标数值}{另一地区（单位）同一指标的数值}\times100\%$$

例：A 病区实有医生数 50 人，B 病区实有医生数 25 人，两者之比为：

$$两者医生数之比=\frac{50}{25}=2$$

表明 A 病区的医生数是 B 病区医生数的 2 倍。

分子分母可以互换：

$$两者医生数之比=\frac{25}{50}=0.5$$

表明 B 病区的医生数是 A 病区医生数的 0.5 倍。

以上是利用总量指标进行对比分析。比较相对指标也可以计算不同单位的同类指标的绝对差距。例如，以我国 2019 年国内生产总值（GDP）与同时期其他国家对比，可以说明经济上的差距。对于医院之间以及医院内部各科室的分析，由于总量指标受规模大小、工作条件不同的影响，多采用质量指标来比较。例如，用病床使用率、平均住院日等相对指标来进行不同科室之间的对比分析；也可以将质量指标与标准值或标杆数据进行对比分析，使各家医院或医院内各科室有相同的比较标准和奋斗目标，进一步达到提高医疗质量的目的，举例见表 1-2。

表 1-2 某医院 A 病区与 B 病区平均住院日比较

年份（年）	A 病区	B 病区	差值
2017	10	10.9	-0.9
2018	9	9.3	-0.3
2019	8.4	8.1	0.3

（4）比例相对数：比例相对数是将总体内某一部分数值与另一部分数值对比所得到的相对数，反映有关事物之间的实际比例关系。比例相对数一般用系数或倍数表示。计算公式如下：

$$比例相对数 = \frac{总体中的某一部分的数值}{总体中另一部分的数值}$$

例：某医院 2019 年 12 月门诊患者手术人次为 5000 人次，住院患者手术人次为 25000 人次，则门诊患者手术人次数与住院患者手术人次数的比例关系是 1：5。

比较相对数与比例相对数的区别在于前者是不同总体之间的比较，后者是对同一总体内不同部分之间进行比较。

（5）动态相对数：动态相对数是将总体不同时期的同一类指标进行对比而计算的比值，说明事物发展变化的程度，一般用百分数表示。通常将作为比较基础的时期称为基期，与基期对比的时期称为报告期或计算期。计算公式如下：

$$动态相对数 = \frac{报告期数值}{基期数值} \times 100\%$$

例：某病区 2017 年出院人数为 8000 人次，2018 年为 10000 人次，则报告期的出院人数与基期之比为：

$$出院人数变动程度（\%） = \frac{10000}{8000} \times 100\% = 125.00\%$$

表明报告期的出院人数比基期上升了 25.00%。

（6）强度相对数：强度相对数就是在同一地区或单位内，两个性质不同但有一定联系的总量指标数值对比得出的相对数，是用来分析不同事物之间的数量对比关系，表明现象的强度、密度和普遍程度的综合指标。强度相对指标是一种特殊形式的相对数，一般以双重单位表示，是一种复名数。强度相对数有正指标、逆指标之分。正指标比值的大小与其反映的强度、密度和普遍程度成正比。逆指标与正指标正好相反，逆指标比值的大小与其反映的强度、密度和普遍程度成反比。有些强度相对数将其比式的分子分母互换，就可以实现正指标与逆指标的转变，其评价判别的意义相同。计算公式如下：

$$强度相对数 = \frac{某一指标的数值}{另一有联系的不同指标的数值}$$

例：某地区 2018 年总人口为 12802 千人，医疗机构床位数有 94735 张，则该地区每千人拥有的床位数为：

$$每千人拥有的床位数 = \frac{94735}{12802} = 7.40 （床/千人）$$

4. 正确应用相对指标的原则

应用相对指标分析医院医疗运行中各种现象的各方面联系和对比关系，必须注意以下原则。

（1）要注意统计数据的可比性。即用于对比的指标在含义以及范围、计算方法、计量单位、时间跨度等方面要保持一致。如果各个时期的统计数字因行政区划、组织机构、隶属关系的变更，或因统计制度方法的改变而不能直接对比的，就应以报告期的口径为准，调整基期的数字。

（2）要在科学分组的基础上运用对比分析指标。统计分组的一个重要任务，在于划分医院医疗运行中各种现象的不同类型，它不但用于确定研究现象的同质总体，而且在现象总体中进一步依据分析任务要求，划分不同的各组或各部分，提供深入的分析研究。结构分析指标就是在这样分组的基础上来分析现象结构及其变化情况。

（3）要把相对指标与总量指标结合起来运用。相对指标比总量指标可以更进一步揭示现象联系和对比关系，但在另一方面掩盖了现象间绝对量上的差别。因此，在许多场合，利用相对指标进行统计分析时必须考虑到这个相对指标背后的绝对水平，结合运用才能充分说明被研究的现象和过程。

（4）要综合应用各种相对指标。各种相对指标的具体作用不同，都是从不同的侧面来说明所研究的问题。为了全面而深入地说明现象及其发展过程的规律性，应该根据统计研究的目的，综合应用各种相对指标，这样可以比较、分析现象变动中的相互关系，更好地阐明现象之间的发展变化情况。

（三）平均指标

1. 平均指标的概念和作用

平均指标又称平均数，是统计中常用综合指标之一，它表明同类现象在一定时间、地点、条件下所达到的一般水平，是总体内各单位参差不齐的标志值的代表值，用于描述数据的集中趋势。平均分析法是统计分析的一种重要方法。常用的平均指标包括算术平均数、几何平均数、中位数等。

平均指标的主要作用有以下几方面：

（1）用来比较同类现象在不同单位、不同地区发展的一般水平，以反映各单位、各地区的工作成绩和质量。例如，评价不同科室或医院的医疗工作，如果用总量指标进行对比，会因为受到规模大小不同的影响而不能说明问题；如果用平均指标即人均医疗费用、平均住院日等指标来进行比较，就可以较好地评价不同单位的医疗运行状况。

（2）用来比较同一单位的同类指标的时间趋势。例如，将医院或科室历年平均住院日、病床周转次数等指标进行比较，可以反映医院或科室不同时期的工作效率。

2. 算术平均数

算术平均数（mean）是计算平均指标最常用、最基本的方法，用于反映一组呈对称分布的同质观察值的平均水平，简称均数，常用 $\overline{X}$ 表示样本均数，用 μ 表示总体均数。算术平均数的基本算式是总体的标志总量与单位总数之比。计算公式如下：

$$算术平均数 = \frac{总体标志总量}{总体单位数}$$

计算算术平均数时分两种情况：

（1）在已知这两个总量指标资料时，可直接利用这个基本算式计算平均数。

（2）在未直接给出总体标志总量和总体单位数时，需要先分别计算出分子和分母。根据基本算式的要求，有两种计算算术平均数的方法，即直接法和频率表法。

1）直接法：依据现象总体的各个单位具体资料计算算术平均数，标志总量由各单位标志值的简单加总而来。这种用算术和求得标志总量计算的算术平均数称为简单算术平均数。计算公式如下：

$$\overline{X} = \frac{X_1 + X_2 + X_3 + \cdots + X_n}{n}$$

2）频率表法：主要用于处理经分组整理的数据。设原始数据被分成 K 组，各组

中的值为 X_1，X_2，…，X_n，各组的频数分别为 f_1，f_2，…，f_n，加权算术平均数的计算公式为：

$$\overline{X} = \frac{X_1 \times f_1 + X_2 \times f_2 + X_3 \times f_3 + \cdots + X_n \times f_n}{f_1 + f_2 + f_3 + \cdots + f_n}$$

表 1-3 中各科的人均费用乘以对应的出院人数，便可得到总费用，加总后以此数除以总人数，就是出院患者的人均费用。由此可见，平均数的大小不仅取决于总体各单位的标志值，同时也取决于各标志值的频数，频数的多少对其在平均值中的影响有权衡轻重的作用，故又称权数。

表 1-3　2019 年某医院各科室人均医疗费用

科室	人均费用（元）	出院人数（人）	总费用（万元）
内科	6500	4000	2600
外科	15000	5000	7500
儿科	5000	1000	500
妇科	8000	1200	960
合计	34500	11200	11560

3. 几何平均数

几何均数（geometric mean，G）适合于原始观察值分布不对称，但经转化后呈对称分布的资料。医学中常用的抗体滴度资料观察值间常呈倍数关系，一般用几何均数表示平均水平。几何均数的计算方法也有两种，即直接法和频率表法。

（1）直接法：依据现象总体的各个单位具体资料计算几何平均数，由 n 个标志值的连乘积求 n 次方根而来。计算公式为：

$$G = \sqrt[n]{X_1 X_2 \cdots X_n}$$

（2）频率表法：对于频率表资料，可以通过以下计算方式计算几何平均数。

$$G = \log^{-1}\left[\frac{\sum f \log X}{\sum f}\right] = \log^{-1}\left[\frac{\sum f \log X}{n}\right]$$

4. 中位数

中位数（median，M）是将原始观察值从小到大排序后居中的那个数，用于反映一批观察值在位次上的平均水平。中位数的计算方法也有两种，即直接法和频率表法。

（1）直接法：分两种情况，样本量 n 为奇数时，中位数为

$$M = X_{\frac{n+1}{2}}$$

当样本量 n 为偶数时，中位数为

$$M = \frac{1}{2}\left(X_{\frac{n}{2}} + X_{\frac{n}{2}+1}\right)$$

（2）频率表法：对频率表的资料，可通过百分位数法近似计算中位数。百分位数（percentile，P_x）是一个数值，它将原始观察值分成两部分，理论上有 $x\%$ 的观察值小于 P_x。中位数即 P_{50}。对于频率表资料，百分位数 P_x 的计算公式为：

$$P_x = L + \frac{i}{F_{L+i} - F_L}(n \times x\% - F_L)$$

（四）动态数列

1. 动态数列的概念和作用

动态数列（time series）是在规则的、连续的时间间隔内，对同一指标（绝对数、相对数或平均数）进行测量所得到的数据序列，又称为时间序列。动态序列通常以日、周、月、季、年等时间度量为周期来构造，最常用的是月度、季度和年度时间序列。

动态数列具有以下的作用：

（1）通过动态数列的编制和分析，可以从事物在不同时间上的量变过程中，认识现象发展变化的方向、程度、趋势和规律，为制定政策、编制计划提供依据。

（2）通过对动态数列资料的研究，可以对某些现象进行预测。

（3）利用不同的动态数列对比，可以揭示各种现象的不同发展方向、发展规律及其相互之间的变化关系。

（4）利用动态数列，可以在不同地区或国家之间进行对比分析。

2. 动态数列的种类

按照不同的角度，动态数列的分类类型有所不同。

（1）按照动态数列中指标的类型，可以将动态数列分为以下几种。

1）总量指标动态数列：由总量指标构成的动态数列，如医院各年的入出院人数等。

2）相对指标动态数列：由相对指标构成的动态数列，如急危重抢救成功率等。

3）平均指标动态数列：由平均指标构成的动态数列，如平均住院日等。例如，表1-4中2017—2019年入院人数和出院人数的变化情况，是总量指标分析；平均住院日三年间的变化情况，是平均指标动态数列；急危重抢救成功率的变化，是相对指标动态数列。

表 1-4　某医院 2017—2019 年部分医疗指标同期对比

指标	2017 年	2018 年	2019 年
入院人数（人）	29889	49394	53911
出院人数（人）	35137	45794	57371
急危重抢救成功率（%）	99.5	99.6	99.7
平均住院日（天）	9.4	9.1	8.8

（2）根据观测指标的特性，可以将动态数列分为以下类型。

1）时点时间序列：即从相同的时间间隔点测量的观测值形成的序列。如住院患者每天的在院人数、每年年末职工人数等。

2）时期时间序列：即相同时期间隔内累计值形成的序列。如每年的出入院人数。医院统计主要是分析时期时间数列。

3. 动态数列的编制原则

编制动态数列的基本原则就是要使数列各项指标具有可比性。具体体现在以下几方面。

（1）时间长短应该相等：在时期数列中，由于各指标数值大小与时期长短有直接关系，因此，各指标所属时间不等，就难以直接比较。但这一原则也不能绝对化，有时为了特殊研究的目的，还要求编制时期不等的动态数列。时点数列因其指标只反映一定时点的状况，一般不要求时间长短相等。还须指出，时期数列和时点数列都存在指标与指标间距离的所谓"时间间隔"，如果这种意义的时间间隔相等，则更便于分析。例如表 1-5 显示的不同时期间隔的指标比较，1995—2004 年 10 年间的出院人数超过了 1980—1994 年 15 年间的出院人数；2005—2009 年 5 年间的出院人数更是超过了以往各个时期；2010—2014 年 5 年间的出院人数达到了 2005—2009 年的 2 倍多；2010—2014 年 5 年间的出院人数也增加了很多。这是由于自 1995 年卫生部要求各级公立医疗机构要"优化医疗服务，缩短平均住院，为患者提供优质、高效的医疗服务"，各级公立医院的平均住院日逐年缩短，加快了病床周转次数，使出院人数不断上升，提高了社会效益和经济效益。

表 1-5　某医院各时期的出院人数

年份（年）	1980—1994	1995—2004	2005—2009	2010—2014	2015—2019
出院人数（人）	22 900	31860	35070	72000	150200

（2）总体范围应该一致：总体范围与指标数值有直接关系，如果总体范围有了变化，则指标数值须经过调整，使前后时间的数值能够进行比较。

（3）指标经济内容应该相同：不能就数量论数量，要对所要研究的经济内容进行质的分析，不同质的指标不能编制动态数列。

（4）指标计算方法、计算价格和计算单位应该一致：指标的计算方法有时也称为计算口径，如指标计算口径前后不一致，则难以进行比较。只有统一了计算口径，才能在指标的对比中正确反映实际情况。

4. 动态分析指标

常用的动态分析指标主要有绝对增长量、发展速度与增长速度、平均发展速度和平均增长速度三类指标。

（1）绝对增长量：绝对增长量是把不同时期的数量加以比较，求得增长水平的绝对变动指标，说明事物在一定时期增长的绝对值。根据选择的基期不同，绝对增长量分为累计增长量和逐年增长量两类。累计增长量是报告期指标与基线期指标之差，说明一定时期内的总增长量。逐年增长量是报告期与前一期指标之差。以出院人数为例，累计增长量是报告期出院人数和某一固定期出院人数相减的差额，说明一定时期内的总增长量；逐年增长量是报告期出院人数减去前一期出院人数的差值，说明出院人数逐年增加的数量。计算公式如下：

$$累计增长量：a_1 - a_0；a_2 - a_0；\cdots a_n - a_0$$

$$逐年增长量：a_1 - a_0；a_2 - a_1；\cdots a_n - a_{n-1}$$

（2）发展速度与增长速度：两者均为相对比，说明事物在一定时期的变化情况。发展速度表示报告期指标的水平相当于基线期（或前一期）指标的百分之多少或若干倍。增长速度表示的是净增长速度，为发展速度-1。根据选择的基期不同，可计算定基比和环比两种。定基比即报告期指标与基线期指标之比。环比即报告期指标与前一期指标之比。计算公式如下：

$$定基比发展速度：\frac{a_1}{a_0}；\frac{a_2}{a_0}；\cdots \frac{a_n}{a_0}$$

$$环比发展速度：\frac{a_1}{a_0}；\frac{a_2}{a_1}；\cdots \frac{a_n}{a_{n-1}}$$

$$定基比增长速度：\frac{a_1}{a_0} - 1；\frac{a_2}{a_0} - 1；\cdots \frac{a_n}{a_0} - 1$$

$$环比增长速度：\frac{a_1}{a_0} - 1；\frac{a_2}{a_1} - 1；\cdots \frac{a_n}{a_{n-1}} - 1$$

例：表 1-6 为某医院 2017—2019 年出院人数的变化情况，根据上述的计算公式，可以计算出来发展速度和增长速度。

表 1-6　某医院 2017—2019 年出院人数动态数列分析

年份（年）	出院人数（人）	发展速度（%）		增长速度（%）	
		定基比	环比	定基比	环比
2017 年	52846	—	—	—	—
2018 年	57394	108.61	108.61	8.61	8.61
2019 年	59533	112.65	103.73	12.65	3.73

（3）平均发展速度和平均增长速度：这两个指标用于描述某现象在一段时期的平均变化。平均发展速度是发展速度的几何平均数。平均增长速度为平均发展速度-1。计算公式如下：

$$平均发展速度 = \sqrt[n]{\frac{a_1}{a_0} \times \frac{a_2}{a_1} \cdots \frac{a_n}{a_{n-1}}}$$

$$平均增长速度 = \sqrt[n]{\frac{a_1}{a_0} \times \frac{a_2}{a_1} \cdots \frac{a_n}{a_{n-1}}} - 1$$

根据计算公式，以表 1-6 为例，可以计算出 2017—2019 年某医院的平均发展速度 $= \sqrt[2]{\frac{57394}{52846} \times \frac{59533}{57394}} \times 100\% = 106.1\%$，即平均增长速度为 6.1%。

5. 动态数列分析方法

动态数列分析方法包括描述性时序分析和统计时序分析。

描述性时序分析是通过直观的数据比较或绘图观测，寻找序列中蕴含的发展规律。描述性时序分析方法是人们在认识自然、改造自然的过程中发现的实用方法，具有操作简单、直观有效的特点，它通常是人们进行时间序列分析的第一步。

单纯的描述性时序分析具有很大的局限性，时间序列的复杂变化和随机性仅通过简单观察和描述往往无法总结其规律并进行预测和估计。从 20 世纪 20 年代开始，学术界利用数理统计学原理进行时间序列分析，分析时间序列内在的相关关系，即为统计时序分析。统计时序分析包括频域分析和时域分析两大类。

频域分析也称为频谱分析或谱分析，主要运用于物理学、天文学、海洋学、气象科学、电力工程和信息工程等领域。由于频域分析过程一般都比较复杂，不易掌握，分析结果比较抽象，不易直观解释，因此其使用具有局限性，应用并不广泛。

时域分析主要是从序列自相关的角度揭示时间序列的发展规律，其具有理论完善、易操作、分析结果易于解释等优点，因此广泛应用于自然科学和社会科学的各个领域，成为时间序列分析的主流方法。

6. 医院动态数列分析的应用领域

从医院管理的实际需求来看，医院动态数列分析至少可以应用于如下领域：

（1）预测与预报：预测是对事物未来发展趋势的预先推测或测定。根据过去和当前的数据对未来的数值进行预测预报，是统计分析的一项基本工作，也是管理与决策中执行目标计划的重要内容。

（2）季节调整：医院的经营活动和发展通常受到季节性的影响。为了正确评估季节性的影响，我们可以采用季节调整方法对动态数列进行调整，得到季节因子和调整后的序列，从而进一步展开统计分析与评价。

（3）重大事件或异常干预事件的影响分析：一些重大事件或异常干预事件可能会对动态数列产生影响。通常可以通过建立数学模型来对此进行研究。

（五）统计指数

1. 统计指数的概念

统计指数（statistical index）又称指数法（method of index number），可以分为广义和狭义两种。从广义上说，凡是能说明同类现象在不同空间、不同时间、实际与计划对比变动的相对数等都称为指数。从狭义上说，指数是用来表明不能直接相加和不能直接对比的现象在不同时期的变动程度。例如，生活中每天都要接触到许多商品的价格，不同商品的价格变化情况并不一致，有的上涨，有的下跌，就需要计算价格指数来反映这些商品价格的变动程度；同样，不同疾病的诊疗难度不同，指数法原理也能分析医院整体诊疗难度的变动程度。统计指数具有相对性、综合性、平均性三个特性。应用统计指数可以反映复杂的社会经济现象总体的综合变动程度，分析社会经济现象总变动中各个因素的影响，对多指标复杂社会经济现象的长时间变化趋势进行综合分析。本节讨论的是狭义的统计指数。

2. 统计指数的种类

从不同的角度对统计指数进行分类，可以划分为不同的种类。

（1）按反映对象的不同，分为个体指数和总指数。个体指数是说明个别现象变动的相对数，如某病种的人均费用指数。总指数是说明总体范围内某种现象变动的相对数，如某医院出院患者人均费用指数等。

（2）按指数表明的现象性质不同，分为数量指标指数和质量指标指数。数量指标指数是反映数量指标变动程度的相对数，如门诊人次数指数。质量指标指数是反映质量指标变动的相对数，如病例组合指数（case-mix index，CMI）等。

（3）按比较对象的不同，可以分为时间性指数、地区性指数和计划完成性指数。时间性指数反映的是现象在时间上的动态变化情况，即动态指数。地区性指数用于同一时间条件下不同地区、不同单位同一指标的对比情况，例如同一年度河南省不同医院的出院人数指数。计划完成性指数用于比较同一地区、同一单位实际指标与计划指标对比的相对数，例如某医院的实际住院患者人均费用与计划值之间的对比。

（4）按照计算方式的不同，可以分为简单指数和加权指数。简单指数认为各个项目的重要性即权数是一致的，又称不加权指数。加权指数则对各个项目赋予不同的权数，我们常用的 DRGs 分析方法中的各项指标就是典型的加权指数。

（5）按照采取基期的不同，可以分为定基指数和环比指数。如果指数数列中的一系列指数都以某一固定时期为基期，称为定基指数。如果指数数列中的每一个指数都以相邻的前一时期作为基期，则称为环比指数。

3. 综合指数

统计研究的对象是总体。因此，从研究对象的范围来看，编制指数主要是指总指数，综合指数是总指数的基本形式。综合指数是将多种不能同度量现象的数值，分别改变为能同度量的数值，然后进行对比，表明事物综合变动的指标。其主要特点是先综合而后对比。所谓同度量因素是指若干由于度量单位不同，不能直接相加的指标，过渡到可以加总和比较而使用的媒介因素，它能起到权数的作用。

关于同度量因素的时期固定问题，有众多观点，以拉氏指数公式和帕氏指数公式最具有代表性。拉氏指数公式的特点是将同度量因素固定在基期，帕氏指数公式是将同度量因素固定在报告期。对于同一资料，将同度量因素固定在报告期或者基期，计算结果并不一致。拉氏指数公式和帕氏指数公式计算公式如下：

$$\text{拉氏指数公式：} \frac{\sum q_1 p_0}{\sum q_0 p_0} \text{（数量指标指数）} \quad \text{和} \quad \frac{\sum p_1 q_0}{\sum p_0 q_0} \text{（质量指标指数）}$$

$$\text{帕氏指数公式：} \frac{\sum q_1 p_1}{\sum q_0 p_1} \text{（数量指标指数）} \quad \text{和} \quad \frac{\sum p_1 q_1}{\sum p_0 q_1} \text{（质量指标指数）}$$

下面分别按数量指标指数和质量指标指数阐明编制的具体方法。

（1）数量指标的综合指数：数量指标综合指数是说明总体在规模上数量变量的指数。例如表 1-7 某医院肾内科三个病种基期和报告期的出院人数与人均费用资料。

表 1-7　某医院肾内科三个病种出院人数与人均费用资料

病种	出院人数（人）		人均费用（元）		医疗总费用（元）			
	基期 （q_0）	报告期 （q_1）	基期 （p_0）	报告期 （p_1）	基期 （$q_0 p_0$）	报告期 （$q_1 p_1$）	按基期费用 计算的报告 期总费用 （$q_1 p_0$）	按报告期 费用计算 的基期总 费用（$q_0 p_1$）
慢性肾病 5 期	881	1483	15473.3	16179.5	13631977.3	23994198.5	22946903.9	14254139.5
肾病综合征	708	767	13725.0	13206.3	9717300.0	10129232.1	10527075.0	9350060.4
肾炎综合征	490	546	12693.4	12778.9	6219766.0	6977279.4	6930596.4	6261661.0

三个病种的出院人数均有所升高，它们各自的升高程度可用个体指数表示。以 k_q 表示个体数量指数，则三个病种的个体数量指数依次为：

慢性肾脏病 5 期：$k_q = \dfrac{q_1}{q_0} = \dfrac{1483}{881} = 168.3\%$

肾病综合征：$k_q = \dfrac{q_1}{q_0} = \dfrac{767}{708} = 108.3\%$

肾炎综合征：$k_q = \dfrac{q_1}{q_0} = \dfrac{546}{490} = 111.4\%$

为了概括说明三个病种的出院人数的总体变动情况，就要计算出院人数总指数。由于这三个病种的诊疗方法不一样，因此不能直接相加计算出院总人数。但是从人均费用来衡量，它们都是同质的，只有量的差别，可以直接相加。如果将各病种的出院人数分别乘以它们的人均费用，成为总费用，这就使各病种由不同的情况转化为同质异量的医疗总费用。按照拉氏指数公式和帕氏指数公式，计算公式如下：

拉氏指数：$\overline{k_q} = \dfrac{\sum q_1 p_0}{\sum q_0 p_0} = \dfrac{1483 \times 15473.3 + 767 \times 13725.0 + 546 \times 12693.4}{881 \times 15473.3 + 708 \times 13725.0 + 490 \times 12693.4}$

$\qquad\quad = \dfrac{40404575.3}{29569043.3} = 136.6\%$

帕氏指数：$\overline{k_q} = \dfrac{\sum q_1 p_1}{\sum q_0 p_1} = \dfrac{1483 \times 16179.5 + 767 \times 13206.3 + 546 \times 12778.9}{881 \times 16179.5 + 708 \times 13206.3 + 490 \times 12778.9}$

$\qquad\quad = \dfrac{41100710.0}{29865860.9} = 137.6\%$

按照拉氏指数，以基期的人均费用作为参考，三个病种的出院人数报告期比基期总上升了 36.6%。其上升幅度介于三种病种的个体指数之间。按照帕氏指数，以报告期的人均费用作为参考，三个病种的出院人数报告期比基期总上升了 37.6%。上述两式的计算结果由于采用了不同时期的同度量因素而各不相同，从理论上讲都有一定的经济意义。在实际应用中，一般来讲，研究数量指标时，将同度量因素固定在基期质量指标上，这样计算结果能单纯反映数量的变动程度。因此，实际工作中通常采用拉氏指数来测定数量的综合变动。

（2）质量指标的综合指数：医疗费用属于质量指标。医疗费用指数是最常见的质量指标指数。例如表 1-8 某医院心内科三个病种基期和报告期的出院人数与人均费用资料。

表 1-8　某医院心内科三个病种出院人数与人均费用资料

病种	出院人数（人）		人均费用（元）		医疗总费用（元）			
	基期 (q_0)	报告期 (q_1)	基期 (p_0)	报告期 (p_1)	基期 $(q_0 p_0)$	报告期 $(q_1 p_1)$	按基期人数计算的报告期总费用 $(q_0 p_1)$	按报告期人数计算的基期总费用 $(q_1 p_0)$
不稳定型心绞痛	532	471	35094.6	42483.0	18670327.2	20009493.0	22600956.0	16529556.6
心律失常	413	414	45145.9	42591.8	18645256.7	17633005.2	17590413.4	18690402.6
扩张型心肌病	134	126	32767.6	33714.1	4390858.4	4247976.6	4517689.4	4128717.6

三个病种的出院人数均有所升高，它们各自的升高程度可用个体指数表示。以 k_p 表示个体费用指数，则三个病种的个体费用指数依次为：

不稳定型心绞痛：$k_p = \dfrac{p_1}{p_0} = \dfrac{42483.0}{35094.6} = 121.1\%$

心律失常：$k_p = \dfrac{p_1}{p_0} = \dfrac{42591.8}{45145.9} = 94.3\%$

扩张型心肌病：$k_p = \dfrac{p_1}{p_0} = \dfrac{33714.1}{32767.6} = 102.9\%$

从个体指数而言，三个病种的人均费用变化程度并不一致，有的升高，有的降低。为了说明三个病种医疗费用的变动情况，就要编制价格总指数。不同病种的人均费用虽然都以货币单位计量，似乎可以直接相加，但是由于这三个病种的病情和治疗方法不同，它们的人均费用相加也是无意义的。因此，也要通过同度量因素使之转化为可以相加的医疗费用指标。这里同度量因素是出院人数，并且要使同度量因素固定在某一时期，才能通过医疗总费用的对比说明人均费用的变动。类似数量综合指数，即：

$$拉氏指数：\overline{k_p} = \frac{\sum q_0 p_1}{\sum q_0 p_0} = \frac{532 \times 42483.0 + 413 \times 42591.8 + 134 \times 33714.1}{532 \times 35094.6 + 413 \times 45145.9 + 134 \times 32767.6}$$

$$= \frac{44709058.8}{41706442.3} = 107.2\%$$

$$帕氏指数：\overline{k_p} = \frac{\sum q_1 p_1}{\sum q_1 p_0} = \frac{471 \times 42483.0 + 414 \times 42591.8 + 126 \times 33714.1}{471 \times 35094.6 + 414 \times 45145.9 + 126 \times 32767.6}$$

$$= \frac{41890474.8}{39348676.8} = 106.5\%$$

按照拉氏指数，以基期的出院人数作为参考，三个病种的人均费用报告期比基期总上升了7.2%，其上升幅度介于三种病种的个体指数之间。按照帕氏指数，以报告期的出院人数作为参考，三个病种的人均费用报告期比基期总上升了6.5%。上述两式的计算结果由于采用了不同时期的同度量因素而各不相同。一般来讲，编制质量指标综合指数，要把作为同度量因素的数量指标固定在报告期数量指标上。

4. 指数的因素分析

统计依据现象的因素联系来编制综合指数，同时也依据现象因素联系的关系编制具有相互关系的若干指数组成指数体系，亦即若干个指数由于数量上的联系而形成一个整体，称为指数体系。例如，医疗总费用＝出院人数×人均费用，如果按指数形式表现时，乘积关系仍然成立，即：医疗总费用指数＝出院人数指数×人均费用指数，表明总量指标指数是由数量指标指数和质量指标指数这两个因素组成的。这些相互关联的指数体系，在数学上表现为相乘关系，它反映着客观现象的固有联系。因此，利用指数体系来分析现象因素的变动关系，分析现象总变动中的各个因素作用的方向和程度，从而探寻现象变动的具体原因。

二、差异性数据分析

在统计学中，差异性检验是假设检验的一种，用于检测组间是否有差异以及差异是否显著。目前常用的差异性检验统计分析方法有 t 检验、方差分析、χ^2 检验、非参数检验共4种统计分析方法。其中 t 检验、方差分析、χ^2 检验是参数检验分析方法。

（一）t 检验

t 检验亦称 student t 检验。t 检验用于两组间计量资料的比较，应用条件如下：①

当样本例数较小时，要求样本取自正态总体；②做两样本均数比较时，还要求两样本的总体方差相等。

t 检验分为以下三种类型：单样本 t 检验、配对样本 t 检验、两独立样本 t 检验。单样本 t 检验即已知样本均数 $\bar{X}$（代表未知总体 μ）与已知总体均数 μ_0 的比较；配对样本 t 检验，简称成对 t 检验，适合于配对设计的计量资料。配对设计是将受试对象按一定条件配成对子，再随机分配每对中的两个受试对象到不同处理组。配对设计资料分三种情况：对配成对子的受试对象分别给予两种不同的处理，其目的是推断两种处理的效果有无差别；同一受试对象分别接受两种不同处理，其目的是推断两种处理的效果有无差别；同一受试对象处理前后的比较，其目的是推断某种处理有无作用。配对 t 检验实质上等同于单样本 t 检验，配对设计的 t 检验研究的是差值的样本均数与理论上的差值总体均数的比较。两独立样本 t 检验又称成组 t 检验，适用于两独立样本均数的比较。这三类的 t 检验的区别见表 1-9。

表 1-9　三类 t 检验比较

类型	已知条件	统计推断	检验条件	检验公式	自由度	设计形式
单样本 t 检验	$\bar{X} \neq \mu_0$	μ 与 μ_0 是否相等	样本来自正态分布	$\dfrac{\bar{X} - \mu}{S_{\bar{X}}}$	$n - 1$	单样本资料
配对样本 t 检验	$\bar{d} \neq 0$	μ_d 是否等于 0	差值来自正态分布	$\dfrac{\bar{d} - \mu_d}{S_d}$	对子数-1	配对设计
两独立样本 t 检验	$\bar{X}_1 \neq \bar{X}_2$	μ_1 与 μ_2 是否相等	正态总体方差齐性	$\dfrac{\bar{X}_1 - \bar{X}_2}{S_{\bar{x}_1 - \bar{x}_2}}$	$n_1 + n_2 - 2$	两独立样本资料

进行两小样本均数比较时，如果两总体方差不等，可使用数据变化或近似 t 检验（t' 检验）或非参数检验。

例如，随机抽取某省 20 家三级医院和 20 家二级医院，对 2019 年的病案首页质量进行评价（经正态性检验，两组均符合正态分布且方差相等），三级医院和二级医院的病案首页评分（满分 100 分）结果见表 1-10。

表1-10 某省三级医院和二级医院病案首页质量评分情况统计

医院	n	$\overline{X}$	S
三级医院	20	95.12	1.96
二级医院	20	93.47	2.05

按照两独立样本 t 检验统计量计算公式，计算可得：

$$t = \frac{\overline{X}_1 - \overline{X}_2}{S_{\bar{x}_1 - \bar{x}_2}} = \frac{95.12 - 93.47}{\sqrt{\dfrac{1.96^2 + 2.05^2}{20}}} = 2.60$$

$$v = n_1 + n_2 - 2 = 38$$

根据 t 值界值表，可得 $P < 0.05$，故拒绝 H_0 检验。计算结果表明，该省三级医院的病案首页质量高于二级医院，差异有统计学意义。

（二）方差分析

1. 方差分析的概念及应用条件

方差分析（analysis of variance，简称ANOVA），是 R. A. Fisher 发明的，用于三个及以上总体均数差别的显著性检验。在方差分析中，人们关心的试验结果称为指标，所要检验的对象称为因素或因子，因子的不同表现称为水平，每个因子水平下得到的样本数据称为观察值。例如，欲分析不同级别医院收治患者住院费用的差异，那么医院级别为因子，医院级别的一级、二级、三级是因子的3个取值，称为水平；每个因子水平下所得到的住院患者费用为样本的观测值。方差分析应用的条件为：①各样本是相互独立的随机样本，均来自正态分布总体；②相互比较的各样本的总体方差相等。方差分析的用途很广，按照因素个数的多少，方差分析可以分为单因素方差分析和多因素方差分析，常用的是基于完全随机设计资料的方差分析。

2. 方差分析的基本思路

根据变异的来源，将全部观察值总的离均差平方和及自由度分解为两个或多个部分，除随机误差外，其余每个部分的变异可由某些特定因素的作用加以解释。通过比较不同来源变异的方差，借助 F 分布做出统计推断，从而判断某因素对观察指标有无影响。

（1）总变异：全部观测值大小变异不同，这种变异称为总变异。总变异的大小可以用离均差平方和（sum of squares of deviations from mean，SS）表示，即各观测值 X_{ij} 与总体均数 $\overline{X}$ 差值的平方和，记为 $SS_{总}$。总变异 $SS_{总}$ 反映了所有观测值之间总的变异程度。计算公式为：

$$SS_{总} = \sum_{i=1}^{g} \sum_{j=1}^{n_i} (X_{ij} - \overline{X})^2 = \sum_{i=1}^{g} \sum_{j=1}^{n_i} X_{ij}^2 - (\sum_{i=1}^{g} \sum_{j=1}^{n_i} - X_{ij})^2 / N$$

自由度 $v_{总} = N-1$

（2）组间变异：各组由于水平不同，各组的样本均数 $\overline{X}_i$（$i = 1，2，3，\cdots，g$）也大小不等，这种变异称为组间变异。其大小用各组均数与总体均数的离均差平方和表示，记为 $SS_{组间}$，反映处理因素的作用和随机误差的影响，计算公式为：

$$SS_{组间} = \sum_{i=1}^{g} n_i (\overline{X}_i - \overline{X})^2 = \sum_{i=1}^{g} \frac{(\sum_{j=1}^{n_i} X_{ij})^2}{n_i} - (\sum_{i=1}^{g} \sum_{j=1}^{n_i} - X_{ij})^2 / N$$

自由度 $v_{组间} = g-1$，g 表示组数

（3）组内变异：在同一组内，虽然每个对象所处的水平相同，但观测值仍各不相同，这种变异称为组内变异。组内变异各组均数与总体均数的离均差平方和，记为 $SS_{组内}$，反映处理因素的作用和随机误差的影响，计算公式为：

$$SS_{组内} = \sum_{i=1}^{g} \sum_{j=1}^{n_i} (X_{ij} - \overline{X}_i)^2$$

自由度 $v_{组内} = N-g$。

这三类变异的关系为 $SS_{总} = SS_{组间} + SS_{组内}$；$v_{总} = v_{组间} + v_{组内}$。

（4）检验统计量：方差分析的统计量为 F 统计量，即组内均方与组间均方的比值。其中组内均方 $MS_{组内} = SS_{组内} / v_{组内}$，组间均方为 $MS_{组间} = SS_{组间} / v_{组间}$。

$$F = \frac{MS_{组间}}{MS_{组内}}$$

$$v_1 = v_{组间}，v_2 = v_{组内}$$

如果各组样本的总体均数相等，无处理效应，则组间变异应该同组内变异一样，只反映随机误差作用的大小，F 值接近 1。如果各组样本的总体均数不等，有处理效应，F 值明显大于 1。用 F 界值（单侧界值）确定 P 值。

例如：随机抽取某机构不同年龄组男性受试者各 8 名，检测他们血糖水平含量（mmol/L），其结果如下。青年组：5.00、4.85、4.93、5.07、4.95、4.78、5.18、4.89；中年组：5.12、5.13、4.89、5.20、4.99、5.14、5.16、4.98；老年组：5.70、5.76、5.60、5.70、5.55、5.40、5.53、5.50。比较不同组别血糖水平是否有差异，结果见表 1-11。

表 1-11 某机构不同年龄组男性受试者血糖水平统计

组别	n	$\bar{X}$	S
青年组	8	4.956	0.127
中年组	8	5.081	0.104
老年组	8	5.592	0.121

按照方差分析统计量计算公式，计算可得：

$$\bar{X} = 5.210$$

$$SS_{总} = 2.109$$

$$SS_{组间} = \sum_{i=1}^{g} n_i (\bar{X}_i - \bar{X})^2 = 8 \times (4.96 - 5.21)^2 + 8 \times (5.08 - 5.21)^2$$
$$+ 8 \times (5.60 - 5.21)^2 = 1.818$$

$$SS_{组内} = \sum_{i=1}^{g} \sum_{j=1}^{n_i} (X_{ij} - \bar{X}_i)^2 = 0.291$$

$$F = \frac{MS_{组间}}{MS_{组内}} = \frac{1.818/2}{0.291/21} = 65.55$$

根据 F 值界值表，可得 $P<0.05$，故拒绝 H_0 检验。计算结果表明，该机构不同年龄组男性血糖水平并不相同，差异有统计学意义。

（三）χ^2 检验

χ^2 检验是以 χ^2 分布为理论依据，用途颇广的假设检验方法。χ^2 检验主要用于计数资料之间的比较，主要有四个方面的用途：①检验频数分布的拟合优度；②比较两个或两个以上总体率的差异；③比较两个或两个以上总体构成比的差异；④分析交叉分类资料两属性间有无相关关系。

1. χ^2 检验的相关概念和统计量基本公式

实际频数（actual frequency）是指各分类实际发生或未发生计数值，记为 A。

理论频数（theoretical frequency）是指按 H_0 假设计算各分类理论上的发生或未发生计数值，记为 T。

设 A 代表某个类别的观察频数，T 代表基于 H_0 计算出的期望频数，A 与 T 之差 $(A-T)$ 称为残差。残差可以表示某一个类别观察值和理论值的偏离程度，但残差有正有负，相加后会彼此抵消，总和仍然为 0。为此可以将残差平方后求和，以表示样本总的偏离无效假设的程度，类似于方差的计算思想。残差大小是一个相对的概念，因此又将残差平方除以期望频数再求和，以标准化观察频数与期望频数的差别。

χ^2 统计量，1900 年由英国统计学家 K. Pearson 首次提出，即 $\chi^2 = \sum \dfrac{(A - T)^2}{T}$。

从 χ^2 的计算公式可见，χ^2 与以下两方面有关：①观察频数与期望频数之间的接近程度。当观察频数与期望频数完全一致时，χ^2 为 0；观察频数与期望频数越接近，两者之间的差异越小，χ^2 值越小；观察频数与期望频数差别越大，两者之间的差异越大，χ^2 值越大。②自由度。自由度取决于可以自由取值的格子数目，而不是样本含量 n。

2. χ^2 检验的常见类型

χ^2 检验主要分为单个样本分布的拟合优度检验、独立样本 2×2 列联表资料的 χ^2 检验、$R \times C$ 列联表资料的 χ^2 检验、配对设计资料的 χ^2 检验四种类型。χ^2 检验拟合优度检验是根据样本的频率分布检验其总体分布是否等于其给定的理论分布。独立样本 2×2 列联表资料的 χ^2 检验用于检验两个相互独立的样本的总体分布是否相同。$R \times C$ 列联表资料的 χ^2 检验主要用于对多个样本的总体的率或频率分布进行比较。配对设计资料的 χ^2 检验常用于配对设计下两种检验方法或两种培养基的阳性率是否有差别。四种类型 χ^2 检验统计量都有专用的计算公式，具体如下：

（1）单个样本分布的拟合优度检验：

$$\chi^2 = \sum_{i=1}^{k} \frac{(A_i - T_i)^2}{T_i}$$

若观察个数 n 足够大，χ^2 统计量近似服从自由度为 $k - 1$ 的 χ^2 分布，如果计算 T_i 有 s 个总体参数是用样本估计量代替的，则自由度 $v = k - 1 - s$。

（2）独立样本 2×2 列联表资料的 χ^2 检验：

1）$n \geqslant 40$，$T \geqslant 5$ 时：

$$\chi^2 = \frac{(ad - bc)^2 n}{(a + b)(c + d)(a + c)(b + d)}$$

a、b、c、d 代表四格表中每个格子中的实际频数；自由度 $v = 1$。

2）$n \geqslant 40$，如果某个格子出现 $1 \leqslant T < 5$ 时，需进行校正。

$$\chi^2 = \frac{(|ad - bc| - n/2)^2 n}{(a + b)(c + d)(a + c)(b + d)}$$

3）$n < 40$，理论频数 $T < 1$，采用 Fisher 确切概率法。

（3）$R \times C$ 列联表资料的 χ^2 检验：

$$\chi^2 = n\left(\sum_{i=1}^{R} \sum_{j=1}^{C} \frac{A_{ij}^2}{n_i \, m_j} - 1 \right)$$

A_{ij} 为每个格子的实际频数，n_i 和 m_j 分别与 A_{ij} 对应的第 i 行合计数与第 j 列合计数。

$$自由度\ v = (行数 - 1) \times (列数 - 1)$$

如果有20%以上的格子的理论频数<1或任一个格子的理论频数<1，则应改用 $R \times C$ 表的 Fisher 确切概率法。

（4）配对设计资料的 χ^2 检验：

1）$b + c \geq 40$：

$$\chi^2 = \frac{(b - c)^2}{b + c}$$

自由度 $v = 1$；b、c 为两种检验方法中结果不一致的部分。

2）$b + c < 40$：

$$\chi^2 = \frac{(|b - c| - 1)^2}{b + c}$$

（四）非参数检验

1. 非参数检验的概念及应用条件

非参数检验（nonparametric test），简称非参检验，又称为任意分布检验（distribution-free test）。这类方法并不依赖总体分布的具体形式，应用时可以不考虑研究变量为何种分布以及分布是否已知，进行的是分布之间而不是参数之间的检验。非参数检验方法很多，本节主要介绍基于秩次的非参数检验。

非参数检验适用于以下几种情况：①不满足正态和方差齐性条件的小样本资料；②总体分布类型不明的小样本资料；③一端或两端是不确定数值的资料；④单向（双向）有序列联表资料；⑤各种资料的初步分析。

非参数检验的优点：①适用范围广；②受限条件少；③具有稳健性。缺点：①符合用参数检验的资料，如用非参数检验，会丢失部分信息；②虽然非参数检验计算简便，但有些问题的计算仍显烦冗。

2. 非参数检验的类型

（1）配对样本比较的 Wilcoxon 符号秩检验：配对样本比较的 Wilcoxon 符号秩检验（Wilcoxon signed-rank test），亦称符号秩和检验，用于配对样本差值的中位数和0比较；还可用于单个样本中位数和总体中位数的比较。其统计量 T 值的计算步骤：依差值的绝对值从小到大编正秩和负秩，遇差值的绝对值相等值取平均秩，T_+ 为正秩和，T_- 为负秩和，取 T_+ 或 T_- 为 T 值，$T_+ + T_- = \frac{n(n + 1)}{2}$。根据样本量 n 的大小，P 值的计算方法分两种：

1）当 $n \leqslant 50$ 时，查 T 界值表：若 T 值在界值范围内，其 P 值大于表上方相应的概率水平；若 T 值在界值范围外，其 P 值小于表上方相应的概率水平；若 T 值恰好等于界值，其 P 值等于或者近似等于相应的概率水平。

2）当 $n > 50$ 时，可采用正态近似法，计算 μ 值：

$$\mu = \frac{T - n(n+1)/4}{\sqrt{\dfrac{n(n+1)(2n+1)}{24} - \dfrac{\sum(t_j^3 - t_j)}{48}}}$$

t_j 为第 j 个相同秩的个数。

（2）两独立样本比较 Wilcoxon 符号秩检验：Wilcoxon 符号秩和检验，用于推断计量资料或者等级资料的两个独立样本所来自的两个总体分布是否有差别。其统计量 T 值的计算步骤为：将两样本数据混在一起按数值由小到大编秩，若有相同数据，取平均秩。如果两个样本的样本量（样本例数小者为 n_1，样本例数大者为 n_2）不相等，取样本例数小者的秩次和为 T 值；若两个样本的样本量相等，可任取一个样本的秩和作为 T 值。根据样本量的大小，P 值的计算方法分两种：

1）当 $n_1 \leqslant 10$ 和 $n_2 - n_1 \leqslant 10$ 时，查 T 界值表。

2）当 $n_1 > 10$ 和 $n_2 - n_1 > 10$ 时，可采用正态近似法，计算 μ 值：

$$\mu = \frac{T - n_1(N+1)/2}{\sqrt{\dfrac{n_1 n_2(N+1)}{12} - \dfrac{\sum(t_j^3 - t_j)}{N^3 - N}}}$$

（3）完全随机设计多样本比较 Kruskal–Wallis H 秩检验：Kruskal–Wallis H 秩检验（Kruskal–Wallis H test）用于推断计量资料或者等级资料的多个独立样本所来自的多个总体分布是否有差别。其统计量 H 值的计算步骤为：将多样本数据混在一起按数值由小到大编秩，若有相同数据，取平均秩；设各样本例数为 n_i，秩和为 R。根据各样本是否存在相同秩，H 值的计算方法有两种：

1）各样本数据不存在相同秩：

$$H = \frac{12}{N(N+1)} \left(\sum \frac{R_i^2}{n_i} \right) - 3(N+1)$$

2）各样本数据存在相同秩：

$$H_C = H/C$$

$$C = 1 - \sum(t_j^3 - t_j)/(N^3 - N)$$

根据组数的多少，P 值的计算方法分为两种：①样本组数为 3 且 $n_i \leqslant 5$ 时，查 H

界值表。②若样本组数>3 或 n_i >5 时，H 值的分布近似于自由度为组数−1 的 χ^2 分布。

三、相关分析

(一) 直线相关关系的概念

在自然界和社会中，如果用变量来代表不同的事物，则变量与变量之间有着各种各样的关系，概括起来可以分为两类：一类是确定性关系，也称为函数关系，给定一个自变量数值时便有一个相应的因变量数值。如圆的半径与面积的关系、出租车费用与里程的关系等。另一类是非确定性关系，也称为相关关系，指变量之间的不确定的相互依存关系。与通常的函数关系不同，相关变量间相互对应，不分主与从或因与果，对应于一个变量的某个数值，另一个变量可能有几个甚至许多个数值。如人的身高和体重，一般来说，身高者体重也大，但是具有同一身高的人体重却有差异。在相关关系中，按照相关的表现形式，分为直线相关（或线性相关）和曲线相关（或非线性相关）。当一个变量每增（减）一个单位，另一个相关变量按一个大致固定的增（减）量变化时，称为直线相关，用于双变量正态分布资料；相关变量不按固定增（减）量变化时，变量之间的关系可近似表现为曲线状（如抛物线、指数曲线、双曲线等），称为曲线相关。目前直线相关的应用较多。

(二) 直线相关的分类

由于客观事物的联系和变化复杂多样，变量之间的相关关系也有多种形式。

1. 按相关变量的多少分

有一元相关（也称单相关）和多元相关（也称复相关）。两个变量的相关关系称为一元相关，如医院门诊开放时间长短与门诊量的关系等。分析三个及以上变量之间的相关关系称为多元相关，如自费贵重药品的销售量、价格和病人及其家庭成员收入之间的相关关系等。

2. 按变量变化的方向分

有正相关和负相关。相关的变量按同一方向变化，即一个变量由小到大或由大到小变化时，相关变量随之由小到大或由大到小变化，为正相关；相关变量按反方向变化，即一个变量由小到大变化，而另一个变量却由大到小变化，为负相关。

3. 按变量之间关系的密切程度分

有完全相关、不完全相关和不相关。当变量之间的依存关系密切到近乎函数关系时，称为完全相关（变量间变化趋势相同，为完全正相关；变量间变化趋势相反，则为完全负相关）。当变量之间不是一一对应的确定关系，则为不完全相关。当变量间不存在依存关系，如当一个变量发生变动时，另一个变量不发生变动或者发生不规则变动，就称为不相关或零相关。

将两个相关变量的取值在平面坐标图上标示出来，在统计上称为散点图，可以直观地显示出它们相关的形式。图 1–1 中体现了几种相关关系。

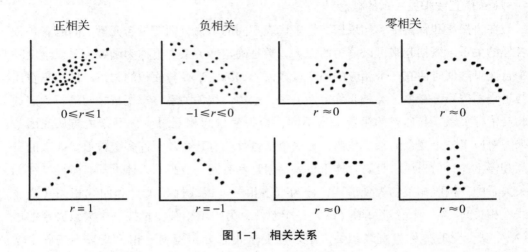

图 1–1 相关关系

(三) 直线相关系数

统计上以相关系数（correlation coefficient）作为反映变量之间相关关系的综合分析指标。直线相关系数又称积差相关系数（coefficient of product-moment correlation）或 Pearson 相关系数，用于说明相关的密切程度和方向的指标。

1. 相关系数的计算公式

$$r = \frac{\sum (X - \overline{X})(Y - \overline{Y})}{\sqrt{\sum (X - \overline{X})^2} \sqrt{\sum (Y - \overline{Y})^2}} = \frac{l_{XY}}{\sqrt{l_{XX} l_{YY}}}$$

该相关系数具有下列两个优点：①它是一个系数，不受变量值水平和计量单位的影响，便于在不同资料之间对相关程度进行比较。②相关系数 r 的数值有一定范围，即 $|r| \leqslant 1$。当 $|r| = 1$ 时，表示 x 与 y 变量为完全线性相关，即确定的函数关系；$r = 0$ 时，表示两变量不存在线性关系；当 $0 < |r| < 1$ 时，表示两变量存在不同程度的线性关系。由此可以确定一个对相关程度评价的标准。通常认为 $0 < |r| \leqslant 0.3$ 为微弱相关；$0.3 < |r| \leqslant 0.5$ 为低度相关；$0.5 < |r| \leqslant 0.8$ 为显著相关；$0.8 < |r| \leqslant 1$ 为高度相关。

2. 相关系数的统计推断

如果调查方法为抽样调查时，通过样本计算出来的相关系数不为 0，可能存在抽样误差（即总体的相关系数 $\rho = 0$），也有可能实际上就真的存在相关关系（即 $\rho \neq 0$）。

为了分辨是否为抽样误差，需要由样本信息对总体的特征进行推断，即统计推断和假设检验。常用的相关系数检验方法最多见的为 t 检验，统计量为

$$t_r = \frac{|r - 0|}{S_r} = \frac{|r - 0|}{\sqrt{\dfrac{1 - r^2}{n - 2}}}$$

H_0 成立时，t_r 服从自由度为 $v = n - 2$ 的 t 分布。

例：随机抽取某医院部分病区，并对抽取病区的病床使用率和病床周转次数进行统计（正态性检验结果显示两者均服从正态分布），统计结果如下：

表 1-12 某医院 2019 年部分病区的病床使用率和病床周转次数资料

病区	病床周转次数	床位使用率（%）
A 病区	85.9	167.9
B 病区	84.2	180.7
C 病区	95.1	157.2
D 病区	91.0	181.1
E 病区	58.6	126.5
F 病区	64.7	110.1
G 病区	54.8	135.3

按照相关系数的计算公式可得：

病床周转次数的平均数

$$\overline{X} = \frac{85.9 + 84.2 + 95.1 + 91.0 + 58.6 + 64.7 + 54.8}{7}$$

$$= 76.3$$

病床使用率的平均数

$$\overline{Y} = \frac{167.9 + 180.7 + 157.2 + 181.1 + 126.5 + 110.1 + 135.3}{7} = 151.3$$

$\sum (X - \overline{X})(Y - \overline{Y}) = (85.9 - 76.3) \times (167.9 - 151.3) + (84.2 - 76.3) \times (180.7 - 151.3) + (95.1 - 76.3) \times (157.2 - 151.3) + (91.0 - 76.3) \times (181.1 - 151.3) + (58.6 - 76.3) \times (126.5 - 151.3) + (64.7 - 76.3) \times (110.1 - 151.3) + (54.8 - 76.3) \times (135.3 - 151.3) = 2201.5$

$\sum (X - \overline{X})^2 = (85.9 - 76.3)^2 + (84.2 - 76.3)^2 + (95.1 - 76.3)^2 +$

$(91.0 - 76.3)^2 + (58.6 - 76.3)^2 + (64.7 - 76.3)^2 + (54.8 - 76.3)^2 = 1634.2$

$$\sum (Y - \bar{Y})^2 = (167.9 - 151.3)^2 + (180.7 - 151.3)^2 + (157.2 - 151.3)^2$$
$$+ (181.1 - 151.3)^2 + (126.5 - 151.3)^2 + (110.1 - 151.3)^2 + (135.3 - 151.3)^2 =$$
4631.5

$$r = \frac{\sum (X - \bar{X})(Y - \bar{Y})}{\sqrt{\sum (X - \bar{X})^2}} = \frac{2201.5}{\sqrt{1634.2}} = 0.80$$

由于本次为随机抽样所得样本的数据，根据样本计算所得的 r 值需要进行 t 检验，以推断总体的 ρ 是否为 0，按照 t 检验的计算公式可得：

$$t_r = \frac{|r - 0|}{\sqrt{\frac{1 - r^2}{n - 2}}} = \frac{0.80}{\sqrt{\frac{1 - 0.80^2}{7 - 2}}} = 2.98$$

根据 t 值界值表，可得 $P<0.05$，故拒绝 H_0 检验。计算结果表明，病床周转次数与病床使用率之间呈正相关，即病床周转次数越快，病床使用率就越高。

四、回归分析

（一）回归分析的概念

回归（regression）分析是研究一个变量如何随另一些变量变化的常用方法。与相关关系不同，回归分析变量间分主与从或因与果。在回归分析中，我们把被估计或被预测的变量称为因变量或者反应变量，常用 Y 表示。Y 所依存的变量称为自变量，或称解释变量、预测因子，常用 X 表示。回归分析根据实际资料建立的回归模型也有多种形式。按自变量的多少，可以分为一元回归模型和多元回归模型；按变量之间的具体变动形式，可以分为线性回归模型和非线性回归模型。把这两种分类标志结合起来，就有一元线性回归模型和一元非线性回归模型、多元线性回归模型和多元非线性回归模型。其中，一元线性回归模型是最基本的回归模型。

（二）一元线性回归模型形式

一元线性回归模型是用于分析一个自变量（X）与一个因变量（Y）之间线性关系的数学方程。其一般形式如下。

1. 总体数据的回归模型

$$u_{Y|X} = \alpha + \beta X$$

其中，α 为截距（intercept），直线与 Y 轴交点的纵坐标（$X = 0$）。β 为斜率（slope），又称回归系数（regression coefficient）。$\beta > 0$，Y 随 X 的增大而增大（减小而

减小）；$\beta < 0$，Y 随 X 的增大而减小（减小而增大）；$\beta = 0$，Y 与 X 无直线关系。$|\beta|$ 越大，表示 Y 随 X 变化越快，直线越陡峭。

2. 样本数据的回归模型

$$\widehat{Y} = a + bX$$

其中 a 与 b 分别对应 α、β 的估计值，$\widehat{Y}$ 是与 X 对应的总体单位的估计值。

（三）一元线性回归模型的适用条件

1. 线性（linear）

反映变量均数 u 与 X 间呈直线关系。

2. 独立（independent）

每一观察值之间彼此独立

3. 正态（normal）。

对于任何给定的 X，Y 服从正态分布。

4. 方差相等（equal variance）

对于任何 X 值，随机变量 Y 的方差相等。

（四）一元线性回归模型回归参数的估计

一般只能通过样本数据得到回归模型中参数 α 和 β 的估计值 a 和 b，从而得到一个回归方程。a 和 b 的确定一般由最小二乘原则来确定。根据最小二乘原则，数学上可得到 a 与 b 的计算公式：

$$a = \frac{\sum Y}{n} - b\frac{\sum X}{n}$$

$$b = \frac{n\sum XY - \sum X \sum Y}{n\sum X^2 - \left(\sum X\right)^2}$$

如果调查方法为抽样调查，通过样本计算出来的 b 不为 0，可能存在抽样误差（即 $\beta = 0$），也有可能实际上就真的存在回归关系（即 $\beta \neq 0$）。常用的回归系数检验方法为 t 检验，统计量为

$$t_b = \frac{|b - \beta|}{S_b} = \frac{|b - 0|}{S_b} = \frac{|b|}{S_b}$$

其中，S_b 为回归系数的标准误差。

$$S_b = \frac{s_{Y|X}}{\sqrt{\sum (X - \overline{X})^2}} = \frac{s_{Y|X}}{\sqrt{l_{XX}}}$$

$$S_{Y|X} = \sqrt{\frac{\sum (Y - \widehat{Y})^2}{n - 2}}$$

H_0 成立时，t_b 服从自由度 $v=n-2$ 的 t 分布。

例：随机抽取某医院部分病区，并对抽取病区的出院人数和重危病人抢救人数的资料进行统计，拟合回归模型，说明一元线性回归的分析方法，统计结果如下：

表 1-13　某医院部分病区出院人数和危重病人抢救人数统计

病区	出院人数（X）	危重病人抢救人数（Y）
A 病区	941	59
B 病区	976	53
C 病区	1332	51
D 病区	1251	43
E 病区	1348	87
F 病区	1494	144
G 病区	1559	138
H 病区	1684	128

按照 a 与 b 的计算公式：

$$b = \frac{n \sum XY - \sum X \sum Y}{n \sum X^2 - (\sum X)^2} = \frac{495369}{3899847} = 0.127$$

$$a = \frac{\sum Y}{n} - b \frac{\sum X}{n} = \frac{(59 + 53 + 51 + 43 + 87 + 144 + 138 + 128)}{8} - 0.127 \times$$

$$\frac{(941 \times 59 + 976 \times 53 + 1332 \times 51 + 1251 \times 43 + 1348 \times 87 + 1494 \times 144 + 1559 \times 138 + 1684 \times 128)}{8}$$

$$= -80$$

则以出院人数作为自变量，以危重病人抢救人数作为因变量，建立的一元线性回归模型为 $\widehat{Y} = -80 + 0.127X$，根据此回归方程可得 A、B、C、D、E、F、G、H 病区的危重病人抢救人数估计值依次为 39.5、44.0、89.2、78.9、91.2、109.7、118.0、133.9。

由于本次为随机抽样所得样本的数据，根据样本计算所得的 b 值需要进行 t 检验，以推断总体 β 是否为 0，按照 t 检验的计算公式可得：

$$t_b = \frac{|b|}{S_b} = \frac{|b| \sqrt{\sum (X - \overline{X})^2}}{\sqrt{\dfrac{\sum (Y - \widehat{Y})^2}{n - 2}}} = \frac{0.127 \times 698.2}{28.4} = -3.125$$

根据 t 值界值表，可得 $P<0.05$，故拒绝 H_0 检验。计算结果表明，出院人数与危重病人抢救人数之间存在回归关系，如果增加 1000 个出院病人，由此推算的危重病人抢救人数将增加 47 人。

五、统计估算与预测分析

统计研究客观现象的数量表现是以实际调查统计信息为基础的。但由于客观现象的复杂性，不可能也不必要都直接进行统计调查，这就需要运用统计方法进行科学的估算和预测，以完整地反映客观现象的多种数量关系。

卫生统计的另一个重要方面还要解决对现象发展变化进行有科学根据的估算和预测。科学的统计估算和预测，就是以实际统计调查资料为基础，根据事物的联系及其发展规律，间接地推算和预计有关现象的数量关系及变化前景。科学的估算和预测既是统计搜集取得资料的方法，又是分析研究问题的方法，它是整个统计研究方法体系中的一个组成部分。从实际调查和科学估计的关系来看，估算和预测是建立在实际调查资料的基础上，同时科学的估计方法又会使实际调查资料发挥更大的作用，说明更多的问题。所以两者是相互依赖、互为补充的，而不是互相对立的。

（一）统计估算

在医院统计工作中，比较常用的统计估算方法有以下两种。

1. 预计分析法

预计分析法是指根据已实现的指标水平和预测期的时间长度，来推算这一时期即将实现的指标的一种短期预测方法，主要用以对计划完成程度进行预计分析。在使用此方法时需要注意，制订计划一般是基于往年的情况，没有考虑计划执行过程中可能产生的超差变化。

2. 比例推算法

比例推算法一般是从某一时期实际资料中的一定比例关系来推算另一时期的有关资料。例如，某医院 2018 年 6 月的出院病人总费用为 500 万元，其中药费为 250 万元，占出院病人总费用的 50%；如果只知道 2019 年 6 月出院病人的药费 260 万元，则可以大致推算该月出院病人总费用为：260/50% = 520（万元）。在应用比例推算法时，要特别注意推算依据的有关资料的同类性，也就是要考虑两个时期的医疗运行情况基本稳定，才能应用比例推算法。在某些场合，可以根据实际情况，经过周密的分析研究后做必要的订正调整。

（二）趋势预测

趋势预测就是根据实际资料研究现象数量变化的规律，以便预测这些现象将来的发展趋势。

1. 时间数列影响因素的分解

时间数列中各期水平是由错综复杂的多因素所决定的，这些因素一般可以分为两种类型：一种属于基本的因素，这些因素对于各个单位或各个科室起普遍的、长期的决定作用，而且它是沿着一个方向发生作用的。例如，要提高病床使用率，加快病床周转，其中加强医院管理、提高医疗质量等都属于基本的因素，它对所有单位或科室普遍发生作用，且作用的结果是使平均住院日逐渐缩短，工作效率不断提高。另一种属于偶然的因素，这些因素只起局部的、个别的、临时、非决定性的作用，使事物的发展表现出不规则的变动。例如，受某些突发事件影响，这些作用是带有地区性的、时间性的，作用的结果有的是使病床爆满，有的又使病床使用率下降。当然这种因素分类也是相对的，从长期来看，这些偶然因素的个别影响将相互抵消，事物变化的总趋势是基本因素起作用的结果。因此，在变化纷繁的动态数列中隐藏着一定的规律性。趋势预测的中心任务，就是从这些表面杂乱的资料中探讨它的规律性，作为预测未来的根据。

在具体的分析中，一般将时间序列的总变动分解为下列 4 个主要因素：长期趋势、季节变动、循环变动、不规则变动。长期趋势是指时间序列在一段长时期的变动，若将其用图形表现，可得一长期趋势线。季节变动是时间序列由季节性原因而引起的周期性变动。循环变动是以年度记录的时间序列所表现出来的某种周期性变动。不规则变动是时间序列除去长期趋势、季节变动和循环变动之后留下来的变动。这四种因素的变化构成了事物在一定时期的变动。在对时间数列进行分析时，需要明确这四种类型因素变动的构成形式，即它们是如何结合及相互作用的。对此，通常有两种分解方式：加法模式和乘法模式。加法模式是假定四种变动因素是相互独立的，即时间数列各期发展水平是各个影响因素相加的总和。乘法模式是假定四种变动因素存在某种相互影响关系，互不独立。

2. 趋势预测分析方法

现象变化的规律性就其数量表现来说，总可以从其变化的增长量或增长速度显示出来。分析现象变化的特点，从动态数列中确定其数量增长的基本类型，再用合适的曲线对它变动的趋势加以描述，就能做到消除偶然因素的个别影响，呈现事物变化的规律性。所以趋势预测又可以更具体地归结为这样两个问题：如何判断现象发展变化的基本类型；如何根据已有的资料配合合适的曲线来显示现象变动的趋势。目前趋势预测分析方法主要有 5 种。

（1）趋势外推法：趋势外推法是事物发展渐进过程的一种预测方法，常用的趋势外推法有：①直线曲线模型 $Y = a + bt$，时间与事物的发展呈线性关系；②指数曲线模型 $Y = ab^t$，时间与事物的发展呈指数增长关系。趋势预测法是根据历史资料的发展趋势，用时间序列中的 t 作为自变量，数列值 Y 作为因变量，按最小平方方法原理，求出趋势模型中的 a、b 两参数，并用趋势模型进行外推预测。在用趋势外推法进行统计预测时，要注意连续性原则和类推性原则。资料一般取 7 年或以上，预测的结果更准确，根据这两条原则预测时，还要注意两个方面：一是预测的现象本身要有较稳定的变动规律和较稳定的结构；二是要选择现象比较稳定的发展时期。趋势外推法的主要优点在于可以提示事物发展的未来，并定量地估计其功能特点。其存在的问题是没有考虑到影响该数列变动的其他因素及其相互关系，也没有考虑到存在于时间数列中的季节变动特点。

（2）移动平均法：移动平均法（moving average method）是指根据时间序列资料逐项移动依次计算包含一定项数的序时平均数，形成一个序时平均数对间序列，据此进行预测的方法。移动平均法也叫滑动平均法，是一种最简单的适应模型，也是一种最古老的时间序列预测法。利用移动平均法进行时间序列预测时，异常大和异常小的数据值将被修匀，异常数据对移动平均值影响不大。移动平均法主要有一次移动平均法和二次移动平均法。设时间序列为 Y_1，Y_2，$\cdots Y_t$，一次移动平均数的计算公式为：

$$M_t^{(1)} = \frac{(Y_t + Y_{t-1} + \cdots + Y_{t-N+1})}{N} = M_{t-1}^{(1)} + (Y_t - Y_{t-N})/N$$

其中 $t \geq N$。二次移动平均法是在一次移动平均法的基础上，再进行一次移动平均。当时间序列没有明显的趋势变动时，可以采用一次移动平均法进行短期预测。当时间序列出现线性变动趋势时，可以采用二次移动平均法进行预测。移动平均法的主要优点是简便易行。其存在的问题是：①要保存的历史数据比较多，如果要预测的项目很多，就要保存大量的历史数据；②它对所有数据都同等看待，即对使用数据给予了相等权数，而从直观和经验上看，我们在预测时应该对离目前愈近的数据愈重视；它只能用于水平趋势的时间序列，当时间序列有某种明显的增加或减少的趋势时，移动平均法不能很快适应这种变化；③对于早期的历史资料较少考虑或根本不加以利用。

（3）指数平滑法：指数平滑法（exponential smoothing method）是一种将过去的实际值和预测值采用加权平均的方法来预测未来趋势值的一种预测方法。其基本思想是：预测值是以前观测值的加权和，且对不同的数据给予不同的权，新数据给较大的权，旧数据给较小的权。模型建立的原则是：重视近期数据影响，但也不忽视远期数据作用，从而提高预测精度。指数平滑法改进了移动平均数的缺点。根据平滑次数不同，它可分为以下三种：

1）一次指数平滑法：

$$\widehat{Y}_{t+1}^{(1)} = \alpha\, Y_t + (1 - \alpha)\, \widehat{Y}_t^{(1)}$$

Y_t 为 t 期实际值，$\widehat{Y}_{t+1}^{(1)}$、$\widehat{Y}_t^{(1)}$ 分别为 $t+1$、t 期预测值，$0<\alpha<1$。

2）二次指数平滑法：

$$S_t^{(2)} = \alpha\, S_t^{(1)} + (1 - \alpha)\, S_{t-1}^{(2)}$$

$S_t^{(1)}$ 表示时刻 t 的一次指数平滑。

3）三次指数平滑法：

$$S_t^{(3)} = \alpha\, S_t^{(2)} + (1 - \alpha)\, S_{t-1}^{(3)}$$

$S_t^{(2)}$ 表示时刻 t 的二次指数平滑。

一次指数平滑法只适用于具有水平趋势的时间序列；二次指数平滑法适用于呈线性趋势的时间序列；三次指数平滑法适用于呈现为二次曲线趋势的时间序列。指数平滑法主要优点是比较直观，不需要储存过去较多时刻的历史数据。在时刻 t 时，只需要知道实际值 Y_t 和本期预测值 $\widehat{Y}_t$ 就可以预测下一个时间的数值。指数平滑法需要注意以下问题：①它只适合于影响随时间的延长呈指数下降的数据；②平滑参数的确定。如果希望模型的灵敏度大些，让近期的影响更明显，α 应该大些；如果希望模型稳定些，不易受近期随机变动的影响，则 α 应小些。指数平滑法在时间序列变化平缓时进行预测，才具有较高的精度。

（4）自回归综合移动平均法（ARIMA）：ARIMA 是自回归移动平均混合模型（autoregressive integrated moving average）的简称。ARIMA 是多个模型的混合，包含了自回归、差分以及移动平均三个组成部分。ARIMA 模型的基本形式：ARIMA $(p, d, q)(P, D, Q)_s$ 模型中 p、d、q 分别表示自回归阶数、差分阶数和移动平均阶数，P、D、Q 分别表示季节性自回归阶数、季节性差分阶数和移动平均阶数；S 为季节周期，其数学表达式为：X_t。

$$\Phi(B)\Phi(B^s)\, W_t = C + \Theta(B)\Theta(B^s)\, u_t$$

其中，$W_t = \nabla_d \nabla_s^D X_t$，$t$ 表示时间；X_t 表示时间序列时间；B、B^s 分别表示非季节性和季节性的后移算子；$\Phi(B)$ 表示自回归算子，其多项式为：$\Phi(B) = 1 - \Phi_1 B - \Phi_2 B^2 - \cdots - \Phi_p B^p$；$\Theta(B^s) = 1 - \Theta_1(B^s) - \Theta_2(B^{2S}) - \cdots - \Theta_Q(B^{QS})$；$u_t$ 表示随机误差项；C 表示常数项。

ARIMA 建模是把含有趋势的序列通过差分转换为平稳的序列。依据序列的特点来进行适当的差分，一般情况下有三种差分方式：第一种一阶差分就可以使序列平稳；第二种多次差分才能使序列平稳；第三种差分为同时进行普通差分和周期性差分。对差分之后的平稳序列拟合 ARIMA 模型。

使用 ARIMA 的前提条件是：时间序列必须是零均值的平稳随机序列，即在一个零均值水平附近保持均衡，没有明显的趋势。然而实际研究中的序列通常都是随着时间的变化表现出某种上升或下降趋势，从而构成非零均值的非平稳序列。对此，可以采用零均值化和差分的方法进行平稳化处理。其优点是：既吸取了回归分析的优点，又发挥了移动平均的长处，适用于任何序列的发展型态，具有适用范围广、实用性强、预测误差小的特点，是一种预测精确度较高的短期预测方法。建立 ARIMA 模型要求时间序列有 30 个以上的数据，且要求时间序列符合平稳性要求。对于变异较大的非平稳时间序列，可采用差分或对数转换的方法使其转化为平稳序列；对于有长期趋势或有周期变化的非平稳序列，可以对原序列进行一般差分以消除长期趋势，或进行季节差分，消除周期性影响，使得序列平稳化，再拟合 ARIMA 模型。其缺点是计算过程复杂，但可通过统计软件使之简易化。

（5）GM（1，1）模型灰色预测法：GM（1，1）模型是用时间序列建立系统的动态模型，把一组离散的、随机的原始数据序列经过 1 次累加生成规律性强的累加数据序列，从而达到使原始序列随机性弱化的目的；然后对累加数据序列建模型，最后进行 1 次累减还原成预测值。设原始数据序列为：

$$X_0 = \{ x_0(1) , x_0(2) , x_0(3) , \cdots x_0(n) \}$$

进行一次累加生成数列：

$$X_1 = \{ x_1(1) , x_1(2) , x_1(3) , \cdots x_1(n) \}$$

其中 $x_1(k) = \sum_{i=1}^{k} x_0(i)$，$k=1，2，3\cdots n$。

微分方程 $\dfrac{dx_1}{dt} + a x_1 = b$ 称为 GM（1，1）模型。$\widehat{X}_1(k+1)$ 数列做累减还原，得原始数列 X_0 的估计值 $\widehat{X}_0(k+1)$ 数列：

$$\widehat{X}_0(k+1) = \widehat{X}_1(k+1) - \widehat{X}_1(k)$$

GM（1，1）模型需用后验差比值（C 值）和小误差概率（P 值）来检验灰色数列模型的可靠性，若两者拟合精度好（模型精度达到 1 级或 2 级），则模型可用于外推预测；若两者拟合精度不合格，则不可直接用于外推预测，须经残差修正后，再进行外推预测。其优点是：不需要大量样本和典型概率分布，仅需要少量的数据即可拟合，计算简便，适用性强，建模的精度较高，能较好地反映系统的实际情况，预测性能好。GM（1，1）模型要求数列呈单调上升或下降，无明显周期性、季节性变化，波动性不应该太大，适用于隐含着指数变化规律数列的中短期预测。这 5 种时间序列预测法都是广大医院统计人员和医院管理者在统计预测时常用的方法，如医院的月平均住院日、门诊量和日住院量等。每一种时间序列预测法各有优缺点，没有一种时间序列预测法能包罗万象，适用于所有情况。

选择时间序列预测法的主要依据是：①预测目的。如果对季节或月份数据进行预测，季节变动是一个不容忽视的因素，因此采用 ARIMA 是合理的。②资料的属性。如果掌握的资料是小样本，且隐含着指数变化规律，应该采用 GM（1，1）模型灰色预测法。③预测期限的长短。预测跨度的时间不同，预测方法的选择也不同。如对短期的药品材料库存量的预测，可选用移动平均、指数平滑等方法进行预测；若要进行长期预测，一般可选用趋势外推法等预测方法。④预测的精确程度。当需要预测的数据同时满足 2 种以上时间序列预测法的适用条件时，应选择预测误差最小的时间序列预测法。

第四节　卫生统计常用图表制作

统计表和统计图是卫生统计工作中数据表达的主要工具，是对资料进行统计描述的重要方法。统计表用简明的表格形式，有条理地罗列数据和统计量，方便阅读、比较、分析和计算。统计图能够形象、直观地呈现统计结果。

一、统计表的制作

在研究报告和科研论文中，常将统计分析的指标及其结果用表格的形式列出，称为统计表。统计表可以使数据表达简单明了，层次清晰，便于进一步计算、分析和比较。

（一）统计表的编制原则

1. 简明扼要，重点突出

如果篇幅允许，每张表最好只表示一个中心内容，不要将许多内容充填在一张表格中。

2. 主谓分明，层次清楚

从内容上看，每张统计表都有主语和谓语，主语指被研究的事物，谓语说明主语的各项指标。一般横标目代表主语，纵标目代表谓语，两者结合起来表达一个完整的意思。

3. 格式规范

如数据表达规范，文字和线条尽量从简等。

（二）统计表的结构

统计表一般由标题、条目、线条、数字和备注五个部分组成。

1. 标题

标题位于统计表的上方中央，简明扼要地将统计表的主要内容表达出来，必要时注明资料收集的时间和地点。标题是统计表的总名称，不可缺少。统计表的标题不能过于简单，也不能过于繁杂，更不能与内容不符。以表1-14为例，其标题"2014年全国婚前检查检出疾病情况"，简明扼要地指出了表中数据收集的时间、地点以及表格的主要内容。

表1-14　2014年全国婚前检查检出疾病情况

疾病	病例数	百分比（%）
指定传染病（包括性病）*	100552	22.33
严重遗传性疾病	3611	0.80
精神病	1624	0.36
生殖系统疾病	195574	43.43
内科系统疾病	148966	33.08
合计	450327	100.00

2. 标目

标目用以说明表内的项目，根据其位置与作用可以分为横标目、纵标目和总标目。横标目位于表的左侧，用来说明右边各横行数字的"主语"，如表1-14中的"指定传染病（包括性病）""生殖系统疾病"等。纵标目说明各纵栏数字的含义，相当于谓语，如表1-14中的"病例数""百分比"等。必要时可在横标目和纵标目上冠以总标目，如表1-14"疾病"作为横标目的总标目。

3. 线条

统计表内的线条不宜过多，常常仅包括三条基本线，即顶线、底线、纵标目分割线，故有时把统计表称为三线表。表格中如有合计，则常用横线隔开。如果在表中有总标目，在总标目与纵标目之间常用短横线隔开，如表1-15的性别与年代之间用短横线隔开。统计表的左右两侧不应有边线，表的左上角不宜有斜线，表内不应有竖线。

表 1-15　某地区 40 岁以上男女居民常见慢性病的患病率（%）

疾病	男性		女性	
	2004 年	2006 年	2004 年	2006 年
高脂血症	33.65	28.61	34.50	25.92
高血压	24.37	25.76	18.60	20.20
脂肪肝	19.87	22.76	17.50	18.08
糖尿病	9.85	8.66	8.67	7.85
胆结石	5.88	5.16	6.85	6.46
冠心病	6.70	5.89	4.59	4.03

4. 数字

表内的数字必须准确无误，用阿拉伯数字表示同一指标的小数位数要一致，上下要对齐，表内不留空格，数字暂缺或未记录用"…"表示，无数字用"—"表示，数字若是"0"，则应填写"0"。有相对数时，一般应将对应的绝对数同时列出，以便读者了解和核算。

5. 备注

它不属于统计表固有的组成部分，一般不列入表内。如需对某个数字或指标加以说明，可在该数字或指标右上方用"＊"之类的符号标注，并在统计表的下方用文字加以说明。

（三）统计表的种类

根据分类标记的多少，统计表可分为简单表和复合表。

1. 简单表

简单表只按单一变量分组，由一组横标目和一组纵标目组成，如表 1-14 中仅按疾病种类进行分组。

2. 复合表

复合表又称组合表，是将两个或两个以上变量结合起来分组，即由一组横标目和两组及以上纵标目结合起来作为"主语"。如表 1-15 中，将疾病种类、性别和时间结合起来分组，可以反映不同疾病、不同性别以及不同年代的患病率。

二、统计图的制作

统计图是用点的位置、线段的升降、直条的长短、面积的大小等来表达统计数据的一种形式。与统计表相比，统计图能更直观地表达资料的特征，给读者留下深刻的印象。

（一）统计图的制作原则

（1）必须根据资料的性质、分析目的及表达效果，选择适当的统计图。

（2）一个图通常只表达一个中心内容和一个主题，即一个统计学指标。

（3）绘制图形应注意准确、美观，图线粗细适当，定点准确，不同事物用不同线条（实线、虚线、点线）或颜色表示，给人以清晰的印象。

（二）统计图的结构

统计图通常由标题、图域、标目、图例和刻度5个部分组成。

1. 标题

其作用是简明扼要地说明统计资料的内容、时间和地点，一般位于图的下方中央位置并编号，便于引用和说明。

2. 图域

图域即制图空间，除原图外，一般用直角坐标系第一象限的位置表示图域，或者用长方形的框架表示。

3. 标目

标目分为纵标目和横标目，分别表示纵轴和横轴数字刻度的意义，如有度量衡单位则要标出。

4. 图例

图例是对图中不同颜色或图案代表的指标的注释。图例通常放在横标目与标题之间，如果图域部分有较大空间，也可以放在图域中。

5. 刻度

刻度是纵轴与横轴上表示量值大小的记号。刻度可在内侧或外侧，其数值一般按从小到大的顺序排列，纵轴由下向上，横轴由左向右。绘图时需要按照统计指标数值的大小，适当选择坐标原点和刻度的间隔。

（三）统计图的种类

医学中最基本的统计图有直条图、百分条图、圆图、普通线图、半对数线图、直方图、箱式图、误差条图和散点图等。还有一些特殊的统计图，如表达多个实验中心研究结果的森林图、生存分析中的生存曲线图、聚类分析的热图和树形图等。一般应根据资料的性质和分析目的选择适当的图形。

（四）常用的统计图的制作方法

1. 直条图

直条图又称条图，即用等宽直条的长短来表示相互独立的统计指标数值大小和它们之间的对比关系。统计指标既可以是绝对数，也可以是相对数。直条图按直条是横放还是竖放分为卧式和立式两种，按分组标志的多少分为单式和复式两种。

（1）单式条图：具有一个统计指标和一个分组标志。如根据图 1-2，统计指标是 2014 年公立医院数量，分组标志是地区（东部、中部、西部）。

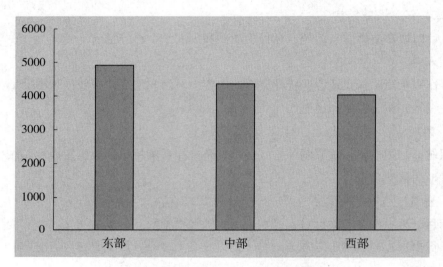

图 1-2　2014 年全国各地区公立医院数量

（2）复式条图：具有一个统计指标和两个分组标志。如图 1-3，统计指标是 2014 年公立医院数量，分组标志是地区（东部、中部、西部）和医院级别（三级医院、二级医院）。

绘制直条图时应注意：一般用横轴表示各分组，纵轴表示各分组对应的值；纵轴尺度必须从 "0" 开始，而且要等距；直条的宽度须相等，间隔等距。

2. 百分条图

百分条图用于表示事物内部各部分的比重或所占的比例。如图 1-4 表示 2014 年全国卫生技术人员和管理人员的学历构成。

百分条图的绘制要点如下：

（1）先绘制一个标尺，尺度为 0~100（%）。标尺可绘制在直条图的上方或下方。

（2）绘制一直条，长度与标尺一致，以直条的长度表示数量的百分比。

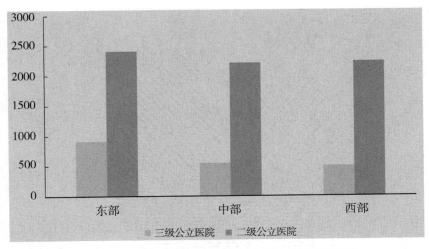

图1-3 2014年全国各地区三级和二级公立医院数量

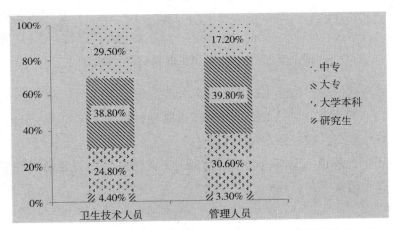

图1-4 2014年全国卫生技术人员和管理人员的学历构成

（3）直条各部分用线分开，各段需用不同颜色或图形表示，并标出所占的百分比，必要时用图例说明。

（4）若有两种或两种以上性质相同的资料，在同一标尺上可绘制两个或两个以上直条，以便于分析比较。

3. 圆图

圆图又称为饼图，圆图是以圆面积为100%，圆内各扇形面积为各部分所占的百分比，用来表示总体各组成部分的构成比。如图1-5所示。

圆图绘制方法如下：

（1）以圆心角所夹的面积大小来表示数量，圆面积的1%相当于3.6°，将资料各

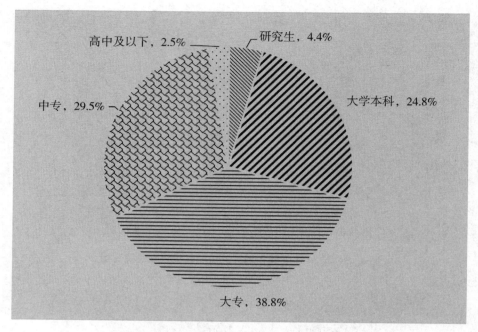

图 1-5　2014 年全国卫生技术人员学历构成

部分所占的百分比的分子乘以 3.6°即得各部分所占的度数。

（2）圆内各部分按百分比的大小顺序或按事物自然顺序排列，一般以时钟 12 点或 9 点的位置作始点，顺时针方向排列。

（3）以不同的颜色或图案代表不同的部分，在图外适当位置加图例说明，也可以在图上简要注明文字和百分比。

4. 线图

线图用线段的上升、下降来说明某事物在时间上发展变化的趋势或某现象随另一现象变迁的情况。如图 1-6 所示。

绘制方法如下：

（1）纵轴一般表示数量，如比率、频率等，其尺度一般从 0 开始，也可不从 0 开始。横轴表示时间、年龄、其他数量或组段，应以同样的距离表示相等的时期或数量。

（2）横轴如果是组段，只需标明各组段起点。组段较细时，可间隔适当距离标一数值，不必逐段说明。

（3）纵、横轴长度的比例一般约 5：7 为宜。同一图内线条不宜太多，一般不要超过 4~5 条，有两条或两条以上的线条时，要用不同颜色或线段加以标示，并用图

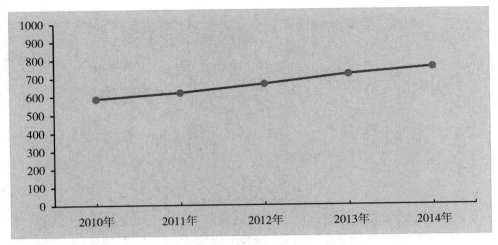

图1-6 2010—2014年全国卫生技术人员数量（单位：万人）

例说明。

（4）绘图时相邻两点用直线连接，切勿任意修改成光滑曲线。

5. 半对数线图

半对数线图用于表示事物的发展速度，其横轴为算术尺度，纵轴为对数尺度，使线图上的数量关系变为对数关系。半对数线图适用于描述研究指标变化的速度。

如将表1-16中的数据绘制成普通线图（图1-7）时，细菌性痢疾发病率下降的幅度明显大于阿米巴痢疾。但当使用半对数线图（图1-8）时，则发现两种痢疾的发病率下降速度实际相差并不大。

表1-16 某地2006—2014年细菌性痢疾、阿米巴痢疾发病率

年份（年）	细菌性痢疾发病率（/万）	阿米巴痢疾发病率（/万）
2006	3.95	2.85
2007	5.61	3.45
2008	10.78	4.23
2009	2.37	1.51
2010	3.43	1.62
2011	3.22	1.61
2012	2.41	1.00
2013	1.80	0.80
2014	1.79	0.99

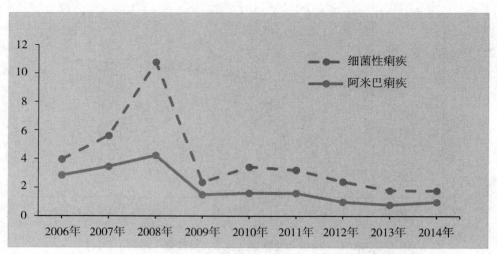

图 1-7　某地 2006—2014 年细菌性痢疾、阿米巴痢疾发病率线图

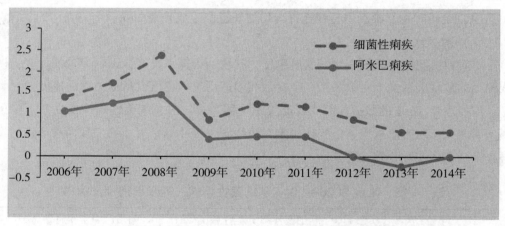

图 1-8　某地 2006—2014 年细菌性痢疾、阿米巴痢疾发病率半对数线图

6. 散点图

散点图是用点的密集程度和趋势表示两现象间的相关关系，其绘制方法与线图类似，只是点与点之间不用线段连接。如图 1-9 所示。

绘制散点图时应注意横轴和纵轴各代表一个变量，一般横轴代表自变量，纵轴代表因变量，纵轴和横轴的起点不一定从 0 开始。

7. 直方图

直方图是以各矩形的面积表示各组段的频数，各矩形面积的总和为总频数。适用于表示连续性资料的频数分布。如图 1-10 所示。

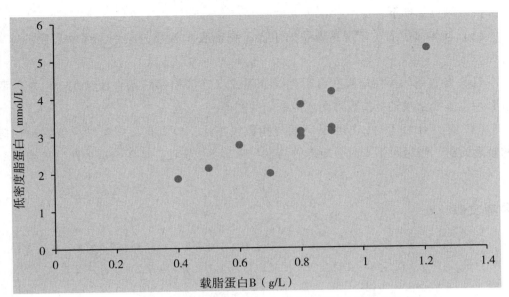

图 1-9 高脂血症患者载脂蛋白 B 与低密度脂蛋白关系的散点图

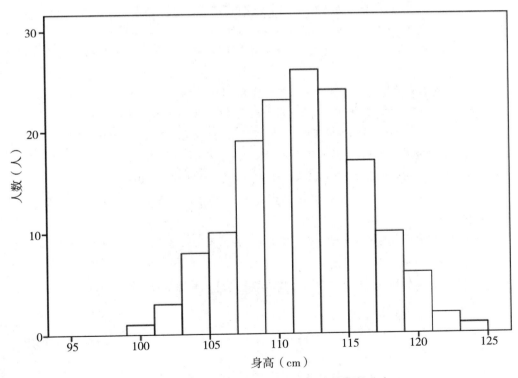

图 1-10 郑州市 150 名 5 岁女童身高的频数分布

其绘制方法如下：

（1）横轴尺度表示被观察现象的组段，纵轴表示频数或频率，纵轴尺度应从 0 开始。

（2）各直条间不留空隙，可用直线分隔或仅连接相邻两条直线顶端，但左右两端必须有垂线至横轴，使直方图成为密闭的图形。

（3）当组距相等时，矩形的高度与频数成正比，故可直接按纵轴尺度绘出相应的矩形面积。当组距不等时，矩形的高度与频数不成正比，要折合成等距后再绘图。

参考文献

[1] 中华人民共和国国家卫生和计划生育委员会. 全国卫生资源与医疗服务调查制度 [R]. 2013.

[2] 王玮，周锦明. 卫生统计在现代医院管理中的地位与作用 [J]. 中华医院管理杂志，2009（12）：858-859.

[3] 刘爱民. 病案信息学 [M]. 3 版. 北京：人民卫生出版社，2023.

[4] 徐天和，吴清平. 医院统计学 [M]. 北京：中国统计出版社，2014.

[5] 罗爱静. 卫生信息管理学 [M]. 4 版. 北京：人民卫生出版社，2017.

[6] 国家卫生健康委员会. 2019 中国卫生健康统计年鉴 [M]. 北京：中国协和医科大学出版社，2017.

[7] 李湘. 论医院管理中如何发挥病案统计信息功能 [J]. 养生保健指南，2019（1）：199.

[8] 杨方娟. 医院管理中病案统计的价值 [J]. 特别健康，2018（20）：278.

[9] 秦博. 论医院统计信息在医院管理中的作用 [J]. 当代医学，2016，22（9）：22-23.

[10] 景学安，李新林. 医学统计学 [M]. 北京：人民卫生出版社，2015.

[11] 李康，贺佳. 医学统计学 [M]. 7 版. 北京：人民卫生出版社，2018.

[12] 游晓平，邹志武. 时间序列模型在月平均住院日预测中的应用及评价 [J]. 中国数字医学，2019，14（2）：29-31.

[13] 邹沛霖. 新疆地区猩红热流行特征分析及时间序列预测研究 [D]. 乌鲁木齐：新疆医科大学，2019.

[14] 梁景星. 医院统计常用的 5 种时间序列预测法 [J]. 中国医院统计，2013，20（2）：117-119.

第二章
DRG 概述

　　疾病诊断相关分组（diagnosis-related group，DRG）是依照国际疾病诊断分类标准（ICD-10）将疾病按诊断、年龄、性别等分为若干组，每组又根据病情轻重程度及有无并发症、合并症、是否手术等，确定疾病诊断相关分类标准，从疾病复杂程度、诊疗方式、医疗资源消耗三方面分析，客观地将住院患者分类和分组的方法。通俗地说，DRG 通过一个分组工具，将临床过程相近、资源消耗相似的病例分到同一组中，将疾病分出 N 类疾病组，并产出 N 个数据指标，从而对不同强度和复杂程度的医疗服务进行管理。

　　DRG 付费使医保支付方式由"后付制"转变为"预付制"，遵循超额自负、结余保留的原则。应用 DRG 付费的目标是实现医、保、患三方共赢，做到"质价双控"。通过 DRG 付费，医保基金不超支，使用效率更加高效，对医疗机构和医保患者的管理更加精准；医院方面，诊疗行为更加规范，医疗支出得到合理补偿，医疗技术得到充分发展；患者方面，享受高质量的医疗服务，疾病经济负担减轻，同时结算方式也更加便捷。

第一节　DRG 简介

一、DRG 的基本概念

（一）DRG 理念的由来

DRG 原产于美国，关于 DRG 的起源，大概可以追溯到 20 世纪 20 年代医疗服务当中的一个实际性问题，即"如何比较医疗服务提供者的优劣，以便患者、管理者做出适当的选择?"。回答这个问题最大的困难在于不同的医疗服务提供者之间收治患者的数量和类型不同，难以直接比较。为了应对这个难题，产生了"病例组合（case-mix）"的概念。"病例组合"将临床过程相近和（或）资源消耗相当的病例分类组合成为若干个组别，组与组之间制定不同的"权重（weight）"反映各组的特征。于是，同组之间的病例可以直接比较，不同组的病例经过权重调整后也可以进行比较。至 20 世纪 60 年代，涌现出多种有风险调整功能的病例组合工具，在医疗服务管理中应用最为广泛的是 DRG。

1967 年美国耶鲁大学管理学院和卫生学院的 Robert B. Fetter 及其团队率先归纳出一种新型的住院患者病例分组，取名为 DRG。该方法基于患者的病历资料，使用聚类分析方法将临床特征和医疗资源消耗情况相似的患者分为同一组，根据各组的权重对医疗服务提供者进行比较。

在 DRG 研究前期，主要是依据医疗费用和住院时间从临床过程相对单纯的疾病（如自然分娩和剖宫产术）进行研究，随后扩展到其他复杂类型的疾病和操作，逐渐形成完整的 DRG 系统。然而，哪些因素诱发和催生了 DRG 的快速发展? 首先是快速增长和逐渐失控的医疗开支。20 世纪 70 年代后期，美国新泽西州率先将 DRG 作为医保支付方式进行应用。1983 年美国最大的医保机构——联邦政府管辖的医疗照顾计划（Medicare，以 65 岁以上老人为主体）的住院医疗费用从 1967 年的 30 亿上涨到 370 亿，呈现出以每年 17% 的指数增长趋势，如果不采取措施，政府将面临沉重的财政负担。改革疾病诊断相关分组预付制（diagnosis-related groups prospective payment system，DRG-PPS），运用于新生儿、分娩、剖宫产、严重新生儿问题、心绞痛、心力衰竭、特殊脑血管疾病、肺炎、精神病、髋关节或膝关节置换的疾病分组，有效控制了医疗费用快速增长。同时，美国的商业保险公司也把 DRG 或按病例付费纳入合同医院的众多支付手段之中。DRG 的医保支付从根本上颠覆了医疗领域长期实行的"按服务项目付费，多做多得"的传统概念。数据表明，美国 Medicare 受保人的平均住院天数从 1982 年的 10.2 天缩短到 2012 年的 5.2 天。医保机构运用 DRG 医保付费这个杠杆撬动医院提高医疗诊治效率，减少重复诊治、过度诊治、无效诊治甚至错误诊治行为，将住院时间压缩到最短天数。除此之外，DRG 也被用于医疗服务绩效管理过程，美国的"国际医疗质量指标体系（international quality indicators project，IQIP）"采用 DRG 进行医疗质量的评价和比较，对"住院患者死亡率""非计划再入院率"等指标进行标准化，增加可比性，更加准确地反映医疗机构在医疗质量方面的差异。

（二）DRG 的定义

DRG 是用于衡量医疗服务质量效率以及进行医保支付的一个重要工具。DRG 实质上是一种病例组合分类方案，即根据年龄、疾病诊断、合并症、并发症、治疗方式、病症严重程度及转归和资源消耗等因素，将患者分入若干诊断组进行管理的体系。我国各地在使用 DRG 过程中，只有按疾病诊断相关分组涉及 DRG 分组的复数时，才会加上"s"，而所有谈到 DRG 的体系、设计和管理，都不加"s"。

DRG-PPS 是对各疾病诊断相关分组制定支付标准、预付医疗费用的付费方式。在 DRG 付费方式下，依诊断的不同、治疗手段的不同和患者特征的不同，每个病例会对应进入不同的诊断相关分组。在此基础上，保险机构不再是按照患者在院的实际费用（即按服务项目）支付给医疗机构，而是按照病例所进入的诊断相关分组的付费标准进行支付。

（三）DRG 的适用范围

DRG 是以划分医疗服务产出为目标（同组病例医疗服务产出的期望相同），其本质上是一套"管理工具"，只有那些诊断和治疗方式对病例的资源消耗及治疗结果影响显著的病例，才适合使用 DRG 作为风险调整工具，较适用于急性住院病例。以下情况应作"除外"处理：①门诊病例；②康复病例；③需要长期住院的病例；④某些诊断相同，治疗方式相同，但资源消耗和治疗结果变异巨大的病例（如精神类疾病）。

二、DRG 的常见指标

DRG 不仅是医疗控费工具，也是医疗服务管理工具，DRG 指标能为医疗服务能力、服务效率、质量安全三大方面提供相对科学、有效的评价。其中，医疗服务能力评价指标包括 DRG 组数、DRG 总权重、病例组合指数（case-mix index，CMI）、主要诊断大类（major diagnostic category，MDC）和疑难病例；服务效率评价指标包括时间消耗指数、费用消耗指数；质量安全指标包括低风险组死亡率。而 DRG 入组率能够在一定程度上反映医院的管理水平。

1. DRG 组数

DRG 组数代表医院所收治的疾病的广度，综合性医院一般组数比较多，专科医院及中医院组数较少。根据我国目前使用的 DRG 分组器情况，三级甲等综合性医院的组数一般在 500~700，二级医院一般在 300~550。

2. 核心疾病诊断相关分组（adjacent diagnosis related groups，ADRG）

核心疾病诊断相关分组简称核心 DRG。ADRG 是主要根据疾病临床特征划分的一组疾病诊断或手术操作等临床过程相似的病例组合。ADRG 不能直接应用于管理或付费，需进一步细分为 DRG 后才能使用。

3. DRG 总权重（CM）

DRG 总权重反映医疗服务总量，是医院服务能力的评价标准之一。

$$DRG\ 总权重 = \sum（某组权重\ RW \times 该\ DRG\ 组病例数）$$

4. DRG 相对权重（related weight，RW）

DRG 相对权重是对每一个 DRG 依据其资源消耗程度所赋予其的权值，反映该 DRG 组疾病的严重程度、诊疗难度和资源消耗相对于其他疾病的程度。RW 值越高，意味着病情越重。一般认为 RW>2 的 DRG 组患者疾病严重程度较高，资源消耗水平也相对较高；RW 值在 1 附近的 DRG 组资源消耗水平处于区域平均水平；RW 值<1 的 DRG 组资源消耗水平较低。

5. 病例组合指数（case-mix index，CMI）

CMI 反映医疗工作的质量和收治病例的平均技术难度，跟医院收治的病例类型有关，值高则认为医院收治病例的评价难度较大。

$$CMI = \sum（某组权重\ RW \times 该\ DRG\ 组病例数）/总病例数$$

6. 主要诊断大类（major diagnostic category，MDC）

主要诊断大类是指主要诊断按解剖系统及其他大类目进行分类，一般有 26 个 MDC，反映不同的医学专业。如果某医院在某个 MDC 上没有病例，则被认为出现"缺失专业"。

7. 疑难病例

疑难病例是指 RW≥2 的病例。疑难病例的划分来源于 DRG 分组后的结果，而非各医院首页中自行填写的疑难病例。

8. 时间消耗指数（time consumption index）

时间消耗指数用于比较治疗同类疾病所用时间长短。如果计算值在 1 左右，表示接近平均水平；<1，表示住院时间较短；>1，表示住院时间高于区域平均水平。

时间消耗指数 = $\sum$（医院各 DRG 平均住院日比×各 DRG 病例数）/医院总入组病例数

9. 费用消耗指数（charge consumption index）

费用消耗指数用于比较治疗同类疾病所用费用多少。如果计算值在 1 左右，表示接近平均水平；<1，表示住院费用低；>1，表示住院费用高于区域平均水平。

费用消耗指数 = $\sum$（医院各 DRG 费用比×各 DRG 病例数）/医院总入组病例数

10. 低风险死亡率

每个 DRG 组均有对应的死亡风险评分，得分为 0~4。其中，风险评级为 1 的 DRG 组为低风险组。低风险和中低风险病例住院死亡率与医疗质量有直接关系，可以作为考核的依据。

低风险死亡率 = $\sum$（低风险组死亡病例数）/低风险组病例数×100%

11. DRG 入组率

DRG 入组率是指医院所有住院时间<60 天的出院病例中，DRG 分组成功的病例占比。DRG 入组率是首个表现 DRG 应用效果的提示指标，能反映病案首页质量。入组率过低会明显影响医院总权重。

排除病例数=住院天数大于 60 天+住院天数小于 1 天+住院费用小于 5 元

未入组病例数=未入 MDC 病例数+QY（歧义）病例数

入组率=入组病例数/（病例总数−排除病例数）×100

12. 变异系数（coefficient of variation，CV）

差异系数是指 DRG 付费改革过程中设立的用以调整病组医保结算金额的因子，对医保结算过程产生直接影响，导致同一病组在不同医疗机构的医保结算金额不同。差异系数反映组内不同样本病例的差异度（离散度），根据《国家医疗保障局 DRG 分组与技术规范》要求，疾病组内住院费用或住院时间的资源消耗的变异系数小于 1，可认为组内资源消耗的一致性高，疾病组可作为一个 DRG 组。

三、DRG 的国外发展历程

DRG 的创立和实施是革命性的。尽管 DRG 起源于美国，但是病例组合作为一种普遍分析临床差异的测量方法，被迅速移植到了澳大利亚和西欧（首先是法国、葡萄牙和比利时，随后是爱尔兰、西班牙、意大利和英国、瑞典、芬兰、丹麦，最后是奥地利、德国和荷兰）。瑞典斯德哥尔摩从 1992 年开始，逐步引入美国的 DRG 作为医疗保险付费依据，到 1997 年，在美国 DRG 的基础上，瑞典、丹麦、挪威、芬兰、冰岛 5 国形成了北欧 DRG，立陶宛、爱沙尼亚等波罗的海沿岸国家也采用 DRG。非欧共体成员国如瑞士也接受了病例组合方式。病例组合这种理论在东欧国家特别是匈牙利、俄罗斯、罗马尼亚和斯洛伐克也同样受到了认可。目前全世界应用 DRG 的国家已经超过 50 个。部分国家引入 DRG 及实施医保支付制度的时间见表 2-1。

表 2-1　部分国家引入 DRG 及实施医保支付制度时间表

国家	引入年份（年）	实施年份（年）	国家	引入年份（年）	实施年份（年）
英国	1986	2003	比利时	1990	1995
澳大利亚	1988	1993	丹麦	1990	2002
法国	1982	2003	西班牙	1992	1996
加拿大	1983	1993	德国	1993	2003
葡萄牙	1984	1997	意大利	1994	1995
瑞典	1985	1997	新加坡	1997	1999
匈牙利	1988	1993	韩国	1997	2002
芬兰	1987	2000	日本	1998	2003
瑞士	1989	2002	荷兰	2000	2005
中国	1989	2011			

1. 美国版 DRG

第一代 DRG 由耶鲁大学的 Mill 等人经过 10 年的研究于 1976 年完成，研究资料来自新泽西州、康涅狄克州及宾夕法尼亚州 169 所医院 70 万份病例总结，确定 4 条基本原则制定 DRG 分组：①定义 DRG 的患者特征信息可以常规获取；②选择涵盖所有病种且易于管理的病种组数；③每一个组具有相似的资源消耗强度；④每个组的病例临床特征相似，易于临床医生理解和使用。

美国制定 DRG 分为 4 个基本步骤：①基于学科或解剖系统进行分组，耶鲁大学 20 世纪 70 年代产生了 23 个主要诊断大类（MDC），后期增加了 HIV 和创伤，现为 25 个 MDC；②区分手术和内科操作；③分别对手术及内科操作下的程序进行分层；④把影响操作分层及费用的其他因素（如并发症、合并症、年龄、出生体重等）纳入分析。基于以上基本步骤，耶鲁大学研发出第一版 DRG 系统，之后，美国纽约、3M 公司等地区和机构对 DRG 不断进行完善和调整，形成了多个版本的 DRG 系统。

自1976年推出了第一代DRG后，美国DRG版本又经历了几次更迭。涵盖众多疾病的合并症与并发症系统（CCs）出现后，美国卫生保健财政管理局（HCFA）与耶鲁大学卫生系统管理组织合作，开发了Refine DRGs（R-DRGs），1983年将其作为预付款制度的依据。R-DRGs在第一代DRGs的基础上增加了患者入院方式和转归等信息，使组内的患者具有相同的临床特征、住院天数和卫生资源消耗。1987年，纽约州卫生局与3M信息公司联合，对R-DRGs进行修改，研制出All-Patient DRGs（AP-DRGs），并将非Medicare中的人群情况也纳入考虑，疾病的合并症和并发症被考虑得更加仔细，更加贴近临床情况。1994年，HCFA推出改良版本Severity Refined DRGs（S-DRGs），但自发布以来并未投入使用。1991年，3M公司在AP-DRGs的基础上进行了修改完善，开发了All Patient Refined DRGs（APR-DRGs），并于1998年应用于美国老年医疗保险事业中，之后每两年修订一次。在DRGs开始在全球卫生行业应用后，3M公司认识到了疾病分组系统的国别差异，于2000年推出了国际化的单病种分组系统——International-Refined-DRGs，加入疾病严重程度调节系统，形成了基本符合各国患者疾病特点的第六代DRGs：包括330个DRGs基础分组，每组内还按严重程度形成3个等级以及2个误差型国际单病种分组，共992个DRGs组。

美国DRG自顺利实施以来，已经构成了医疗保险机构支付医院费用的基础，也影响了医院的经营方式——住院天数缩短、成本降低和医疗服务行为变化。住院费用的增长率从1953年的16%~18%下降到1986年的7%~8%，短期住院一年中下降了12%，1983—1986年的3年共节约136亿美元，在一定程度上缓和并有效控制了医院费用的上升趋势。

2. 澳大利亚版DRG

澳大利亚于1988年开始引进DRG用于医院内部评估和医院间评估，是引进DRG比较成功的国家之一。最初分组方案研究由成立于1991年的澳大利亚病例组合临床委员会（ACCC）负责，统筹病例组合方案的研究。1988—1993年，联邦政府投资2930万澳元支持DRG研究，从而产生了具有澳大利亚特色的疾病诊断相关分组（AN-DRG）。1992年7月，首个DRG颁布。1993年推出具有530个DRGs的AN-DRG 2.0版，并从同年7月1日起，全国实行按DRG和PPS对医院进行费用补偿。1995年又推出增加到667个DRGs组的AN-DRG 3.0版。1997年世界卫生组织（WHO）推出了ICD-10，澳大利亚制定了ICD-10-AM标准并在全国推广使用，其相应的DRG系统的诊断标准也转变成采用ICD-10-AM，将AN-DRG改造成AR-DRG，并且每两年修订一次。2015年，AR-DRG引入了新一期的临床复杂性模型ECC模型，在相邻的DRGs中承认并允许成本的变动。目前最新的版本是AR-DRGs 8.0版。

3. 德国版 DRG

1984 年德国通过借鉴美国和澳大利亚的 DRG 支付方式，开始探索适合其医疗现状的 DRG 支付方式。1997 年德国政府委托医院协会和医疗保险协会开发 G-DRG 系统。2000 年德国《法定医疗保险改革法案》要求从 2003 年 1 月 1 日起，使用 G-DRG 方式支付患者住院费用，2003 年的试点取得了一定效果，主要是住院时间缩短，不同时间之间的费用趋于平衡，促进成本管理、提高服务质量等。随后德国成立了由社会医疗保险协会、商业医疗保险协会和医院协会共同负责运行的"医院赔付系统研究中心（DRG 研究中心）"，于 2007 年在全国实行统一的 DRG 付费制度。

德国 DRG 支付体系的整体设计实行了自上而下的高度统一原则，确立了"321"的整体支付体系方案框架。"3"是"3 个统一"，指 DRG 编码全国统一、权重系数全国统一、基础付费标准各州统一。"2"指"2 个全覆盖"，即在适用范围上，DRG 系统几乎覆盖所有患者；在病种的覆盖上，除精神疾病外，DRG 系统几乎覆盖所有病种，特殊支付的病种仅限于血液透析等少数病种。"1"是"1 个分离"，指德国的 G-DRG编码体系在设计疾病分类及编码上，采用内外科分离的方式。

目前，德国现行的医保支付方式是复合形式的，门诊和住院分别采取不同的支付方式。门诊服务费用的支付包括两个步骤，首先是医疗保险公司以按人头支付方式向医生协会支付费用，然后医生协会以按服务计点积分方式向门诊医生支付费用。住院服务的费用支付主要采用 DRG 支付，数据显示，2010 年约 97% 的出院病例采用了 DRG 支付。

4. 英国版 DRG

英国国家医疗服务体系（National Health Service，NHS）按合同约定打包购买医院提供的一系列服务，但不能有效反映医院服务质量。为提高效率，英国卫生部于 2003 年开始尝试引入新的医院费用支付方式——按结果付费（payment by results，PbR），并制定了 PbR 使用指南。

PbR 支付的两大基本参数是服务单元和价格。服务单元，即医疗资源利用组（healthcare resource groups，HRGs）。患者住院期间，首先依据 ICD-10 和英国外科手术操作分类（第 4 版）（OPCS-4）对其进行疾病编码和治疗程序编码，形成患者临床服务编码；然后根据资源使用相近原则将数量庞大的临床服务编码整合成不同的医疗资源小组，即 HRGs。在 HRGs 基础上，进一步发展形成了针对医院门诊患者的专科服务单元（treatment function codes，TFCs），其划分的主要依据是门诊服务医生的注册执业类别。价格，即服务单元的支付价格，由卫生部依据医院平均服务成本确定，全国统一。其中，HRG 价格依据服务是否在有计划、有准备、有选择的情况下提供，分为可选择性服务价格和非选择性服务价格（如急诊）。同一 HRG，非选择性服务价格要高于选择性服务价格。TFC 价格则分为首诊价格和复诊价格，同一 TFC，首诊价格高于复诊价格。在具体实践中，实际支付价格需根据服务单元的特殊情况进行调整，如住院时间明显高于或低于平均水平、接受特殊服务项目、受特定政策影响等；同时还需协同考虑市场因素导致的不同地区服务成本的差异，即加入市场因子变量（market forces factors，MFF）。需要指出的是，PbR 通过完善的信息系统完成服务编码及服务价格的确定。每家医院通过患者管理系统（patient administration systems，PAS）对就诊患者进行编码，并依据统一的标准将本医院数据整理为委托服务数据库，提交给国家二级医疗服务信息系统，最后将数量庞大的临床服务编码整合成不同的医疗资源小组（HRGs 和 TFCs），并确定每个 HRG 或 TFC 的价格标准。

2016/17 版英国 NHS 国家价格和收费手册中，共 1366 种 HRGs 和 56 种 TFCs 具有统一价格标准，涵盖了 60% 以上的医院服务。PbR 其实是一种类似于 DRG 的支付方式，借此可达到控制医院成本和提高绩效的双重目的。

5. 日本版 DRG

日本的国民医疗费自 1999 年以来持续超过 30 万亿日元，2003 年达到 31.5 万亿日元，占 GDP 的 8%。为了向国民提供优质的医疗服务，日本的医疗经济研究机构、健康保险联合会、日本医生会以及厚生劳动省分别开展了疾病诊断分组的研究工作。1998 年，厚生省在 10 所国立医院开展了基于疾病诊断分组的按人次住院定额支付方式的试点工作，比较了试行前后住院天数、治疗内容、患者满意度及医院管理状况的变化。但这次试行的结果显示，平均住院天数没有明显缩短。在此基础上，2001 年 4 月在另外的医院开展了疾病诊断分组研究，开发了具有日本特点的疾病诊断分组，被称为 DPC（diagnosis procedure combination），并于 2003 年 4 月开始在 82 家医院（相当于我国的三级甲等医院）实施了在 DPC 基础上的医疗费用定额支付方式，每两年修订一次。2010 年 12 月日本厚生劳动省将 DPC 制度内涵由疾病诊断分组拓展到疾病诊断分组/按床日定额支付制度（DPC/PDPS）。DPC/PDPS 制度由医院自行决定是否实施。至 2018 年，DPC/PDPS 已出 11 版，实施医院达 1730 家，包括 4955 个诊断群分类，涵盖 18 个主要诊断。日本采用自上而下、分阶段推进的温和改革路径，将住院天数作为设计 DPC/PDPS 制度的政策工具，以平均住院天数和平均住院费用点数作为设定按床日定额支付标准的基准，实现了价格机制和支付机制的有效融合以及从按项目收费向按床日定额收费的平稳过渡，减少了因收费模式改变而产生的不利影响。

四、DRG 的国内发展历程

从 DRG 研究的时间划分，我国 DRG 的发展可以分为五个阶段。

第一阶段，20 世纪 80 年代末，北京市最早开始关注 DRG 的研究和应用。1988 年 8 月，北京市成立医院管理研究所，将 DRG 作为研究目标，探索建立"科学地评价医院投入产出、合理控制医疗费用、推动医疗服务质量不断提高的有效方法"，并组织北京市 10 个大型医院开展了我国首个大规模的 DRG 研究。当时，我国尚未建立住院病历首页报告制度，计算机信息技术手段还不发达，于是从每份住院病历中摘录 140 个数据项，每个大医院提供 1 万份病历，共摘录 10 万份出院病历、1400 多万个数据变量，参照美国 AP-DRGs 进行 DRG 分类方案的可行性研究，并在此基础上研究影响我国出院病例住院时间和费用的因素。历经 4 年多时间，课题组于 1994 年发表了一系列研究文章，并形成《DRGs 在北京地区医院管理可行性研究论文集》，为此后我国开发自己的 DRG 系统在技术上奠定了基础。由于缺乏能够应用于 DRG 分组和开展相关分析的电子数据，1994 年以后的 10 年间，我国没有出现大规模的 DRG 相关研究。

第二阶段，21 世纪初，随着国家卫生体制改革的发展，全民的社会医疗保障制度的建立，如何保证社会保险基金安全、有效利用且可持续发展，是摆在政府主管部门面前的重要问题。2004 年，北京市财政出资支持北京市医院管理研究所的北京市 DRGs-PPS 研究项目，细致研究了美国 AP-DRG 和澳大利亚 AR-DRG 的分组原理和方法，开展了对 DRG 分组器的模仿和验证工作。

病案信息的标准化是成功开展 DRG 的基础性工作之一，2006 年，在卫生信息中心的积极协助下，医院管理研究所对北京市病案首页相关信息进行了标准化定义，完成了国际疾病分类编码 ICD-9 和 ICD-10 北京临床版的开发，并始对北京市二级以上医疗机构的医生、病案人员、编码人员和统计信息人员进行培训，要求各医院按照新标准上报首页数据。对北京二级、三级医院出院病历首页数据质量持续开展监督检查。

第三阶段，2008 年年底，北京市完成了 DRG 的本土化研究，提出适合中国医疗机构诊疗模式的 DRG 分组器，命名为 BJ-DRG。2009 年，BJ-DRG 被北京市卫生局用于北京市医院绩效评价、临床重点专科评价、城乡医院对口支援效果评价等诸多工作，各地区逐步探索适用于本市的 DRG 政策方案。

第四阶段，2011 年，卫生部下发《卫生部办公厅关于推广应用疾病诊断相关分组（DRGs）开展医院评价工作的通知》（卫办医管函〔2011〕683 号），建议在 DRG

系统的帮助下，行政管理部门对不同的医疗机构、不同的诊疗专业进行较为客观的医疗质量和服务绩效评价比较，并应用于付费机制改革。北京市人力资源和社会保障局2011 年首次启动 DRG 付费试点工作，北京成为全国首个成功开发完整 DRG 分组系统、大规模应用 DRG 进行医疗绩效分析、医保支付制度改革的城市。2015 年《国家卫生计生委医政医管局关于进一步加强疾病诊断相关分组协作工作的函》（国卫医评价便函〔2015〕80 号）要求北京市、天津市、内蒙古自治区、上海市、江苏省、浙江省、安徽省、江西省、山东省、湖南省、广东省、重庆市、四川省、云南省、陕西省进一步加强 DRG 协作组建设，使卫生计生行政部门能够通过 DRG 对辖区医院开展住院医疗服务、质量绩效评价等工作。

第五阶段，全面推广 DRG 支付方式改革。2017 年，《国务院办公厅关于进一步深化基本医疗保险支付方式改革的指导意见》（国办发〔2017〕55 号）指出，自2017 年起，全面推行以按病种付费为主的多元复合式医保支付方式。2018 年 3 月，国家医疗保障局（简称国家医保局）成立，12 月发布《关于申报按疾病诊断相关分组付费国家试点的通知》，要求各省推荐 1~2 个 DRG 试点城市。2019 年 5 月国家医保局召开试点工作启动视频会，公布了 DRG 付费国家 30 个试点城市名单，10 月下发《关于印发疾病诊断相关分组（DRG）付费国家试点技术规范和分组方案的通知》（医保办发〔2019〕36 号），标志着我国 DRG 付费国家试点顶层设计的完成。至此，逐步形成具有中国特色的 DRG 付费体系。

2020 年 7 月，《国务院办公厅关于推进医疗保障基金监管制度体系改革的指导意见》发布，文件提出要深化医保支付方式改革，加强医保对医疗和医药的激励约束作用。2021 年 4 月，国家医保局下发《国家医疗保障局办公室关于印发按疾病诊断相关分组（DRG）付费医疗保障经办管理规程（试行）的通知》（医保办发〔2021〕23 号）。2021 年 11 月 26 日，《国家医疗保障局关于印发 DRG/DIP 支付方式改革三年行动计划的通知》（医保发〔2021〕48 号）要求到 2025 年年底，DRG/DIP 支付方式覆盖所有符合条件的开展住院服务的医疗机构，基本实现病种、医保基金全覆盖。2023 年 3 月，《2022 年医疗保障事业发展统计快报》公布，数据显示 2022 年已有206 个统筹地区实现 DRG/DIP 支付方式改革实际付费。实际付费地区中，按 DRG/DIP 付费的定点医疗机构达到 52%，病种覆盖范围达到 78%，按 DRG/DIP 付费的医保基金支出占统筹地区内医保基金住院支出比例达到 77%。

第二节　DRG 分组

一、DRG 实施条件与数据准备

（一）DRG 实施的条件

由于 DRG 在支付层面上的复杂性，DRG 实施对信息化水平、数据质量、管理和技术水平要求较高，在实施 DRG 前，试点地区和医院按照要"顶层设计、模拟测试、实际付费"三步走的思路，并需要历史数据支撑，准备周期一般在 3 年以上。

1. 统一基础代码

区域内已使用或按要求更换为统一的疾病诊断编码和手术操作编码是分组和付费正确的基础保障。通常以"国际疾病类"（ICD）编码为基础。CHS-DRG 使用国家医保局疾病和手术编码标准。

2. 病案质量达标

按照国家病案管理规范，病案首页信息要填写完整，主要诊断和其他诊断填写和选择正确，手术和操作填写规范，满足 DRG 分组和付费要求。医疗机构病案管理人员具备专业资质，业务熟练，管理流程规范。

3. 诊疗流程规范

实施 DRG 付费区域内的医疗机构诊疗流程相对规范，医院质量控制机制健全，并且广泛开展临床路径管理。

4. 信息系统互联

医保经办机构和医疗机构具有安全稳定的硬性平台和网络服务，医疗机构内部 HIS、病案系统、收费系统和医保结算系统互联互通，且可根据需要设置用于 DRG 分组器进行数据交互的接口。

5. 管理队伍精干

具有精干的医保经办管理及监督考核的专业人员队伍，具备 DRG 付费和管理的基本知识和技能。

6. 协作机制健全

地方政府、医保经办机构和医疗机构具有较强的实施 DRG 付费的意愿，医保部门与区域内医院保持密切的合作关系，双方建立常规性的协商协作机制。

（二）数据资料

1. 数据来源

病案首页包括患者基本信息、住院过程信息、诊疗信息、费用信息，是患者住院信息的简要总结，也是 DRG 分组的重要数据基础。因此，标准化的病案首页是推广 DRG 工作的前提。2016 年，国家卫生计生委发布《国家卫生计生委办公厅关于印发住院病案首页数据填写质量规范（暂行）和住院病案首页数据质量管理与控制指标（2016 版）的通知》（国卫办医发〔2016〕24 号），统一了全国住院病案首页信息。

DRG 分组数据来源于实施地区内不同医疗机构住院病案首页信息和费用明细数据，一般收集 3~5 年历史数据，同时需要各医院病案首页数据收集时段内使用的编码库，以便确认编码版本，便于编码转换，包括疾病诊断编码库、手术和操作编码库。如需要实施 DRG 医保结算功能，还需要收集与病案数据收集时段内相对应的实施区域内不同医疗机构住院患者的基本信息和住院的医保结算情况。

2. 病案信息变量

病案首页中有较多的变量会影响到 DRG 的分组结果，在收集数据时要注意这些变量的完整性、准确性。这些变量主要包括性别、出生时间、出生体重（婴儿）、入院体重（新生儿）、入院日期、出院日期、住院天数、入院科室、出院科室、入院途径、离院方式、入院诊断、入院诊断编码、出院主要诊断、出院主要诊断编码、出院次要诊断、出院次要诊断编码（提交所有出院诊断）、主要手术和操作名称、主要手术和操作编码、主要手术和操作时间、主要手术和操作级别、次要手术和操作名称、次要手术和操作编码（提交所有手术和操作）、抢救次数、抢救成功次数、是否有出院 31 天再入院计划、出院 31 天再入院计划目的、是否实行临床路径管理、是否完成临床路径管理、是否日间手术、医疗总费用、分类医疗费用信息等。如果需进行 DRG 医保支付，还需要收集住院号、医保个人编号、就诊医疗机构、住院类型、参保类型等医保有关信息。

二、DRG 分组原理

1. DRG 分组基本原则

（1）临床相似性优先：首先将疾病严重程度相似、治疗方法相似的病例分在一起。

（2）兼顾资源消耗相似性：在保证临床相似性的前提下，依据病例资源消耗相似性细分病例。

（3）临床经验和数据校验相结合：通过临床咨询得到的分组结果需通过采集出

院病例数据进行校验，互为验证，数据要求有足够的样本量和成本变异。

（4）组数可管理性：即分组组数不宜过多，也不宜过少，在使用上可被决策者和服务提供方理解和接受，亦能够兼容卫生系统改革和组织结构的改变，通常控制在1000组以内。

2. DRG 分组理念

不论哪种类型 DRG 分组器，其在进行分组时采用的均是病例组合（case-mix）思想，即疾病类型不同，应该通过诊断区分开；同类疾病治疗方式不同，亦应通过操作区分开；同类疾病同类治疗方式，但病例个体特征不同，则应该通过年龄、并发症与合并症、出生体重等因素区分开，最终形成不同的 DRGs 组。

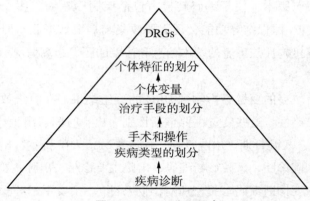

图 2-2　DRG 分组理念

三、DRG 分组思路

（1）以病案首页的主要诊断为依据，以解剖和生理系统为主要分类特征，参照ICD-10将病例分为 MDC。在进行 MDC 分类之前，先根据病案首页数据，将器官移植、呼吸机使用超过 96 小时，年龄小于 29 天，主要诊断或其他诊断为 HIV 或者严重创伤者进行先期分组，形成 MDCA、MDCP、MDCY 及 MDCZ。

（2）在各大类下，根据治疗方式将病例分为"手术""非手术"和"操作"三类，并在各类下将主要诊断和（或）主要操作相同的病例合并成 ADRG，在这部分分类过程中，主要以临床经验分类为主，考虑临床相似性，统计分析作为辅助。

（3）综合考虑病例的其他个体特征、合并症和并发症，将相近的诊断相关分组细分为诊断相关组，即 DRG。在这一过程中，主要以统计分析寻找分类节点，考虑资源消耗的相似性。

具体如图 2-3 所示。

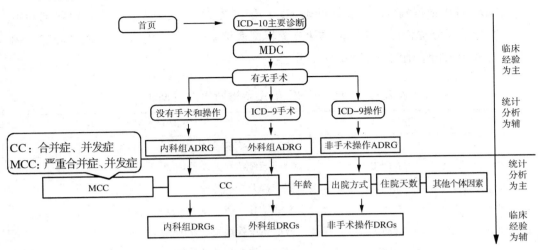

图 2-3　DRG 分组原理

四、DRG 分组过程和方法

(一) 先期分组 (Pre-MDC) 的筛选原则与方法

为保证分组的科学性，将消耗大量医疗资源的病例单独成组，减少对整体分组效能的影响，设立先期分组 (Pre-MDC)。

根据相关专业临床专家意见，在适合应用 DRG 付费的住院短期病例中，对消耗大量医疗资源的病例进行归纳，按照统计分析结果进行分组，如涉及多系统的传染病、多发严重创伤及资源消耗巨大的医疗技术等。

CHS-DRG 分组 (V1.0) 先期分组目录，见表 2-2。

表 2-2　CHS-DRG 分组 (V1.0) Pre-MDC 目录

DRG 编码	DRG 名称
MDCA	器官、骨髓或造血干细胞移植
MDCA	气管切开伴呼吸机支持
MDCP	出生<29 天内的新生儿
MDCY	HIV 感染疾病及相关操作
MDCZ	多发严重创伤

（二）MDC 确定原则与方法

MDC 直接根据病例的主要诊断确定，一般分为 26 个疾病大类，主要以解剖和生理系统为主要分类特征，主要由临床专家根据病例出院主要诊断的 ICD 编码确定。例如，CHS-DRG 的 MDC 包括 26 个（表 2-3）。

表 2-3　CHS-DRG 的主要诊断大类（MDC）

序号	MDC 编码	MDC 名称
1	MDCA	先期分组疾病及相关操作
2	MDCB	神经系统疾病及功能障碍
3	MDCC	眼疾病及功能障碍
4	MDCD	头颈、耳、鼻、口、咽疾病及功能障碍
5	MDCE	呼吸系统疾病及功能障碍
6	MDCF	循环系统疾病及功能障碍
7	MDCG	消化系统疾病及功能障碍
8	MDCH	肝、胆、胰疾病及功能障碍
9	MDCI	肌肉、骨骼疾病及功能障碍
10	MDCJ	皮肤、皮下组织及乳腺疾病及功能障碍
11	MDCK	内分泌、营养、代谢疾病及功能障碍
12	MDCL	肾脏及泌尿系统疾病及功能障碍
13	MDCM	男性生殖系统疾病及功能障碍
14	MDCN	女性生殖系统疾病及功能障碍
15	MDCO	妊娠、分娩及产褥期
16	MDCP	新生儿及其他围产期新生儿疾病
17	MDCQ	血液、造血器官及免疫疾病和功能障碍
18	MDCR	骨髓增生疾病和功能障碍，低分化肿瘤
19	MDCS	感染及寄生虫病（全身性或不明确部位的）
20	MDCT	精神疾病及功能障碍
21	MDCU	酒精/药物使用及其引起的器质性精神功能障碍
22	MDCV	创伤、中毒及药物毒性反应
23	MDCW	烧伤
24	MDCX	影响健康的因素及其他就医情况
25	MDCY	HIV 感染疾病及相关操作
26	MDCZ	多发严重创伤

（三）ADRG确定原则与方法

1. ADRG的分组原则

（1）综合考虑病例主要诊断和主要操作来划分。

（2）主要诊断和（或）主要操作相同或相近的病例进入同一ADRG。

（3）根据是否有手术和非手术室操作，可将ADRG分为内科ADRG、外科AD-RG、非手术室操作ADRG三类。

2. ADRG确定方法

以CHS-DRG为例介绍ADRG确定方法。目前，CHS-DRG初步分为376个核心疾病诊断相关组（ADRG）。

（1）以收集的历史病例数据为基础，相关专业临床专家按其临床经验，对每一主要诊断大类内包含的病例按主要诊断的相似性和临床诊疗过程的相似性对疾病进行划分。

（2）每一个ADRG有一个明确的内涵描述，由一组满足临床相似性的疾病诊断及其相应的诊疗操作或内科治疗方式构成。

（3）在专家初步分组后，需依据分组情况提取病例数据资料，测算各ADRG的平均资源消耗，提供给专家参考，校正分组结果，经多轮临床论证和数据验证达成一致结果后得出最终的分组结果。

3. 细分DRG的方法

DRG是由ADRG细分而来。为了提高分组的科学性和付费的准确性，细分时需考虑年龄、合并症、并发症等因素，以缩小组内变异，提高分组效能。如果同一AD-RG组资源消耗的变异系数≥1（CN-DRG将变异系数≥0.8作为分组界值，C-DRG将变异系数≥1作为分组界值）、个体特征和疾病的严重程度对资源消耗有较大影响，则该ADRG可进行细分。以CHS-DRG为例进行分组说明。

CHS-DRG的细分主要依据疾病组内病例的资源消耗是否相近，通常将住院费用或住院时间作为衡量资源消耗的指标。若DRG组内住院费用或住院时间的变异系数<1，则认为组内资源消耗的一致性高，可作为一个DRG组；若疾病组内住院费用或住院时间的变异系数≥1，可认为组内病例消耗的资源不同，按照年龄、合并症和并发症等影响因素进一步细分，直到组内的变异系数<1。

住院费用（或住院时间）的变异系数（CV）＝住院费用（或住院时间）的标准差/住院费用（或住院时间）的均数

当主要因素都考虑以后，疾病组内病例住院费用或住院时间的变异系数仍然≥1时，需通过临床医生和专家讨论判断确定DRG。

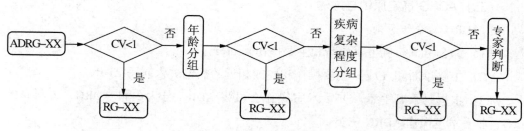

图 2-4 DRG 细分过程

五、我国 DRG 分组器

DRG 分组是一个复杂而庞大的系统，单靠人工难以实现。DRG 分组器内嵌既定的分组方案，基于分组方案完成 DRG 权重的设定，这个分组方案和权重通过计算机语言编译成软件程序。DRG 分组器充分利用了疾病诊断智能适配结果，并结合患者的临床诊断、手术操作、临床路径、合并症与并发症及转归状态等因素，建立病例分组模型，将"临床特征相似性"和"资源消耗相近性"病例进行合并，形成若干疾病诊断相关组。

我国 DRG 的研究已开展近 30 年，DRG 的应用仍处于试点阶段，全国尚且没有形成统一的覆盖全部疾病的 DRG 分组方案，各地区均在探索适用于本地区的 DRG 政策方针。而国内应用较多的 DRG 分组器有四种，分别是 CN-DRG、C-DRG（收付费版 DRG）、上海版 DRG、医保版 DRG（CHS-DRG）。

（一）CN-DRG

2011 年，卫生部下发《卫生部办公厅关于推广应用疾病诊断相关分组（DRGs）开展医院评价工作的通知》（卫办医管函〔2011〕683 号）。该通知指出：加强疾病分类管理工作；运用诊断相关疾病组（DRGs）方法开展医院评价，在 DRG 系统的帮助下，行政管理部门可以对不同的医疗机构、不同的诊疗专业进行较为客观的医疗质量、服务绩效评价比较，并应用于付费机制改革；各省（区、市）完成本省住院病案首页信息采集与报送工作后，可利用诊断相关疾病组分组的方法，对医院开展服务绩效等相关评价。同年，北京市在北京大学人民医院、北京大学第三医院、友谊医院、朝阳医院、宣武医院和天坛医院六家大型综合性医院进行 108 种 DRGs 疾病试点。2013 年，北京市组织 300 余名临床专家和病案信息工作人员，完成了 BJ-DRG 相关临床术语的论证和分组系统升级工作，开发出 BJ-DRG（2014 版）分组管理系统软件。

根据《国家卫生计生委医政医管局关于进一步加强疾病诊断相关分组协作工作

的函》（国卫医评价便函〔2015〕80 号）和《国家卫生计生委医政医管局关于指定北京市公共卫生信息中心作为疾病诊断相关分组质控中心的函》文件精神，为进一步推进 DRG 在我国的应用，提升医疗管理水平，提高医疗服务质量，控制医疗费用，国家卫生计生委医政医管局决定以北京市公共卫生信息中心（北京市医院管理研究所）享有著作权的 DRG 分组方案为基础，等效建立 CN-DRGs 分组方案（2014 版）。自此，CN-DRG 诞生。该分组方案共包括 26 个 MDC，覆盖所有短期住院病例，收集患者当次住院病案首页中的诊疗信息，按照临床过程一致性和资源消耗相似性的原则，最终将所有病例分为 783 个 DRGs。目前已应用到 29 个省市，主要侧重于医疗服务绩效评价和质量监管，并应用于部分城市费用支付，充分反映临床实际和需求。

（二）C-DRG

C-DRG 全称是"全国按疾病诊断相关分组收付费规范"，由国家卫生计生委财务司委托卫生发展研究中心张振忠教授组建的《全国按疾病诊断相关分组收付费规范》大型全国型课题研究产出，是在借鉴国际经验和我国部分省市推行 DRG 经验和教训的基础上，紧密结合我国国情和医疗保障体系以及公立医院补偿机制的实际情况，由全国 37 个专业 735 位临床专家和 200 多名卫生经济、医疗保险和卫生管理专家组成的研究团队耗费 10 年时间创建开发的一套供全国应用的具有中国特色的按 DRG 收付费系统，它将多样性的医疗服务产出转化为一种相对可衡量的服务效率模式。C-DRG 不是一项简单的分组或服务，而是一整套体系，依据疾病诊断、治疗方法、疾病治疗资源消耗这三个最主要的因素对所有疾病进行分组。该研究团队将几万条可以作为诊断的疾病按照临床相似性原则归入 23 个系统，再按照治疗方式归成三大类，建立了《中国临床疾病诊断规范术语集》，首次把疾病诊断的名称统一起来用于 C-DRG 的分组。C-DRG 由 1 个规范体系、3 个基础工具、1 个成本平台、1 套收付费政策原则组成，简称"1311"体系。其中，1 套规范体系主要指《全国按疾病诊断相关分组收付费规范》，该规范由"分组分册""权重分册""支付与管理分册"三部分组成。值得注意的是，在开展 DRG 分组时，将使用统一的临床诊断术语而不是疾病分类代码进行分组。3 个基础工具包括《疾病分类与代码》（GB/T 14396—2016，即中国 ICD-10 国标版）、《中国临床疾病诊断规范术语集》和《中国医疗服务操作分类与编码》。1 个成本平台是指"全国医疗服务价格和成本监测与研究网络"，它有几个特点：第一，它涵盖了 31 个省、市、自治区 1268 家医院，有 70% 为三级医院；第二，它是一个价格和成本数据的收集和管理平台；第三，它是医疗服务价格数据的监测平台，同时也是 DRG 分组和相对权重确定与修订的信息支撑平台。1 套收付费政策原则，强调"费率调整和收付费政策原则"，并结合当地情况通过相关各方通过谈判协商定价。除此之外，C-DRG 使用以疾病诊断为核心体现"一病一码"的《中国临床疾病诊断规范术语集》和与全国统一的、"一项操作一码"的《中国医疗服务操作分类与编码》分组，能确保在全国不同地区都能将同质的疾病、治疗方法和资源消耗相近的病例分在同一组，使得医保管理机构、医疗管理机构、医院和患者在分组上能够达成共识。

2017 年 6 月，国家卫计委在深圳召开 DRG 收付费改革试点启动会，宣布广东省深圳市、新疆维吾尔自治区克拉玛依市、福建省三明市，以及福建医科大学附属协和医院、福州市第一医院和厦门市第一医院，一共三个城市的公立医院和 3 个省市级医院同步开展 DRG 试点。随后，河北省唐山市、邯郸市也纳入试点地区。2018 年年底三明市 C-DRG 改革已覆盖所有医院的所有医保类型的住院患者。作为 2017 年我国 70 项医改重点工作之一，DRG 收付费改革第一次上升到国家战略层面。通过试点逐步形成可复制、可推广的收费改革路径和模式。

（三）上海版 DRG

2008 年上海市级医院实现了联网医院之间医疗信息共享和业务协同，2014 年覆盖上海市 38 家三级医院、8 个区、5619 万就诊人群，病案首页 1916 万份，形成国内最大的医疗档案信息库，上海复旦大学、上海交通大学等高校联合上海联众公司依托该病案数据库开发出上海版 DRG，它是在澳版疾病诊断相关组（Australian Refined DRGs，AR-DRGs）的基础上进行本土化修正，建立疾病诊断分类知识库（即编码库），依据临床实际进行病种分组器研发。按照治疗方法将病例分成手术组（S 组）、诊疗操作组（O 组）和内科组（M 组），再依据患者其他临床特征因素进行细分。将 DRG 用于医院医疗质量评价、病种机构监控以及医院的绩效分析，客观真实地反映地区以及医院的发展状况，为区域医疗发展提供有力的数据依据。目前该系统已应用于上海、云南、山东、浙江、新疆和江西等省份的医疗绩效评价省级平台及全国多个三甲医院的院内平台。

（四）CHS-DRG

为加快医改步伐，完成医保支付方式改革，2019 年 10 月国家医保局在国内现存的 BJ-DRG、CN-DRG、CR-DRG 以及 C-DRG 基础上编制医保版 DRG，形成了国家医疗保障疾病诊断相关分组（CHS-DRG），CHS-DRG 具有更加优化、更加稳定、更符合作为管理工具的特点。2019 年 10 月 24 日，国家医保局下发《关于印发疾病诊断相关分组（DRG）付费国家试点技术规范和分组方案的通知》（医保办发〔2019〕36 号），公布 CHS-DRG 的 ADRG 分组方案，设立 167 个外科手术操作 ADRG 组、22 个非手术室操作 ADRG 组及 187 个内科诊断组，总共 26 个主要诊断大类（MDC）和 376

个 ADRG 组，并要求全国一致，各试点城市不得随意更改 MDC 和 ADRG 组别，明确了 CHS-DRG 是全国医疗保障部门开展 DRG 付费工作的统一标准。由于 DRG 是一项系统性工程，需要一系列标准化指标，因此在全国推广时，国家医保局配套了《医疗保障疾病诊断分类及代码（ICD-10）》《医疗保障手术操作分类与编码（ICD-9-CM-3）》等相关技术标准。2019 年 12 月，国家医保局组织全国各临床专业专家、统计专家、疾病编码专家对 CHS-DRG 的 ADRG 分组方案进行多次临床论证。

2020 年 6 月，《国家医疗保障局办公室关于印发医疗保障疾病诊断相关分组（CHS-DRG）细分组方案（1.0 版）的通知》（医保办发〔2020〕29 号）提出 CHS-DRG 细分组是对《国家医疗保障 DRG（CHS-DRG）分组方案》376 组核心 DRG（ADRG）的进一步细化，是 DRG 付费的基本单元，共 618 组，标志着我国医保 CHS-DRG 技术体系基本成型，正式进入落地实施阶段。伴随着 CHS-DRG 的出台，我国 DRG 分组器统一的局面有望实现，专家建议各地区在开展 DRG 工作时应将 CHS-DRG 作为核心方案，确保 CHS-DRG 付费试点全国"一盘棋"，分组精准"本地化"，具体付费符合各地实际，使 CHS-DRG 真正成为国家医保支付领域的"通用语言"。

不同 DRG 版本对比见表 2-4。

表 2-4　不同 DRG 版本对比

对比项目	CN-DRG	上海版 DRG	C-DRG	CHS-DRG
启用时间	2016 年	2017 年	2016 年	2019 年
主要诊断组	26 个	26 个	23 个	26 个
推行单位	国家 DRGs 质控中心	上海联众网络信息有限公司与上海申康医院发展中心	卫生发展研究中心	国家医疗保障局
ADRG/组数	415/806	—/866	455/958	376/—
分组规则	参考美国版 DRG	参考澳大利亚疾病诊断相关组 V5.2 版本	参考澳大利亚精细化疾病诊断相关组 V8.0 版本	美国模式、澳大利亚模式
诊断编码	ICD-10 国家临床版 2.0	ICD-10 国标版 + ICD-10 北京版（与国家临床版 2.0 版完成对接）	中国临床疾病诊断规范术语集	《医疗保障疾病诊断分类及代码（ICD-10）》

对比项目	CN-DRG	上海版 DRG	C-DRG	CHS-DRG
操作编码	ICD-9-CM-3 国家临床版 2.0	ICD-9-CM-3 国标版+ICD10-北京版（与国家临床版 2.0 版完成对接）	中国医疗服务操作分类与编码（CCHI）	《医疗保障手术操作分类与编码（ICD-9-CM-3）》
权重计算依据	医疗费用数据	医疗费用数据	医疗成本数据	作业成本法
绩效评价应用	√	√	√	×
应用	全国 30 个省 1000 多家医疗机构的成本管理和绩效评价	上海申康集团 38 家三甲医院、云南、浙江、江西、山东、新疆、山西、天津、河南等省份的绩效评价；云南省医保局、丽江市医保局、保山市医保局等用于医保支付	"三+3" 试点地区推广医保支付（深圳、新疆维吾尔自治区克拉玛依市、福建省三明市，以及福建医科大学附属协和医院、福州市第一医院和厦门市第一医院）	30 个 DRG 付费试点城市

第三节 DRG 应用

DRG 支付作为世界公认的较为先进和科学的支付方式之一，不仅可以有效控制医疗费用的不合理增长，还可应用到医疗资源配置、医院学科建设、医疗质量管理等领域。从评价到付费，DRG 作为新医改的一套"突破性组合拳"，在优化医疗资源配置、提高医疗效率、规范诊疗行为、降低医疗成本、监控医疗质量、革新医院绩效评价等多方面发挥作用，不断扩大其应用价值和范围。

一、DRG 与医保付费

在 DRG 付费方式下，根据诊断、治疗手段和患者特征的不同，每个病例会进入相应的诊断相关组。在此基础上，保险机构不再是按照患者在院的实际费用（即按服务项目）支付给医疗机构，而是按照病例所进入的诊断相关组的付费标准进行支付。这将倒逼医院优化成本结构，加强临床路径建设，提高服务效率。DRG 付费模式能够调控式引导供给侧总量和结构改革，提高医保基金使用和医疗服务的透明度；并且在对总额进行控制的前提下对医保付费方式进行优化，依据病种的不同，采用不同的分值规定缴纳的医疗费用额度，且报销比例也存在差异，明显降低患者的医疗费用，缓解了医保工作压力并贴合我国医疗体制改革的相关要求。

DRG 控费效果的体现，得益于其 DRG 组定价方式。首先要确定每个 DRG 组的权重，根据当年医保基金预算，结合前三年住院出院患者数，测算当年住院患者的医疗总费用。接着在医疗总费用的基础上，结合地区不同 DRG 组的总权重，得出费率。基于真实大数据的测算方法，不仅能够真实地反映地区每个 DRG 组的成本消耗，保证地区 DRG 组定价的合理性；并且能够控制当年医保支出费用在医保基金的可支付范围内，降低医保基金穿底的风险。但任何一种医保支付方式都有其优点和劣势。在实施 DRG 的过程中，要防范医疗机构为增加收益而产生的低码高编、缩减诊疗项目、医疗成本转嫁、选择患者、拆分住院等行为。

二、DRG 与医院绩效考核

当前我国公立医院的绩效工资常用的核算方法主要以收支结余提成模式和医疗项目点值模式为主，这种医院绩效考核激励增收但不增效以及收益变为成本的现状，无法适应医改新形势。通过重构绩效评价管理方案，建立以提升医疗质量和医疗技术水平为奖励的约束机制，并在实际管理中重视医保支付和成本管控考核管理，能有效满足新时期的医院管理需要，提升绩效管理的实际效果。DRG 绩效管理体系能够从区域、院间、院内多范围，服务能力、服务效率、质量安全、费用监测、疗效测算多方面，院级、科级、医生（组）、病种等多层级，全面评估医院绩效考核结果。

另外，DRG 分类体系的本质使得基于 DRG 分类的各项医院管理者关注的绩效评价指标都具备了可比性。无论院外横向医疗机构比较还是院内纵向科室、病区、医生组、医生个人的治疗情况比较均可进行。在医院评价方面，通过对医院成本的分析与评价，从全国范围为医院提供可供参考的标杆评价指标，如各地区同一 DRG 组的平均成本、治疗效果指标能够用于保证医疗质量、控制成本、规范诊疗、提高医务人员积极性。DRG 绩效管理体系是以公益性为导向、凸显劳动价值的绩效管理模式，指导医院在发展方式上由规模扩张型转向质量效益型，在管理模式上由粗放的行政化管理转向全方位的绩效管理，并促进收入分配更科学公平，实现效率提升和质量提升。

在院内绩效改革中，DRG 绩效管理体系能够立足医务人员的知识技术劳动价值，提升医务人员的整体收入水平，改善医务人员的待遇，提高其工作积极性，确保医疗服务质量满足群众要求。建立 DRG 专项绩效考核奖惩机制，不以医保结算超支或结余为唯一奖惩依据，科室考核结合 DRG 付费病组的权重、CMI 值、次均费用等指标，充分参考和利用 DRG 促进医疗机构最优分配的优势，在推进过程中体现医务人员劳动价值，达到优劳优酬的目的。

三、DRG 与医院管理

DRG 的落地实施，对医院病案数据质量、编码人员水平、医院信息化水平、配套管理措施等均有较严苛的要求，所以 DRG 的实施能够在一定程度上"倒逼"医院进行精细化管理。DRG 在管理领域应用广泛，很大程度在于它解决了医疗服务当中的一个实际问题，即"如何比较出医疗服务提供者的优劣以便做出适当的选择?"。在 DRG 实施后，各项数据透明且可比，迫使医院必须转变发展方式，调整发展思路，必须在预算管理、绩效管理、运营管理及成本管控方面精耕细作，提高服务质量与竞争力。

首先，可以强化质量管理。第一，利用 DRG 的风险评级和难度水平，强化医疗质量风险评价管理。第二，加强费用管控。DRG 组内的同质化，使得医院可以实现在同一难度病种下进行费用比较，从而加强不合理费用管理。第三，提升医疗效率。时间消耗指数能够较好地反映不同疾病难度之间的时间消耗，有助于提升医疗质量。第四，革新绩效评价。DRG 可评价医院、科室、病区、治疗组风险调整后的服务产出。第五，优化病种结构。通过医院和专科评价，了解病种结构，不断调整和优化病种结构。

其次，DRG 付费方式要求各部门相互配合，而不是单打独斗。要建立多部门专项工作职责，构建协作机制，发挥整合型团队作用；形成多部门分工协作机制，根据各职能部门的特点进行 DRG 的相关分工，组织定期例会，检查具体工作的推进，找差距、寻机会、促改进，建立医院低成本运行机制，促进医院高效运行。

四、DRG 与学科建设

学科建设是医院品牌、声誉、地位的基石，是医院绩效、补偿、人才的基础，是医院管理、质量、业务的抓手。学科评估是学科建设的核心内容、学科建设的标杆、患者就诊的引导。DRG 指标能够突出专科声誉、科研水平等评估重点，弱化医院规模和设备投入，以学科建设、疑难杂症为主要引导方向，做好学科的发展，提升学科的效率，通过 DRG 指标评估各专科的竞争优势，从而整合形成医院的竞争优势。在实行 DRG 付费后，医院可通过纵向分析学科专病专治程度，优化学科建设；通过横向分析不同科室医疗服务的差异，找准标杆学科，通过学习达到改善学科能力的目的，促进医院精细化管理。

首先，明确医院的全学科发展情况，通过横向比较，分析每个临床专科的病例数、总权重、CMI、平均住院日、次均费用和低风险死亡率等指标，找出医院的优势学科/专科，并强化资源投入。其次，针对病例少且成本管控相对较差的专科，可考虑合并或者缩减其床位规模。再次，利用 DRG 评价调整医院业务发展模式，药物治疗性科室以内科为主，调整内外科资源配置，适当缩减内科资源的分配比例（床位、医护人员数量、预算支持等）；发展提供治疗和检查诊断为主的医技科室，确保技、诊的业务范围和工作效率适配临床需求；构建合理的人员梯队和人才引进培养计划，鼓励新技术的发展，科学规划学科分配，提升疑难病例诊治水平。最后，病组结构可以从 MDC 覆盖度、DRG 组数覆盖度衡量医院医疗服务的广度。通过学科覆盖度，宏观印证院内实际发展是否符合重点学科发展的定位，从而做出相应调整。

参考文献

［1］Roger France F H. Case mix use in 25 countries：a migration success but international comparisons failure［J］. Int J Med Inform，2003，70（2-3）：215-219.

［2］American Health Information Management Association. Evolution of DRGs（Updated）［R］. AHIMA，2010.

［3］Quentin W，Scheller-Kreinsen D，Blumel M，et al. Hospital payment based on diagnosis-related groups differs in Europe and holds lessons for the United States［J］. Health Aff（Millwood），2013，32（4）：713-723.

［4］Goldfield N. The evolution of diagnosis-related groups（DRGs）：from its beginnings in case-mix and resource use theory，to its implementation for payment and now for its current utilization for quality within and outside the hospital［J］. Qual Manag Health Care，2010，19（1）：3-16.

［5］Averill R F，The evolution of case-mix measurement using DRGs：past，present and future［J］. Stud Health Technol Inform，1994，14：75-83.

［6］Fetter R B. Case mix classification systems［J］. Aust Health Rev，1999，22（2）：16-34；discussion 35-38.

［7］Yu L H，Lang J H. Diagnosis-related Groups（DRG）pricing and payment policy in China：where are we？［J］. Hepatobiliary Surg Nutr，2020，9（6）：771-773.

［8］许昌，陈芸，陶红兵，等. 从历史沿革看国内外 DRGs 发展及前景［J］. 中国医院院长，2021，17（17）：76-80.

［9］高静，涂开荣，贠淑芳，等. CHS-DRG 分组方案在我国医保支付应用中的局限性与启示［J］.

卫生软科学，2023，37（3）：6-10，17.

[10] 崔斌，朱兆芳. 国家医疗保障疾病诊断相关分组（CHS-DRG）制定与实施的关键环节探讨 [J]. 中国医疗保险，2021（5）：47-51.

[11] 秦永方. 解密 DRG/DIP 付费机理及分值法 [J]. 中国医院院长，2023，19（5）：86-88.

[12] 蒋宇飞，郭佳奕，袁坚列，等. 浙江省各地市 DRG 医保支付的差异系数比较研究 [J]. 中华医院管理杂志，2022，38（6）：443-447.

[13] 吴镝娅，张丽华，刘艳，等，基于 DRG 的公立医院精细化成本管控实践探讨 [J]. 中国卫生质量管理，2023，30（1）：39-43.

[14] 颜维华，谭华伟，张培林，等. 日本诊断群分类支付制度改革经验及启示 [J]. 卫生经济研究，2019，36（3）：39 - 43.

[15] 跃华，李曦. 用诊断相关组付费方式重塑价值医疗 [J]. 中国社会保障，2018（9）：79-81.

第三章
DIP 概述

第一节　DIP 简介

一、DIP 的定义

按病种分值付费（diagnosis-intervention packet，DIP）是利用大数据优势所建立的完整管理体系，发掘"疾病诊断+治疗方式"的共性特征对病案数据进行客观分类，在一定区域范围的全样本病例数据中形成每一个疾病与治疗方式组合的标准化定位，客观反映疾病严重程度、治疗复杂状态、资源消耗水平与临床行为规范，可应用于医保支付、基金监管、医院管理等领域。具体来说就是医疗保险经办机构以基金总额控制为基础，以出院主要诊断和住院期间的诊疗方式为自变量，对历史数据（病案首页）进行聚类，形成病种组合，对不同病种赋予不同的分值，每个患者出院按照诊疗情况与分值库进行匹配赋予分值，最后根据患者出院累计总分值与定点医疗机构进行费用结算的一种付费方式。其核心就是"疾病病种+病种分值+医疗保险基金总额"。实施过程涉及医保经办机构、定点医院、参保人三方，可以理解为医保机构"定分值"及实施细则，定点医疗机构执行细则来"挣分值"，参保人根据就医时的分值获得相应医保待遇，此待遇不会因为 DIP 政策而改变。分值的确定由当期统筹医保基金的可分配总量与各定点医疗机构当期的分值总量确定。一般来说，罹患重大疾病的病例获得的分值高，而常见病病例所得分值相对较少。

总之，DIP 就是利用大数据优势发掘"疾病诊断+治疗方式"的共性特征对病案数据进行客观分类，形成每一个疾病与治疗方式组合，客观反映疾病严重程度、治疗复杂状态、资源消耗水平与临床行为规范。在总额预算机制下，根据年度医保支付总额、医保支付比例及各医疗机构病例的总分值计算每分值对应的具体金额，即分值点值。医保部门基于病种分值和分值点值形成支付标准，对医疗机构每一病例实现标准化支付。

二、DIP 的作用特点

1. 适应临床的复杂多样

DIP 是基于疾病诊断类同、临床过程相近原则，根据疾病诊断分类及代码（ICD-10）和手术操作分类与编码（ICD-9-CM-3）规则，通过大数据聚类客观形成的组合，与临床的实际差异度小，对同一病种内不同严重程度、不同年龄患者对资源消耗的个性差异进行还原与标准定位，避免产生医疗机构针对严重患者的撇脂效应；同时 DIP 以全样本数据真实反映临床病种的变化，能随临床技术的发展形成动态响应，支撑医疗卫生行业及医院的发展。

2. 提高病例入组率

DIP 大数据的方法通过全样本数据的比对形成自然分组，并利用例数临界值为中间数，将临界值之上的病种直接作为核心病种（共计 1.4 万余组），将临界值之下的 DIP 进行再次聚类形成综合病种，最大化满足临床病例的入组需要。DIP 兼容临床病案数据，全样本数据入组率接近或大于99%，进而减小入组率低、未入组病例数量大所带来的资源控制及实施的不确定风险，实现操作便捷与精细应用的平衡。

3. 减小疾病组内差异度

DIP 通过对海量数据中"疾病诊断"与"治疗方式"组合的穷举，发现疾病与治疗之间的内在规律与关联关系，进行客观聚类，凝炼共性特征形成 DIP 主目录，同时提取诊断、治疗、行为规范等的特异性特征建立辅助目录，与主目录形成互补，对临床疾病的严重程度、并发症/合并症、医疗行为规范所发生的资源消耗进行校正。全样本平均组内变异系数在 0.6 左右，使分组具有更高的稳定性，更加客观地体现疾病严重程度、治疗复杂程度、资源消耗水平和医疗服务成本的实际状况。

4. 完善组别高套发现机制

DIP 分组细，针对同样的诊断由于疾病不同的阶段及个性特征可以有多个治疗方式、资源消耗程度不尽相同的现象，可将其区分为低资源消耗治疗方式与高资源消耗治疗方式。按照经济学随机对照的方法，分析同一诊断不同治疗方法分布的数据特征，对治疗方式的合理性进行甄别与评价，对医疗机构治疗方式的选择形成合理导向。促进医疗机构针对同一诊断选择不同治疗方式的规范，形成技术应用与医保支付之间的制衡机制，重点解决组别高套问题。

5. 完善监管体系

DIP 除针对疾病与治疗的共性特征建立分组外，还提取诊断、治疗、行为规范等的特异性特征建立辅助目录，分析医疗机构的病案质量、二次入院、低标入院、超长住院以及死亡风险等指标，以及各指标在不同的疾病、不同类型的医疗机构发生的概率，形成对医疗机构医疗质量、资源消耗合理性等的客观评价。同时基于门诊与住院在人次、费用等方面的波动趋势，对门诊、住院间的费用转移进行监测，促使医疗机构规范医疗行为。

6. 便于推广实施

DIP 目录库在国家层面以"统一标准、统一目录、统一方法、统一规范"完成基于大数据的顶层架构设计，将复杂的算法、模型以信息技术封装成便捷、简单的系统与工具，形成适用于各应用地区的工作流程、工作制度及工作模式，降低各应用地区信息系统改造和临床应用培训的难度与成本，提高实施效率。

三、DIP 的意义

1. 预防医保基金风险

DIP 通过对定点医疗机构进行结算后宏观总量的控制并制定相应的工作任务、工作指标和工作比例，来确保医保基金的合理分配；通过疾病病种分值对医保基金总量的分配，实现基金的收入与支出处于平衡状态。DIP 促使医疗机构主动控制不规范的医疗服务行为，激发定点医疗机构间的竞争意识，倒逼定点医疗机构主动提高工作效率，避免不合理的医疗费用增长，确保医保基金的收支相符，保障参保人员的医疗权益。

2. 分离诊疗行为与基金数额

DIP 的独特之处就是以疾病诊断结果来作为不同疾病病种的分值单元。此处病种与费用无直接联系，而是以分值作为一种疾病病种的付费单元来支付相应的费用，避免具体医疗费用消费之间的经济利益关联。DIP 充分吸取总额预付与按病种付费的优点，规避了不足，促进了医疗诊疗行为与医保基金数额的合理分离。

3. 鼓励医疗机构控制成本

DIP 有助于倒逼定点医疗机构合理利用与分配医疗卫生资源，主动进行医疗成本的宏观控制。医保机构给各定点医疗机构的可支付医保基金总额是一定的，具体的疾病病种分值是不确定的。针对同一疾病病种的治疗，定点医疗机构花费越高，所得到的疾病病种分值就越低，得到的医保基金也就越少；相反，医疗花费少的定点医疗机构得到的疾病病种分值较高，进而可以得到更多的医保基金偿付。基于以上原理，定点医疗机构间为获得更多的医保基金偿付就必须尽力避免参保患者不必要的诊疗，控制其医疗费用，用最少的消费实现最大的医疗效果。

DIP 的制度设计理念中确定了打包付费的付费标准，通过对不达标的定点医疗机构采取经济惩罚，逐步形成倒逼机制，驱使定点医疗机构跳出为获得更多的分值而降低医疗服务质量的恶性循环，鼓励定点医疗机构在医保机构给定的预算额度内量入为出地制定医疗价格，主动采取相应的措施和手段控制药占比，提升医疗资源的利用率，合理控制医疗费用，降低医疗管理和经营成本。

4. 解决疑难疾病个案的费用支付问题

特殊病例在患者群体中所占比例很小，但对少数群体给予足够的关注，妥善处理相应患者的切实问题，是社会主义医疗事业不容忽视的责任。在医疗费用方面，DIP 制度对此类病例有专门的解决路径，即特例单议和特例特议。对于病情显著特殊的例外病例（如住院期间确需转入其他科室治疗且医疗费用数额大的、合并少见并发症或病情特别严重的；医疗救治情况复杂，体现科学性、先进性、探索性、有效性，确实需要照顾的等），均可通过召开专家疾病病种评议会，评议其合理的医疗费用，折合分值后进行月测算与结算。这一举措给重病、特病保留了空间，有效地解决了疑难疾病个案费用的支付问题。

5. 促进良性的分级诊疗模式形成

DIP 有利于形成科学合理的分级诊疗模式。医疗机构之间可以根据自身的特长、比较优势、专科发展方向，自发形成分工协作的格局。例如，一些擅长治疗疑难杂症、危急重症的医院会更专注于这类疾病的治疗，而其他医院因为不具备技术水平，或难以接受更高的成本，而不得不选择放弃或缩减该部分的服务量。由此，该病种的分值便不会因为医院之间竞争的加剧而被摊薄，擅长做此类疾病诊疗的医院便能以更低的成本、更好的服务质量、更多的服务数量，获得更高的医保支付。久而久之，各级别、各类型医院都可以找到适合自身的病种服务，从而形成标准的分级诊疗模式：三级医院专注疑难杂症、危急重症，专科医院关注专科病种，而基层医疗机构则主要负责常见病、多发病的诊疗。

四、国内 DIP 实施概况

（一）国内实施按病种分值付费地区的基本情况

为了保障群众基本的医疗服务需求，自 1998 年我国出台并建立城镇职工基本医疗保障政策、规定和制度以来，全国各地陆续积极开展医保付费制度的改革与完善。各地区结合实际情况推行了多元化的医保付费模式。

2020 年 11 月 4 日，国家医保局网站公布《国家医疗保障局办公室关于印发区域点数法总额预算和按病种分值付费试点城市名单的通知》（医保办发〔2020〕49 号），27 个省（自治区、直辖市）71 个城市纳入试点。2021 年 12 年 17 日，国家医保局公布了 DRG/DIP 付费示范点名单，其中 DIP 示范点 12 个（河北省邢台市、吉林省辽源市、江苏省淮安市、安徽省宿州市、福建省厦门市、江西省赣州市、山东省东营市、湖北省宜昌市、湖南省邵阳市、广东省广州市、四川省泸州市、贵州省遵义市），综合（DRG/DIP）示范点 2 个（天津市、上海市）。2022 年 11 月，在国家医保局召开的 DRG/DIP 付费方式改革视频会议上，国家医保局医药服务管理司通报了全部 101 个 DRG/DIP 试点城市第一轮交叉评估情况，前五位中福建省厦门市、山东省淄博市和广东省东莞市为 DIP 试点城市。

以排名最前的厦门为例，DIP 机制为当地医疗体系带来的改变主要集中在以下几个方面。

1. 在住院方面全面推行"病种分值付费"

根据国家技术规范要求，通过大数据整合清洗近三年全厦门市全量 120 余万份出院病历，以主诊断和手术操作进行客观聚类，根据疾病治疗难度与历史费用情况，设定全市 4444 个住院病种相应支付分值，大病分值高、小病分值低，实现精准计酬；对精神病、癌症晚期治疗等 8 个日均费用稳定且需长期住院的病种，采用床日付费方式，破解长期住院患者被推诿的难题，分解住院投诉大幅减少。

2. 在基层医疗机构门诊首创"医疗服务能力分值付费"

将厦门市医生门诊日均工作量设为基准支付点数，通过医生"刷脸"核定实际服务时长，同时将医生职称、执业类别、机构区域及类别等影响因素通过系数进行差异化调节。"刷脸"规范医生执业，剔除 1000 多名"挂证"医生，群众就医安全得到保障。

3. 在二级及以上医疗机构门诊率先推行"项目分值付费"

借鉴德国、我国台湾等地做法，结合医改"重劳务、轻设备"的导向，将医疗服务项目、检查化验、药品、耗材等均按一定标准转换成分值后，根据预算支出、单价及机构医疗服务质量进行分配。

（二）国内相关政策文件

1. 文件汇总

2020 年是 DIP 在我国发展的重要节点。自当年 7 月起，上自国家医疗保障局，下至各地方医疗保障局，陆续颁发相关文件以指导并推动 DIP 落地。表 3-1 对近年国家及各地区医疗保障局颁布的重点文件进行列举。

表 3-1　DIP 相关政策文件

序号	适用范围	标题	发文日期
1	全国	国家医疗保障局关于基于大数据的病种分值付费（DIP）专家的征集公告	2020/7/1
2	全国	国家医疗保障局办公室关于印发国家医疗保障按病种分值付费（DIP）技术规范和 DIP 病种目录库（1.0 版）的通知	2020/11/9
3	全国	国家医疗保障局办公室关于建立区域点数法总额预算和按病种分值付费（DIP）专家库的通知	2020/12/9
4	全国	国家医疗保障局办公室关于印发按病种分值付费（DIP）医疗保障经办管理规程（试行）的通知	2021/5/20
5	全国	国家医疗保障局关于印发 DRG/DIP 支付方式改革三年行动计划的通知	2021/11/19
6	全国	国家医疗保障局办公室关于印发 DRG/DIP 付费示范点名单的通知	2021/12/9
7	全国	国家医疗保障局办公室关于做好支付方式管理子系统 DRG/DIP 功能模块使用衔接工作的通知	2022/4/11
8	安徽	安徽省医疗保障局关于印发安徽省 DRG/DIP 支付方式改革三年行动方案的通知	2021/12/30
9	安徽芜湖	芜湖市医疗保障局关于印发芜湖市 DIP 支付方式改革三年实施方案的通知	2022/2/15
10	江苏	关于印发《定点医疗机构 DRG/DIP 支付方式改革绩效评价办法（试行）》的通知	2022/9/1
11	上海	关于印发《上海市 DRG/DIP 支付方式改革三年行动计划实施方案（2022-2024 年）》的通知	2022/3/23

续表

序号	适用范围	标题	发文日期
12	福建宁德	宁德市医疗保障局关于印发宁德市 DIP 支付方式改革三年实施方案的通知	2022/2/24
13	福建莆田	莆田市医疗保障局关于印发《莆田市 DIP 支付方式改革三年行动计划实施方案》的通知	2022/3/2
14	福建莆田	莆田市医疗保障局关于印发莆田市 DIP 目录库（1.0 版）的通知	2022/3/11
15	福建莆田	关于印发《莆田市医疗保障局 DIP 支付方式改革县区示范点建设实施方案》的通知	2022/3/11
16	福建厦门	厦门市医疗保障局关于印发厦门市医疗保障定点医疗机构住院区域点数法总额预算和按病种分值付费（DIP）规程等 2 个文件的通知	2021/9/1
17	福建	福建省医疗保障局关于印发福建省 DRG/DIP 支付方式改革三年行动计划的通知	2022/1/7
18	甘肃	甘肃省医疗保障局关于印发甘肃省 DRG/DIP 支付方式改革三年行动计划的通知	2021/12/28
19	甘肃	甘肃省医保局关于组织申报省级 DRG/DIP 示范医院的通知	2022/8/16
20	甘肃嘉峪关	嘉峪关市人民政府办公室关于印发嘉峪关市 DIP 支付方式改革三年行动实施方案的通知	2022/3/17
21	甘肃酒泉	关于成立 DIP 支付方式改革领导小组及工作专班的通知	2022/6/6
22	广东	广东省医疗保障局关于印发《广东省按病种分值付费（DIP）医疗保障经办管理规程（试行）》的通知	2023/1/16
23	贵州	省医保局关于印发贵州省 DRG/DIP 支付方式改革三年行动计划的通知	2022/2/28
24	贵州毕节	关于印发《毕节市 DIP 病种目录库（2021 版）》的通知	2021/11/17
25	河南	河南省医疗保障局关于印发《河南省按病种分值付费（DIP）医疗保障经办管理规程（试行）》的通知	2021/10/18

序号	适用范围	标题	发文日期
26	河南	河南省医疗保障局关于印发《DRG/DIP 支付方式改革三年行动计划实施方案》的通知	2021/12/30
27	河南平顶山	平顶山市医疗保障局关于印发平顶山市 DIP 基层病种目录的通知	2022/10/28
28	河南郑州	关于公开征求《关于按病种分值付费（DIP）补充事项的通知（征求意见稿）》意见建议的公告	2022/6/14
29	河北	河北省医疗保障局办公室关于建立 DRG/DIP 支付方式改革专家库的通知	2022/5/6
30	河北	河北省医疗保障局关于进一步做好全省 DRG/DIP 支付方式改革工作的通知	2022/8/10
31	湖北荆门	关于印发《荆门市基本医保病种分值付费（DIP）改革工作方案》的通知	2022/5/6
32	湖南	关于印发《湖南省 DRG/DIP 支付方式改革三年行动计划实施方案》的通知	2021/12/30
33	吉林	关于印发吉林省 DRG/DIP 支付方式改革三年行动计划的通知	2022/6/6
34	吉林辽源	辽源市人民政府关于印发辽源市基本医疗保险区域点数法总额预算和按病种分值付费（DIP）实施办法（试行）的通知	2022/1/14
35	辽宁朝阳	朝医保发（2022）8 号关于印发朝阳市基本医疗保险区域点数法总额预算和按病种分值付费（DIP）实施方案的通知	2022/3/18
36	宁夏中卫	中卫市医疗保障局关于印发《中卫市基本医疗保险区域点数法总额预算和按病种分值付费（DIP）医疗保障经办管理规程（试行）》的通知	2022/9/13
37	宁夏中卫	关于印发《中卫市 DIP 考核管理办法（试行）》的通知	2022/9/13
38	青海	青海省医疗保障局关于印发《青海省 DRG/DIP 支付方式改革三年行动方案》的通知	2021/12/30

续表

序号	适用范围	标题	发文日期
39	陕西	陕西省医疗保障局关于印发陕西省 DRG/DIP 支付方式改革三年行动计划的通知	2022/1/24
40	海南	海南省医疗保障局关于印发《海南省 DIP/DRG 支付方式综合改革三年行动计划》的通知	2022/5/25
41	四川	四川省医疗保障局关于印发 DRG/DIP 支付方式改革三年行动计划工作台账的通知	2022/3/24
42	西藏	关于落实《国家医疗保障局关于印发 DRG/DIP 支付方式改革三年行动计划的通知》的通知	2022/1/7
43	新疆	关于印发《自治区医疗保障局落实 DRG/DIP 支付方式改革三年行动实施方案》的通知	2022/1/11

2. 政策特点

（1）实行区域总额预算管理：统筹地区要按照"以收定支、收支平衡、略有结余"的原则，并在综合考虑各类支出风险的情况下，统筹考虑物价水平、参保人医疗消费行为、总额增长率等因素，建立健全医保经办机构与定点医疗机构的协商谈判机制，合理确定医保总额预算指标。不再细化明确各医疗机构的总额控制指标，而是把项目、病种床日等付费单元转换为一定点数，年底根据各医疗机构所提供服务的总点数以及地区医保基金支出预算指标，得出每个点的实际价值，按照各医疗机构实际点数付费。这样的区域总额预算管理机制彻底改变了过去那种年初给医疗机构下次均和总额的按人头付费的方式。

（2）实现住院病例全覆盖：国家层面统一确定病种分值目录库、核心与综合病种的划分标准等。试点城市根据本地数据，按照统一病种组合规则，形成各自城市的病种分值目录核心病种与综合病种库。统筹地区按照本地区前三年数据进行全样本数据病例平均医疗费用测算，确定核心病种、综合病种的分值。对于费用异常的病例，可通过设置费用偏差的方式确定病种分值。尤其是针对费用特别高的病例，可通过特例单议、专家评审等方式确定病种分值。确定精神类、康复类及安宁疗护等住院时间较长的病例使用床日付费。确保所有住院病例纳入 DIP 付费，明确数据来源，进行分值库、病种组合名称等标准化建设。

第二节　DIP 结构及内涵

一、数据来源

根据来源不同，DIP 机制主要涉及两类数据，一是为起到指导作用而生成的国家医保病种分值库中的数据，二是在具体施行过程中考虑到不同地区包含的独特病种情况而由具体的试点地区针对本地区患者采集的数据。

（一）国家医保病种分值库数据来源

国家医疗保障局于 2020 年 11 月发布了《国家医疗保障按病种分值付费（DIP）技术规范和 DIP 病种目录库（1.0 版）》，以指导全国各地开展 DIP 付费。DIP 目录库（1.0 版）的编制以上海、广州等地区的前期调研为基础，另外筛选东、中、西部具有典型代表性的 10 个省、自治区、直辖市数据作为补充，汇聚了近 6000 万数据的样本，涉及医疗服务费用总计近 7000 亿元，各地数据覆盖时间段最长可追溯到 2013 年至 2020 年。以此为基础初步形成了可代表我国典型地区的医疗服务数据样本库。

（二）地方医保病种分值库数据来源

1. 历史数据采集

（1）医院病案数据：收集试点地区一年以上、三年以内符合《病历书写基本规范》《医疗机构病历管理规范》《住院病案首页数据填写质量规范（暂行）》和《住院病案首页数据质量管理与控制指标（2016 版）》要求的病案首页数据。

（2）医院疾病诊断与手术操作编码库：收集各医疗机构病案首页数据采集时段内的编码库版本，便于历史数据的编码转换，包括疾病诊断编码库、手术与操作编码库。

（3）医疗费用结算数据：将各医疗机构医疗服务项目收费等级分为一级、二级和三级，收集符合医疗机构收费票据管理规定而向患者出具的医疗费用收费票据数据及费用明细清单。

2. 实时数据采集

依据医保的结算要求，通过医院的各信息系统生成医保结算清单，实时上传。国家医保信息系统建成上线后，应依照国家《医疗保障基金结算清单》信息传输要求实时上传。

二、数据内容

（一）基础数据

DIP 需要的基础数据包括疾病的编码系统、资源消耗、治疗方式、病情严重程度及医疗状态等多个维度的信息。考虑到数据的准确性和可获得性，各个维度的数据均来自参保人出院时的《医疗保障基金结算清单》，具体见表 3-2。

表 3-2　DIP 的数据需求

组合轴心	信息/数据
数据来源	医疗保障基金结算清单
编码系统	《医疗保障疾病诊断分类及代码（ICD-10）》
	《医疗保障手术操作分类与编码（ICD-9-CM-3）》
资源消耗	医疗费用（医保药品、耗材、医疗服务项目分类与代码）、住院天数
治疗方式的属性	保守治疗、诊断性操作、治疗性操作、相关手术
疾病严重程度及特异性特征	其他诊断、个体因素（如年龄、性别等）等
肿瘤严重程度	肿瘤转移、放化疗等，疾病发展阶段
医疗状态	出院状态（死亡、医嘱出院、非医嘱出院、转院）
医疗付费	医保支付、个人支付、支付方式

（二）患者诊疗数据变量

1. 基本信息

基本信息包括医保个人编号、姓名、性别、出生日期、年龄、国籍、民族、证件号码、职业、住址、工作单位信息、联系人信息、医保类型、特殊人员类型、参保地、新生儿信息等。

2. 住院诊疗信息

住院诊疗信息包括住院医疗类型、入院途径、治疗类别、入院时间、入院科别、转科科别、出院时间、出院科别、实际住院天数、门（急）诊诊断、出院诊断、入院病情、诊断代码计数、手术及操作信息、麻醉方式、术者及麻醉医生信息、手术及操作代码计数、呼吸机使用时间、颅脑损伤患者昏迷时间、重症监护病房类型、进出重症监护室时间、输血信息、护理信息、离院方式、再住院计划、主诊医生信息等。

（三）医疗付费信息数据变量

医疗付费信息包括业务流水号、票据代码、票据号码、结算期间、金额合计、医保统筹基金支付、其他支付、大病保险支付、医疗救助支付、公务员医疗补助、大额补充、企业补充、个人自付、个人自费、个人账户支付、个人现金支付、医保支付方式等。

三、数据处理

先对数据进行清洗，剔除不合格病例（如疾病诊断缺失或手术操作记录异常），再进行数据聚类。聚类的方法使用国家《医疗保障疾病诊断分类及代码》前 4 位和《医疗保障手术操作与分类及代码》进行，基于疾病与治疗方式的共性特征进行分组，作为主目录。以 15 例为病例数量临界值，将主目录区分为核心病种 11553 组、综合病种 2499 组，形成了病种分值库。病种分值库的每一行即为一个病种组合，即代表具有前 4 位码相同的诊断和相同的诊疗方式的病例。若诊断或诊疗方式任一不同，则不属于同一分组，表 3-3 选取《DIP 目录库（1.0 版）》部分分组对这一情况做展示。

表 3-3　DIP 目录库（1.0 版）（部分）

诊断编码	诊断名称	操作编码	操作名称
……			
A15.1	肺结核，仅经痰培养所证实	33.2405	气管镜刷检术
A15.1	肺结核，仅经痰培养所证实		
A15.2	肺结核，经组织学所证实	32.2001	胸腔镜下肺楔形切除术
A15.2	肺结核，经组织学所证实	32.4100/ 32.4100x002	胸腔镜下肺叶切除术/胸腔镜下复合肺叶切除术
A15.2	肺结核，经组织学所证实	33.2405	气管镜刷检术
A15.2	肺结核，经组织学所证实		
A15.3	肺结核，经未特指的方法所证实		
A15.6	结核性胸膜炎，经细菌学和组织学所证实		
A16.0	肺结核，细菌学和组织学检查为阴性	33.2405	气管镜刷检术

续表

诊断编码	诊断名称	操作编码	操作名称
A16.0	肺结核，细菌学和组织学检查为阴性	33.2405+ 33.2600x001/ 33.2600x002	气管镜刷检术+肺穿刺活检/经皮针吸肺活检
A16.0	肺结核，细菌学和组织学检查为阴性	33.2405+ 34.0401	气管镜刷检术+胸腔闭式引流术
A16.0	肺结核，细菌学和组织学检查为阴性	33.2600x001/ 33.2600x002	肺穿刺活检/经皮针吸肺活检
A16.0	肺结核，细菌学和组织学检查为阴性	33.2700x001	支气管镜下肺活检
A16.0	肺结核，细菌学和组织学检查为阴性	33.9101	支气管球囊扩张术
A16.0	肺结核，细菌学和组织学检查为阴性	34.0401	胸腔闭式引流术
……			

由于各地区实际诊疗病种结构不同，地方医疗保障局在制定本地区病种分值库的聚类病种组合结果时，可能出现仅部分病种组合与国家医疗保障局的病种组合一致的情况。对于达到一定例数但不在国家医疗保障局的目录库内的病种，地方医保局可将此类病种作为本地区的病种组合，与国家医疗保障局的病种组合结合，形成当地的目录库。

四、DIP 目录库

(一) 总体框架

DIP 目录库是在疾病诊断和治疗方式组合穷举与聚类的基础上，确定稳定分组并纳入统一目录管理，支撑分组应用常态化的基础应用体系。DIP 目录库分为主目录和辅助目录。

主目录由核心病种和综合病种组成。以大数据形成的标准化方法凝聚疾病与治疗方式的共性特征，反映诊断与治疗的一般规律，是 DIP 付费的基础。主目录按照诊断+诊疗层级路径分为一级、二级、三级目录。一级目录相当于 DRG 的 MDC 组，二级目录相当于 DRG 的 ADRG 组，三级目录相当于 DRG 细分组，它们共同组成了病种分值库。

辅助目录以大数据提取诊断、治疗、行为规范等特异性特征，与主目录形成互补，对临床疾病的严重程度、并发症/合并症、医疗行为规范所发生的资源消耗进行校正，客观拟合医疗服务成本予以支付。

（二）DIP 主目录

主目录作为 DIP 目录库的核心构件，一方面按病例数量的收敛，将疾病划分为核心病种与综合病种，实现对临床复杂、多样的病例的共性特征的挖掘，形成明确的分组及层级化的分组结构，对 DIP 进行科学、规范的管理，锁定 DIP 的核心要素之一——支付单元，为支付标准的形成提供支撑；另一方面，基于解剖学和病因学对 DIP 建立疾病分类主索引，提升针对一级、二级、三级目录的管理效率以及可视化展示效能。主目录示意图如图 3-1 所示。

主目录最基础的是三级目录，其由核心病种和综合病种组成。在数据聚类过程中，以 15 例为临界值，分为核心病种和综合病种，也同时兼顾核心病种的入组比例（原则上>85%）。

1. 组合原则

（1）客观原则：基于解剖学、病因学、诊断学和治疗学，利用大数据对全样本数据中疾病诊断与治疗方式的共性特征进行挖掘，聚类形成基于大数据的客观分组，实现对同一诊断不同治疗方法、不同诊断相近治疗措施的客观比对，客观呈现每一病种组合的疾病与资源消耗特征，最大化地追求组内病例差异度最小、病例入组率最高。

（2）自然原则：基于全样本大数据比对形成针对疾病诊断与治疗方式的自然组合，既考虑数据共有特征，又呈现不同病例的个性特征，使每一病例在总体体系中都有相应的定位与标准。

（3）统分结合原则：以地方病例为基础形成国家 DIP 目录库，实现在国家顶层设计和各地的实施应用；病种目录库以主索引和一级、二级、三级目录的方式逐层细化，客观反映疾病和治疗的分布规律。

2. 划分核心病种与综合病种

各地可根据病案疾病编码基础条件，选择采用医保版疾病诊断分类与代码（ICD-10）对病例进行疾病诊断组合，然后对每个疾病诊断组合按使用的医保版手术操作分类与编码（ICD-9-CM-3）技术进行分类。如同一病案中有多个手术操作分类与编码，可将各码叠加作为新的分类，最终通过对临床病案中"疾病诊断"与"治疗方式"的随机组合，穷举形成 DIP 的病种组合，奠定 DIP 目录库的基础。

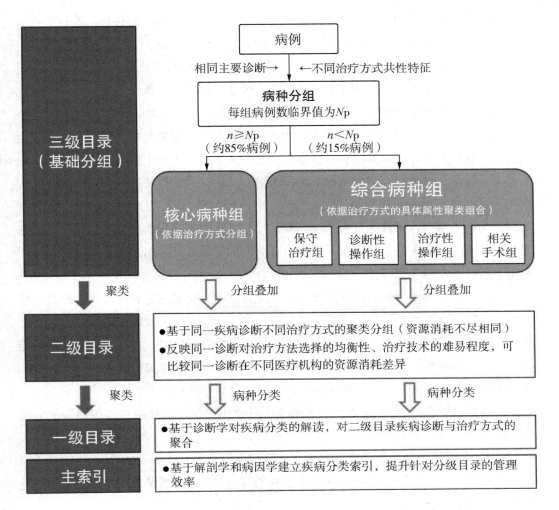

图 3-1　DIP 主目录组合

DIP 能够还原临床真实复杂的现状。在实际应用中，出院病例以"疾病诊断"与"治疗方式"客观匹配后，会形成庞大的疾病组群，病种组合的细化使得每个组合内的数据特征趋同，费用差异减小，最大限度地还原了临床现实。所有病种组合按照所包含病例数从高到低排列，具有明显的"长尾现象"，在一定病例数以下的病种组合过多会影响病种的应用效率，必须在精细应用与操作便捷之间寻找一个合适的平衡点，使得病种组合更易于分析和管理。

（1）核心病种的划分定组：确定病种组合例数需要兼顾病例入组率、病种变异系数（CV）与应用的便捷性、可比性之间的平衡。通过研究不同病种组合的分布规律，确定在具体病种下面以例数临界值的方式区分核心与综合病种，临界值之上的病种作为核心病种直接纳入 DIP 目录库，而处于临界值之下的作为综合病种再次收敛。在具体应用过程中，临界值的确定需结合当地的病案数量进行测算。

按照病例数量对 DIP 进行收敛，最终形成的目录既符合信息化应用的便捷需求，同时又可以较好地反映医疗资源的消耗成本，便于实际应用与推广。

（2）综合病种的聚类组合：处于临界值之下的综合病种对应的病例数约占总病例数的 15%。由于病种组合数量较多、组内病例数较少，导致可比性较差，需基于大数据所表现的数据特征对其进行再次聚类，其方法包括：①基于解剖学、病因学、诊断学与治疗学，明确综合病种与核心病种对应分组的共同数据特征，确定其上一层的聚类目录（即下文中所提及的"二级目录"）。②通过对聚类目录每一分组中所包含的综合病种病例进行大数据分析，按诊断与治疗方式的不同属性挖掘数据特征，筛选出符合临床数据表现的分组方式，形成综合病种的聚类组合，用于建立标准体系，将原本不可比的内容变为可比。

上述方法本质上与核心病种的分组方式没有差异，均是通过数据所呈现的共性特征对数据进行分类。差别仅在于核心病种直接将治疗方式作为分组的依据，而综合病种则因为病例数量的关系需按照治疗方式的具体属性进行分组。目前通过大数据确定的治疗方式属性包括保守治疗、诊断性操作、治疗性操作、相关手术 4 个分类，在实际应用中为简化分组方法，可按照如下方式对综合病种进行分组：

1）保守治疗组：将未包含手术及操作的组合作为保守治疗组合，按照诊断分类（ICD-10 第一位）进行聚类。

2）诊断性操作组：将操作（ICD-10 医保 V1.0 版，ICD-9-CM-3 医保 V1.0 版）属性为"诊断性操作"的组合，叠加主诊断类目（ICD-10 医保 V1.0 版前三位）进行聚类，构建诊断性操作组。

3）治疗性操作组：将操作（ICD-9-CM-3 医保 V1.0 版）属性为"治疗性操作"的组合，叠加主诊断类目（ICD-10 医保 V1.0 版前三位）形成治疗性操作组，并依据严重程度分为三个等级：Ⅲ级包含呼吸机、气管插管、临时起搏器、中心静脉压监测等操作，Ⅱ级包含血液透析、骨髓穿刺等操作，其他操作归入 Ⅰ级。

4）相关手术组：将操作（ICD-9-CM-3 医保 V1.0 版）属性为"手术"的组合，叠加主诊断类目（ICD-10 医保 V1.0 版前三位）聚类形成相关手术组，并进一步按手术操作所对应的复杂程度、资源消耗程度拆分为 Ⅰ、Ⅱ、Ⅲ 三个等级。综合病种以再次收敛的形式建立分组，解决了分组过细操作不便、分组过粗交叉互补严重的问题，以客观的方式直观表达综合病种的数据特征。综合病种与核心病种共同构建了 DIP 目录体系，以成熟的方法争取临床病例入组率的最大化，实现以统一标准对疾病资源消耗水平与临床实际成本的评价，增强了方法的完整性与可用性，避免病例纳入不全给医疗机构带来"上有政策、下有对策"的风险选择空间，促使医疗机构全面考虑政策变通执行的风险，保障医保支付改革的顺利推进。

（三）DIP 目录分级

同一个疾病诊断可以由疾病的不同阶段、不同严重程度和复杂性，加上个体特异性、治疗方法多样性等因素，共同对医疗资源消耗的不确定性造成直接影响。同时，政府治理对规划的要求、医保管理对支付的要求以及医院管理对运营的要求越来越精细，与之对应的病种分组目录也必须形成细分体系，不仅要有细化病种分组目录对应微观管理，也要有细化目录的聚类病种目录对应宏观调控。可利用大数据的优势，对最细化目录向上进行逐层聚类和收敛，形成一套包含三级目录的 DIP 主目录体系，满足不同的应用需求。

1. 三级目录

三级目录是基于大数据对同一诊断下不同治疗方式共性特征（相同诊断、治疗方式的资源消耗相近）的聚类组合，是 DIP 的基础目录库，其组内差异度小，用于拟合不同 DIP 的成本基线，确定支付标准，从微观角度支撑疾病按病种分值支付与个案审计。三级目录按例数维度收敛形成核心病种与综合病种，可利用 CCI 指数、疾病严重程度、肿瘤严重程度以及年龄进行校正，以更精准地还原成本。

2. 二级目录

二级目录是在三级目录基础上的聚类，是相同诊断、不同治疗方法的组合，其资源消耗不尽相同，综合反映了同一诊断对于治疗方法选择的均衡性、治疗技术的难易程度，以及在此基础上不同医疗机构资源消耗的比较。二级目录是相同诊断、不同治疗方式的收敛，保证同一诊断下的可比性，既要符合需求的客观，又要考虑治疗方式的适宜性；既不干预方法的选择，又要避免临床的过度治疗以及资源浪费。二级目录可以引导医疗机构以最适宜的技术、方法及成本对应社会需求与医保资源之间的平衡。

3. 一级目录

一级目录是基于诊断学对疾病分类的解读，与疾病诊断分类与代码（ICD-10 医保 V1.0 版）的类目（前三位）相吻合，是对二级目录疾病诊断与治疗方式的聚合，可用于建立宏观层面医保资金的预估模型，支撑医保基金全面预算管理，实现区域资源的总体调控。

（四）DIP 辅助目录

考虑到以分组的单一维度对应疾病的复杂成因与医疗服务的多元供给方式，难以精准评估医疗机构医疗服务产出的合理性，为避免出现熟悉规则的医疗机构采取有针对性的方式来争取利益最大化的现象，在主目录病种分组共性特征的基础上，DIP 建立了反映疾病严重程度与违规行为监管个性特征的辅助目录。

1. 疾病严重程度辅助目录

疾病严重程度辅助目录对应于收治患者病情的复杂程度，是基于疾病复杂性、多样性，在主目录的基础上结合次要诊断、年龄等相关因素，对病种分组内不同类型病例所反映出来的个性化规律进行挖掘，进而形成细化分类以更精准地还原成本，促进医疗机构对所收治的每一例病例资源消耗进行客观评价，从源头上降低医疗机构因利益驱动而选择患者的风险。疾病严重程度辅助目录包括 5 类。

（1）CCI 指数：在 DIP 的设计中，同一病案中有多个手术操作分类与代码时可将各码叠加作为新的分类，但对同一个病案中有多个并发症/合并症的情况没有进行处理。CCI 指数是为了解决当一个病例有多个严重程度较高的并发症/合并症时，如何更好地反映医疗成本，对病例进行精准支付的问题所构建的辅助目录。

CCI 指数通过大数据建模技术，采用大量数据拟合不同分类下病例费用随诊断数量及诊断前 4 位编码的变化关系，测定每个诊断前 4 位编码的严重程度权重值。当一个病例有多个并发症时，可以通过严重程度权重值的数学组合对本次住院的并发症/合并症进行定量描述，从而使得原本大量的并发症/合并症编码转变为病例严重程度和资源消耗的数学度量，变不可比为可比。通过 CCI 指数，可以将病例的并发症/合并症严重程度分为极严重、严重、一般和无四个等级。

（2）疾病严重程度分型辅助目录：疾病严重程度分型辅助目录可根据是否有并发症/合并症、并发症/合并症危及范围及死亡状态等疾病数据特征，将 DIP 内的病例区分为中度、重度及死亡三级疾病严重程度，客观反映疾病的复杂程度以及资源消耗水平，进一步降低组合变异系数（CV），更好地契合成本，避免交叉互补。

具体包括：①死亡病例（Ⅳ级）：死亡病例以住院天数 3 天为界分为两组，其中住院天数≤3 天的作为Ⅳ-A 级，住院天数>3 天的作为Ⅳ-B 级。②重度病例（Ⅲ级）：是除主要诊断以外，同时具有"功能衰竭、休克、菌血症、脓毒血症"等全身系统性并发症/合并症的次要诊断，且住院天数在 3 天以上的病例。③中度病例（Ⅱ级）：是除主要诊断以外，同时具有"重要器官病损+重要脏器感染"等局灶性并发症/合并症的次要诊断，且住院天数在 3 天以上的病例。

除根据以上规则已明确严重程度的病例外，将剩余病例作为Ⅰ级病例纳入"次要诊断病种辅助目录"进行评价与管理。

（3）肿瘤严重程度分型辅助目录：肿瘤严重程度分型辅助目录是针对肿瘤 DIP

的特异化校正目录，在疾病严重程度分型辅助目录的基础上叠加肿瘤转移、放化疗等将病例按照严重程度分为五级，以不同治疗方式对应的疾病发展阶段更加精准地反映疾病严重程度对资源消耗的影响。

具体包括：①死亡病例（Ⅵ级）：死亡病例以住院天数 3 天为界分为两组，其中住院天数≤3 天的作为Ⅵ-A 级，住院天数>3 天的作为Ⅵ-B 级。②放化疗病例（Ⅴ级）：肿瘤放、化疗对资源消耗有显著影响，住院总费用明显高于同 DIP 其他病例的严重病例，其中Ⅴ-A 级作为放疗严重病例，Ⅴ-B 级作为化疗严重病例。③转移病例（Ⅳ级）：肿瘤有转移或在其他部位有并发肿瘤（次要诊断中含有肿瘤的诊断，所属类目与主要诊断不同），且住院天数>3 天的病例。④重度病例（Ⅲ级）：病情较为严重，除主要诊断以外，同时具有"功能衰竭、休克、菌血症、脓毒血症"等全身系统性并发症/合并症的次要诊断，且住院天数>3 天的病例。⑤中度病例（Ⅱ级）：除主要诊断以外，同时具有"重要器官病损+重要脏器感染"等局灶性并发症/合并症的次要诊断，且住院天数>3 天的病例。

除根据以上规则已明确严重程度的病例外，将剩余肿瘤病例作为Ⅰ级病例纳入"次要诊断病种辅助目录"进行评价与管理。

（4）次要诊断病种辅助目录：将经综合评价确定为疾病严重程度较轻的病例纳入次要诊断病种辅助目录进行管理，合理评价次要诊断对病种分组内以住院天数、住院费用为表征的资源消耗的影响程度，对疾病个案进行校正，以真实地体现临床实际成本。

次要诊断病种辅助目录结合住院天数可划分为不同的级别，将住院天数≤3 天的病例作为Ⅰ-A 级；将仅有主要诊断或次要诊断与主要诊断无紧密关联的，住院天数>3 天的病例作为Ⅰ-B 级。

（5）年龄特征病种辅助目录：利用疾病与年龄之间的关系建立年龄特征病种目录，重点针对 18 岁以下及 65 岁以上病例的病种进行筛查，对个体差异、疾病严重程度等原因进行分析以确立合适的校正权重，实现基于数据特征的医保支付调节，引导医院针对患者的病情采取合理的治疗方案，从而避免推诿危重患者。

具体包括：①18 岁以下病例：大数据分析显示，儿科疾病资源消耗往往与年龄阶段有较高的关联度。按照新生儿期、婴幼儿期、学龄前期、学龄期、青春期等不同阶段的划分，对每阶段的特征病例进行识别，结合医疗资源消耗给定加权系数，客观拟合儿科疾病的成本消耗。②65 岁以上病例：老年疾病往往伴随并发症/合并症，且疾病严重程度差异性大，利用疾病严重程度辅助目录进行校正，对不同年龄段、不同严重程度的病例进行识别，结合医疗资源消耗给定加权系数，客观拟合老年疾病的成本消耗。

2. 违规行为监管辅助目录

违规行为监管辅助目录侧重于利用大数据所发现的医疗机构行为特征，建立针对违规行为的洞察发现与客观评价机制，以病案质量指数、二次入院、低标入院、超长住院以及死亡风险等指标引导医疗机构规范医疗行为，降低医疗机构组别高套、诱导住院、风险选择、分解住院的可能性，提高医疗质量。

第三节　DIP 应用概述

尽管国内 DIP 的应用发展历程并不算长，但目前医疗领域已有多个层面受其影响而迎来机遇与挑战并存的变局，包括但不限于医保支付、基金监管、医院管理等。

一、DIP 与医保付费

医保支付是 DIP 最主要的应用领域。DIP 是将医保基金"以收定支，收支平衡"的原则与付费总额控制的要求，以及疾病病种之间的相对费用权重相结合，探索出的一种以分值为焦点的新型付费方式。即将疾病病种诊断和治疗定义为"分值"：医疗机构诊疗患者不再实报实销，而是按照既定规则获得"分值"；由于一定时期内医保基金的付费总额是确定的，当医疗机构抬高"分值"数时，"分值"就会贬值，每"分值"对应的付费金额就会下降。总之，医疗机构是挣分值，医保机构是定付费金额。让分值与付费金额处于动态平衡中，可促进医疗机构规范医疗行为，使医保事业更加科学、健康和稳定地发展。世界上没有一种付费方式可以解决医疗保险付费管理中的所有问题，任何付费方式都存在自身优势与短板。所以付费方式没有最好，只有尽可能适合，医保机构和医疗机构始终在博弈中寻求制衡，DIP 也因此在不断探索磨合中得到发展和优化。

二、DIP 与成本管控

在传统的按项目付费的模式下，医院更多关注医疗行为，并未对成本管理给予足够的重视。DIP 支付方式改革，将患者费用压力转换为医院的成本压力。这种转变迫使医院必须关注医疗质量与成本管理的平衡，强化成本管理。医院应当逐步建立健全相应的管理体制机制，在确保医疗服务质量的基础上，尽可能降低运营成本，从人、财、物等多个角度进行合理的资源配置，进一步提升医院成本管理的精细化程度，维持医院健康可持续发展。

（一）对各类资源和相关配置的管控

整合现有的人力资源、物资资源和信息资源，优化相关配置，集中力量革新相关实物流程，完善体系结构，降低医疗和服务成本，是实现公立医院成本控制的最佳方法。成本是在医院工作人员从事医疗服务、教研活动等过程中发生的，其高低取决于员工的行为，因此在成本管理中也需要对相关工作人员的行为规范进行管理。

首先，调整人员结构，提升效率，优化人力资源配置，发掘人员潜力，维持产需平衡，避免人力资源浪费和短缺情况出现，实现人力资源管理"即时"性宏观把控。为此，公立医院在人力管理方面需要确保岗位设置科学规范，提高资源利用率；加强人才培养，学科骨干和带头人牵头实现整体工作流程优化；稳定现有人员队伍，保证工作的正常运行。

其次，严格控制消耗成本。可以引入管理模式中准时生产和零库存的思想，以及按需分配、按需生产、按需采购的工作流程。服务于战略目标，基于价值链，进行成本管理。差异化管理，根据需求强度、需求时间、属性和特点，制定不同的采购和管理标准，尽可能实现低成本战略。同时，对办公物资制定完善的监管机制，减少不必要的浪费。

最后，应当注意提高资产效益。可以采用生命周期的管理模式，提高相关设备的使用效益和经济效益。在购置设备前，实际调查对这一设备的需求情况，和使用后所带来的经济效益进行比较，根据实际数据的支撑，制定相关决策。在设备租赁或购买后，应当积极开展相关工作人员技术培训，确保设备发挥其最大效用。建立固定资产内部管理制度，对其进行合理配置，提高其使用率，减少闲置或浪费等情况的出现。

（二）对业务流程和工作效率的管控

针对 DIP 付费原则，制定相应的分级诊疗模式。基于 DIP 对病情复杂、严重，治疗难度大、医疗服务困难的病例予以高分值，大型综合性医院应当调整服务流程：先根据病情严重程度及治疗难度确定诊疗等级，优先诊治病症严重的患者，将轻症的病患转诊到基层医院，使患者都能及时得到相应的医治。此举不仅可以解决一窝蜂拥堵在上级医院，导致床位稀缺、就诊等待时间长等恶性循环的问题，也可以增加结算收入。另外，可以进行相关病种结构的调整，转变医疗管理理念，鼓励内科流程化、可操作化，外科微创化，鼓励引入新技术，减轻患者痛苦，进行有效治疗，增加收入。

也可以基于时间控制来降低医疗成本。应当优化流程，提高医院各科室之间的配合度，减少时间成本，提高就诊效率。也可以充分利用信息化手段，减少医患双方在排队挂号、缴费、拿药、再问诊、等待结果反馈等流程中产生的时间消耗。

对于医院而言，实际收益取决于其收入与成本之间的差额。由于在 DIP 模式下同一地区同一病种采取统一分值，因此从成本入手是提高收益最为可观的途径。有效控制病种成本最直接的方法是推行临床路径，增加管理数量，完善相关操作行为，提高覆盖面积，保证临床病种数量。合理用药，仔细检查和合理治疗，不仅可以提高医疗效率，也可以降低医疗成本，实现资源效益最大化。

三、DIP 与医院管理

DIP 付费改革的贯彻落实，必定会给我国的医院运营管理模式带来较大冲击，尤其是对于公立医院来说，日常的运营管理方式、内容与方向等都会发生各种各样的转变，从而促使医院管理逐渐迈向精细化的道路。DIP 付费改革对医院运营管理带来的影响主要可以分为三大方面，分别为发展模式、财务管理以及未来运营管理总体。

（一）对发展模式的影响

传统模式下大部分医院付费都是以项目为基础，医院只需要尽专业所能治病救人即可，而财务风险全部转移给医保。但在 DIP 付费模式下，财务风险往往需要医院与医保二者共同承担。根据近年来的耗材与药品加成不断取消等相关政策，这种传统的发展模式显然已不再适用于当前趋势。尽管能够获得部分的财政补贴资金，但是这部分资金往往是杯水车薪，医院的发展必须要依靠于自身创造盈余来实现。对于公立医院而言，最优发展模式是要有突出学科的专业性特征。具有较强运营能力的医院与科室，一方面需要对患者进行优质服务，另一方面也需要为自身创造盈余。

（二）对财务管理的影响

推进 DIP 付费将直接影响财务管理工作。在当前的财务付费模式之下，大部分医院都选择了扩张性的发展战略，医院开展的财务管理工作重心就是进一步扩大医院现有的面积与增设床位，从而获取更多经济效益。而采取 DIP 付费方式，则将使得收入院患者越多盈利越多的简单模式一去不复返。从 DIP 支付原理来看，DIP 支付需要由医保部门针对不同的疾病支付标准进行提前确认，一旦医院实际支出与标准不符，医保部门就不再额外支付，只能由医院自身承担，这就直接减少了医院的经济效益。

（三）对未来运营管理总体的影响

1. 医院内部优劣势对未来运营管理总体带来的挑战

首先，不同医院在医疗能力上具有一定差异。即便不同医院对于患者都设定了一定的费用自付门槛，但是在患者就医期间，最为关注的依旧是医生的医疗技术与医院的医疗服务质量。在 DIP 付费模式之下，如果遇到风险较高、难度较大的医疗服务，医保就会适当提高基金补偿数额，从而提高医院对各种病症进行救治的积极性。其次，不同医院在医疗效率方面也存在一定差异。在 DIP 付费模式之下，医保具有固定的拨付资金数额，医院结合自身病种总点数与实际的费率来获取医保基金补偿。因为疾病种类较为稳定，没有较大收入波动，所以医院需要适当缩短住院天数，加速床位周转，争取更多基金补偿。

2. 医院外部环境机会与威胁对未来运营管理总体带来的挑战

我国相继出台了一系列扶持 DIP 付费的政策与制度，这一改革的实行势在必行，医院必须要主动应对改革过程中可能出现的各种问题。其中首要问题就是如何获取更高的患者满意度，减少各种负面新闻，以免影响医院的正常运营管理，从而让患者更加信任医院、依赖医院。在 DIP 付费模式之下，医院想要获取更多的经济效益，一方面必须要在医院现有收入上限的基础上，做好成本控制等关键的内部控制工作；另一方面也需要认识到各种外部因素，以患者为出发点，将患者当作医院工作的中心，将评估指标设置为具体的患者满意度，从而为 DIP 付费夯实基础。

尽管 DIP 在多方面有着不俗的表现，但是在实践充分验证之前，DIP 的实施同样也存在诸多令人困扰的不确定性。找到适宜我国国情的方案并将其调整为最有利的状态，未来还有很长的路要走，我们每个人都身处这一场既急迫又漫长的求索旅途中，DIP 的未来发展与走向究竟如何，我们拭目以待。

参考文献

[1] 王媛媛. 医疗保险按病种分值付费研究［D］. 北京：中国社会科学院研究生院，2016.

[2] 张伶俐. 医保支付方式改革对医疗行为的影响研究［D］. 沈阳：沈阳药科大学，2021.

[3] 厦门医疗保障局. 喜报！厦门市在国家 DIP 支付方式改革评估工作中排名第一！［EB/OL］. ［2022-11-10］. http：//ylbz. xm. gov. cn/zwgk/ybdt/202211/t20221110_ 2701080. htm.

[4] 陈晓红，占伊扬，丁滨. DRG/DIP 医院实施指南［M］. 南京：东南大学出版社，2022.

[5] 戴小喆. 医院 DRG/DIP 成本管理——方法、场景及案例［M］. 北京：中国财政经济出版社，2021.

[6] 秦永方，韩冬青，于惠兰. DRG/DIP 病种（组）精益运营管理实操手册［M］. 北京：中国协和医科大学出版社，2021.

[7] 首都医科大学国家医疗保障研究院. DIP 目录库（1. 0 版）［EB/OL］. ［2020-11-20］. http：//www. nhsa. gov. cn/attach/0/42b0ba53d47b402ea484e64f52571da7. pdf.

[8] 首都医科大学国家医疗保障研究院. 国家医疗保障按病种分值付费（DIP）技术规范［EB/

OL]. ［2020-11-20］. http：//www. nhsa. gov. cn/attach/0/9c1a4dcb874643d7b26a66438ac2dcc4. pdf.

［9］ 傅卫，江芹，于丽华，等 . DRG 与 DIP 比较及对医疗机构的影响分析 ［J］. 中国卫生经济，2020，39（12）：13-16.

［10］ 焦之铭，王芊予，冯占春 . 我国实施按病种分值付费方式（DIP）的 SWOT 分析 ［J］. 卫生软科学，2021，35（9）：45-49.

［11］ 陈维雄，林雯琦，欧凡，等 . DIP 与临床路径对医疗资源消耗影响的实证研究 ［J］. 中国医疗保险，2021（3）：56-61.

［12］ 张计美，孟文竹 . DIP 付费对公立医院运营管理的影响探析 ［J］. 商业会计，2021（15）：103-106.

［13］ 陈文婕 . DIP 分值付费模式下的公立医院成本管控措施分析 ［J］. 知识经济，2021，580（16）：84-85.

［14］ 杨阳，张煜琪，李逸璞，等 . DIP 付费下医院绩效与成本联动管理机制的探讨 ［J］. 会计之友，2021（24）：79-84.

［15］ 于保荣 . DRG 与 DIP 的改革实践及发展内涵 ［J］. 卫生经济研究，2021，38（1）：4-9.

第四章
国际疾病分类与手术操作分类

分类是根据事物的某种外部或内在特征将事物分组、排列组合，是统计、分析的前期工作，是认识事物发展规律，研究事物本质的一种行之有效的手段。对疾病和手术操作进行分类编码是各医疗机构信息管理工作的基础。

疾病分类是根据疾病的病因、解剖部位、临床表现和病理等特性，将疾病进行排列分组，使其成为一个有序的组合。疾病分类是卫生信息领域中一个重要的学科，它集基础医学、临床医学、临床流行病学、医学英语和分类规则等方面的知识于一身，是将原始资料加工成为信息的重要工具。

第一节　国际疾病分类概述

一、疾病命名

疾病命名是给疾病起一个特定的名称，使之可以区别于其他疾病。理想的疾病名称应既能反映疾病的内在本质或外在表现的某些特点，又具有唯一性。例如急性阑尾炎，它表示了疾病的发生部位是阑尾，又表示了疾病的临床表现是急性炎症，因此很容易理解疾病的本身，也容易区别于其他疾病。

科学家一直试图将疾病名称标准化。医学术语的标准化命名历史可以追溯到1889 年，国际解剖学会成立了命名委员会。1895 年，该委员会提出了一份报告，确定了 50000 个解剖部位的名称、4500 个组织结构。这些专业术语在瑞士的 Basle 会议上被认可接受，这就是著名的 Basle Nomina Anatomica 方案。1970 年，国际医学科学组织理事会（CIOMS）开始致力于国际疾病命名法（International Nomenclature of Diseases，IND）。1975 年，IND 成为国际医学科学组织理事会和世界卫生组织（WHO）的联合项目。其主要目的是对每个疾病提供一个单一的推荐名称，这一名称应是特异的（适用于一种且只适用于一种疾病）、不含糊的、尽可能自我描述的、尽可能简单的，而且（只要可行的话）是基于原因的。许多广泛使用的、不完全符合上述标准的名称被作为同义词保留下来。IND 的意图是与国际疾病分类（International Classification of Diseases，ICD）互补，在 ICD 中尽可能优先采用 IND 的术语。截至 1992 年，已经出版的 IND 分卷有《传染病》《下呼吸道疾病》《消化系统疾病》《心血管疾病》《代谢、营养和内分泌疾病》《肾、下泌尿道和男性生殖系统疾病》和《女性生殖系统疾病》等 11 卷。近些年来，国际医疗术语标准开发组织（International Health Terminology Standards Development Organization，IHTSDO）负责管理和维护的《医学系统命名法—临床术语》（SNOMED—CT）在医学名词标准化进程中起到了积极的作用。

国内也有从事医学术语命名的组织，它是全国科学技术名词审定委员会（原名全国自然科学名词审定委员会），在其已出版的医学名词分册中有《妇产科学》《耳鼻咽喉科学》《风湿病学》《血液病学》《呼吸病学》《内分泌病学》《口腔医学》《人体解剖学》等分册，各专业的医学术语标准近几年将逐步完成，以满足医学事业发展的迫切需求。

由于地域不同、文化差异、习惯差异等因素，人们对疾病的命名并不完全理性化。在临床工作中会遇到下列情况：①一病多名：一种疾病有不同的名称，如肝豆状核变性又称威尔逊病。②随意命名：按自己意愿书写疾病名称，如将后天性直肠纵隔写成闸门综合征，将大便困难写成盆底综合征。③与国际命名含义冲突：例如在国际上，如果笼统地称颈椎病，它是包括颈椎所有的疾病，如颈椎管狭窄、颈椎管裂、颈椎突出、颈椎骨性关节炎等。而我国临床上颈椎病的特定含义是指颈椎骨性关节炎（骨质增生）。在分类中一定要了解临床的实际含义，这样才能正确分类。此外，医学史上为了铭记疾病的发现者或发生地，常以人名或地名来命名疾病，如帕金森综合征、克山病等，显然这种命名法不能反映疾病的性质。

二、疾病分类

疾病分类是根据疾病的某些特征，按照一定的规则把疾病分门别类，使其成为一个有序组合的过程。分类时采用的疾病特征，即分类标准，也称为疾病分类轴心，它可以是病因、部位、临床表现（包括症状、体征、分期、分型、性别、年龄、急慢性、发病时间等）以及病理状态。

疾病分类是为了系统分析死亡、疾病和健康状态数据，方便医院间、地区间乃至国际上的比较和交流。因此，采用统一标准的疾病分类工具就显得格外重要。

（一）疾病和手术标准命名法

1928 年，美国医学会编写的疾病和手术标准命名法（standard nomenclature of diseases and operations，SNDO）就是一个在世界医学界非常有权威性和影响力的疾病分类列表。它先后更新了五版，第五版于 1961 年出版。在我国，最早是北京协和医院在 1935 年开始参照 SNDO 做编目索引，之后其他医院也陆续使用该分类表进行疾病和手术的分类编码，一直到 1974 年才逐步结束使用。

SNDO 的疾病和手术都采用双重分类系统，每一个疾病编码分为两部分：疾病的发生部位和疾病的原因。手术也分为两部分：手术操作的部位和手术操作方式（图4-1）

```
61-      942          主动脉动脉硬化
部位     病因          部位   病因

461      16           主动脉活检
部位     操作方式       部位   操作方式
```

图 4-1　SNDO 疾病和手术编码的结构

对于肿瘤的编码，还增加两个字母，表示肿瘤动态（图4-2）。

```
640-8091. OH 胃腺癌伴转移，分化不确定

640-胃

8091- 腺癌

. O-伴转移

H-分化不确定
```

图 4-2　SNDO 肿瘤的编码结构

（二）国际疾病分类

在诸多的分类方案中，最有影响力、在我国最为普及的当属 ICD。ICD 是 WHO 要求各成员国在卫生统计中共同采用的对疾病、损伤和中毒进行编码的标准分类方法，是目前国际上通用的疾病分类方法。

ICD 是将一个疾病或一组疾病转换成字母和数字形式的代码，来实现数据储存、

检索、分析和应用，从而达到国内乃至国际上交流的目的。目前广泛使用的是国际疾病分类第十次修订版，简称 ICD-10。国际疾病分类是过去名称的沿用，现在的译名全称为"疾病和有关健康问题国际统计分类"，它涉及疾病、损伤和健康问题的分类，共 22 章内容。ICD-10 对疾病的分类采用的是线分类法，它按照疾病的病因、部位、临床表现和病理等特征建立起有序的类目体系，层层划分，每种疾病在这个类目体系中都可以找到自己的位置，并且可以充分揭示疾病的特征和彼此之间的关系。

国际疾病分类属于多轴心分类，但是通常国际疾病分类的每个层次的分类轴心只有一个。例如，第一章"某些传染病和寄生虫病"的各个类目都是以病因为分类标准，但是类目下的亚目分类，个别情况有两个分类轴心。如 A19 粟粒性结核的亚目，A19.0 至 A19.2 的分类是以部位为轴心，而这个类目的主要分类轴心却是临床表现的急慢性。

三、国际分类家族

在 ICD-9 的修订过程中，WHO 就认识到单纯的 ICD 不能满足某些特殊的需要，所以自 20 世纪 70 年代末期就开始创建分类"家族"，作为 ICD、ICF（国际功能、残疾和健康分类）和 ICHI（国际健康干预分类）等的补充。分类家族目前包含核心分类、衍生分类和相关分类三部分（图 4-3）。

1. 核心分类

包括 ICD、ICF 和 ICHI，是涵盖健康状况主要参数如死亡、疾病、功能、残疾、健康和健康干预的分类系统。WHO 核心分类是国际标准，它们已获得广泛接受并已被正式应用，并被批准和推荐为国际卫生报告的标准。它们可以用作发展或修订其他分类的模型。当然，新的 ICHI 在投入使用前还需要经历咨询、现场测试和批准的阶段。

2. 衍生分类

来源于一个或多个核心分类。衍生分类可设计为专门提供超出核心分类的其他详细信息，或者通过重排来制备它们，或来自一个或多个核心分类的项目的聚合。

在世界卫生组织国际分类家族（WHO-FIC）中，衍生分类包括基于专业的分类、ICF 或 ICD 的改编，如儿童和青年 ICF 版本（ICF CY）、国际肿瘤学疾病分类（ICD-O-3）及 ICD 在牙科和口腔医学中的应用，第 3 版（ICD-DA）。

3. 相关分类

用以描述核心分类或衍生分类未涵盖的健康或卫生系统的重要方面。相关分类是核心分类和衍生分类的补充。在 WHO-FIC 中，相关分类包括国际初级保健分类第二

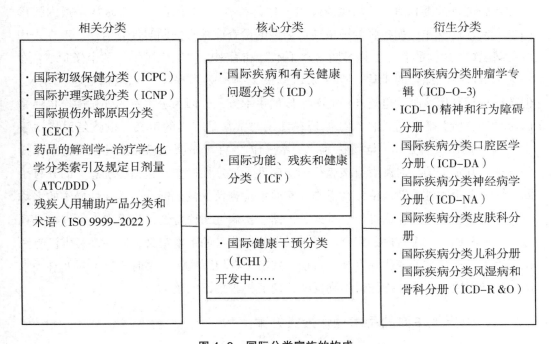

图 4-3 国际分类家族的构成

版（ICPC-2）、国际伤害原因分类（ICECI）等。

世界卫生组织国际分类家族是一套综合分类，为全世界的卫生信息提供了一种通用语言。衍生分类的中文译本目前仅有《肿瘤学》《神经病学》和《精神和行为障碍》分册。

第二节 手术操作分类概述

一、手术操作分类的定义

手术操作分类和疾病分类一样，历来都被认为是病案或卫生信息管理人员所需知识的重要组成部分，也是卫生信息管理的一项重要工作。手术操作分类的定义伴随着医学的发展，也在不断地演变、修改。早期的手术定义局限为"在手术室进行的、采用麻醉方式和利用手术刀的外科操作"，手术分类的内容也仅限于这样的"手术"名称范围。随着医学科学和现代工业的发展，新的医疗器械层出不穷，医生们利用器械对疾病进行检查和治疗，从而演绎出"医疗操作"这个术语，它通常是指内科诊断性、治疗性操作，如各种内镜单纯诊断性的检查或检查的同时伴有治疗。现在采用"手术操作"这样的名称是将早期的"手术"和后来的"医疗操作"两个概念结合在一起，形成一个综合的术语。严格来讲，狭义的"手术操作"仍可沿用上述定义，但还应包括利用冷凝、电灼和激光等手段的手术方式，因为手术室的外科操作仍然是医院管理者所关心的重要内容。但现在使用的常常是广义的定义，也就是说将"手术"和"操作"合并在一起统称为"手术操作"。手术分类也就相应地演变为手术操作分类，其定义为：对患者直接施行的诊断性及治疗性操作，包括传统意义的外科手术、内科非手术性诊断或治疗性操作、实验室检查及少量对标本的诊断性操作的名称分类，是根据手术操作的部位、术式、入路、疾病性质等特性，将手术操作进行排列分组，使其成为一个有序的组合。由于长期使用狭义的手术定义，使许多医生没有意识到手术操作名称的变化和发展，致使一些医生在填写病案首页时，仅填写外科手术而内科诊断性和治疗性操作得不到反映，使资料收集不完整。

二、世界上主要的手术操作分类方案

（一）国际医疗操作分类（international classification of procedures in medicine, ICPM）

WHO 在 1978 首次出版了 ICPM。它是国际疾病分类的一个补充分类，也是国际疾病分类家族的一个重要组成部分。ICPM 的使用目的同国际疾病分类一样，主要也是用于统计、医院管理、病案资料的存储与检索。

ICPM 的设计有下列三个方面的特点：①允许那些希望对手术操作进行详细分类的人扩展该分类系统，也就是说其编码的尾部是开放性的，可根据需要自行扩展。②适用于住院患者和门诊患者的分类。③包括为了统计、管理和临床研究目的的各类操作，如探查，放射治疗，手术和其他诊断性、预防性、治疗性操作。

ICPM 两卷书的目录如下（图 4-4）：

ICPM 的第一卷除有一个类目表外，还有一个独立的索引；第二卷也有一个类目表和两个分别独立的索引，它们是第三章和第六、第七章操作名称的索引。ICPM 的一个特点是在各章编码前面都加上章号。例如，胆囊切除术是第五章的内容，因此采用 5-510，横线前的 5 表示第五章；淋巴活组织检查 1-426，横线前的 1 表示第一章。

按照 1975 年修订会议的建议和 1976 年世界卫生大会的决议 WHA29.35 [9]，WHO 于 1978 年出版了 ICPM。有少数国家采纳了这一分类，其他许多国家用其作为本国外科手术分类的基础。

```
                        第一卷
    第一章　医疗诊断操作
    第二章　实验室操作
    第四章　预防性操作
    第五章　手术操作
    第八章　其他治疗性操作
    第九章　辅助操作
                        第二卷
    第三章　医用放射学和某些用于医疗的物理学
    第六、第七章　药物、药剂和生物制品
```

图4-4　ICPM两卷书的目录

世界卫生组织疾病分类合作中心的主任们认识到WHO在最后完成和出版该分类之前有必要经过起草提案、征求意见、再次起草和进一步征求意见的过程，这对于像医学操作这样一个发展迅速的领域是不适合的。因此中心主任们建议ICPM不必和ICD第十次修订本一起修订。

1987年的专家委员会要求WHO考虑在第十次修订时至少对试行的ICPM的第5章"手术操作"的大纲加以更新。为响应这一要求和许多国家所表示的需要，秘书处做出计划并编制了一个医学操作的类目表。

该表在1989年的中心主任会议上提交给中心主任，并被认为可以作为各国对手术操作的统计出版物或报告书的指导，也有利于各国之间的比较。该表的目的是识别一些操作及一组操作并规定把它们作为开发国家分类的基础，从而改进这种分类的可比性。

（二）国际健康干预分类（international classification of health interventions，ICHI）

由于ICPM未获得与ICD-9相同的认可，自2012年起，WHO开始制定ICPM的替代品，即ICHI，形成不同国家健康干预分类比较框架，使来自不同国家、地区的全部健康干预数据可以统计比较。

ICHI设计包含了各个健康系统的成分，健康干预活动是可以测量和报告的，不能测量和报告的活动将被忽略，借各种具体干预活动的情况来影响健康政策和付费方式的制定。ICHI的设计使用了三类轴心，即目标轴心、动作轴心和措施轴心。ICHI使用字母来代表手术操作，例如代码EAA. AD. AA表示脑垂体活检。

（三）美国国际疾病分类临床修订本第三卷（ICD-9-CM-3）

早期的 ICD 并没有手术分类，所以美国在 1959 年就编辑了手术操作作为 ICD 的补充。后来 WHO 认识到各国对医疗操作分类的需求，在 1971 年组织了国际工作组，由美国医学会负责召集会议，研究比较各国的手术分类方案，编写了有关医疗操作分类系统。

1978 年，美国国家卫生统计中心（NCHS）与医疗保险和医疗补助服务中心（CMS）根据各方面的需求，组织许多学术组织，在 WHO 国际疾病分类第 9 版（ICD-9）的基础上修订和出版了 ICD-9 的临床修订本（ICD-9-CM），"临床"两字强调了它修订的内容更适用于疾病和手术操作数据报告、报表的编制及资料的比较。ICD-9-CM 共三卷，第一、二卷分别为疾病分类列表和字母索引表，完全与 ICD-9 兼容，但在第五位数上对 ICD-9 进行了扩展；第三卷则是针对手术操作分类体系设计的有关列表与索引的合订本，即美国国际疾病分类临床修订本第三卷（ICD-9-CM-3），是对 WHO 的国际医学操作分类（ICPM）的改编。2011 年之后，美国停止了对 ICD-9-CM-3 的修订。

（四）美国 ICD-10 操作编码系统（ICD-10-procedure coding system, ICD-10-PCS）

自 1979 年以来，美国一直使用 ICD-9-CM 手术操作分类系统对住院患者的手术进行分类。但因 ICD-9-CM-3 的结构所限，临床上快速出现的新技术、新手术无法进行扩展。因此，1992 年开始，由美国 CMS 出资开发了新的分类系统，这个新的系统就是 ICD-10-PCS。ICD-10-PCS 有四个特点：完整性、可扩展性、多轴心、术语标准化。ICD-10-PCS 编码结构为具有 7 个字符的字母数字组合，每个字符包含最多 34 个可能的值，每个值代表一个特定的含义。十位数字 0~9 和 24 个字母 A~H、J~N 和 P~Z 可用于每个字符。为避免与数字 0 和 1 混淆，不使用字母 O 和 I。所有手术操作分为几部分，每一部分表示一种类型（例如：内科和外科手术、产科、核医学）。代码的第一个字符代表具体的部分，第二个到第七个字符在每一部分中代表相同的内容，但在其他部分可能代表不同的内容。在整个分类系统中，第三个字符代表手术类型（例如：切除，输血，透视），其他字符提供额外的信息，如具体的身体部位和手术方法。例如，027034Z 代表经皮一根冠状动脉的药物洗脱腔内装置扩张术。

（五）最新操作术语（current procedural terminology, CPT）

在手术分类的发展史上，影响比较大而且目前美国仍在继续使用的是 CPT。CPT 是美国医学会（AMA）授权的一组用于医疗操作的代码，它是一个综合性的医学术语列表，有统一的内、外科的诊断和治疗性操作名称和代码，广泛应用于美国的医疗卫生领域，其用户有政府、医院、保险公司、软件供应商等，它使医疗技术成为医疗保健服务传输过程中的资产而不是负担。CPT 由执业医生、技术革新者和其他专家组成的独立机构，即 CPT 编辑小组，通过一个公开、透明的过程进行不断更新，因此它能与当代医学科学和技术保持同步。美国现在使用的最新版本是 2022 版，其中更新了 COVID-19 疫苗相关代码。

（六）澳大利亚操作分类系统（Australian classification of health interventions，ACHI）

ACHI 是由澳大利亚政府与医疗界合作二十多年取得的重要成就，广泛应用于澳大利亚的医疗卫生领域，其面向的用户终端有医院、保险公司、软件供应商等。用于住院患者管理、公立医院资源规划和分配、医疗质量和安全性评价等。自 1998 出版后，基本每两年更新一次，目前已更新至第 11 版，自 2019 年 7 月 1 日使用。ACHI 由 7 位数字组成，共有编码 6248 个（第 10 版），主要分类轴心是解剖部位，如阑尾切除术 30571-00 ［926］、腹腔镜下阑尾切除术 30572- ［926］。

三、ICD-9-CM-3 与 ICPM 的比较

ICD-9-CM-3 与 ICPM 的对比体现在如下几个方面：

（1）在 2011 年之前，美国每年都对 ICD-9-CM-3 进行修订和补充，保持其与临床和当代科学的同步发展。

（2）ICD-9-CM-3 是 ICPM 两卷书的合订本，包含一个类目表和一个字母索引表。

（3）在 ICD-9-CM-3 中保留了 ICPM 第五章中的所有从 01-86 的三位数编码。

（4）ICD-9-CM-3 非手术性操作中增加了"操作与介入分类"一章，编码为 00。

（5）ICD-9-CM-3 将非手术性操作从手术操作中分离出来，归入 87-99 类目"各种诊断性和治疗性操作"。

（6）ICD-9-CM-3 分类轴心以解剖部位为主，各类操作都归入各自的解剖系统。例如，胃活体组织检查归入胃的手术中，而 ICPM 将所有的活组织病理检查单独列出，归入该书的第一章。

（7）ICD-9-CM-3 分类的类目是以两位数为基础，而 ICPM 加上章号是三位数。例如，鼻部手术 ICD-9-CM-3 类目编码是 21，ICPM 类目编码是 5-21。必须加注章号才能与其他操作编码区分开来。

（8）对于 ICPM 的分类轴心不利于临床使用的部分，ICD-9-CM-3 做了调整。

ICPM 除手术外，其余各章都是以手术操作方式为轴心，其结果是将一个部位的各种操作分散至各章中，这样使用起来不方便。ICD-9-CM-3 调整的结果是把分散到各章的操作归到解剖部位之下。

（9）ICD-9-CM-3 去除了 ICPM 的章号，增加了第四位数的细目编码，从而扩展了编码容量。

根据国际经验，各国都不使用 ICPM，理由主要有：①更新不及时。人类对许多疾病有相对比较明确、一致的认识，很少变更。而对新的疾病认识发展比较缓慢，因此可以在使用较长的时间后再进行修订。但手术操作分类不同于疾病分类系统，手术操作方法日新月异，新的医疗设备不断产生和引进，新的手术操作方式不断增加，如果不经常修订分类系统，必定不能适应形势的发展，系统很快就会落伍。而 WHO 自 1978 年至今没有对 ICPM 做任何修订，这必定影响系统的先进性。②同一操作不能归类于一处。同一种操作应当归类于一处，而 ICPM 的某些操作不能遵循这个分类原则。

虽然美国在 2011 年后停止了对 ICD-9-CM-3 的修订，开始使用 ICD-10-PCS，但我国仍采用 ICD-9-CM-3，主要是因为我国医院的资料大多是采用它进行分类编码的。ICD-9-CM-3 的功能基本能够覆盖 ICPM，更适宜临床应用。国家卫生健康委员会会根据在全国收集的手术操作资料对它进行及时更新。

第三节 国际疾病与手术操作分类发展史

一、国际疾病分类的发展简史

国际疾病分类已有百年发展史，可以说，今天的国际疾病分类已不是哪一个人、哪一个国家的专著，而是世界各国专家合作的产物。百年来，它经过了 10 次修订，已经成为一个被世界各国接受的国际标准分类。

1891 年国际统计研究所组织了一个起草死亡原因分类的委员会，由耶克·伯蒂隆任主席。1893 年他在国际统计大会上提出了一个分类系统，包括三个死亡原因分类方案，第一个 44 条，第二个 99 条，第三个 161 条。这个分类系统就是最早期的 ICD。1898 年在渥太华会议上提出了"十年修订制度"，此后，ICD 的修订基本也是按照这一意见操作的。其修订情况见表 4-1。

表 4-1　国际疾病分类的修订历程

修订次数	修订年度	召开会议的国家/机构
第一次	1900	法国政府
第二次	1909	法国政府
第三次	1920	法国政府
第四次	1929	法国政府
第五次	1938	法国政府
第六次	1948	法国政府+世界卫生组织
第七次	1955	世界卫生组织
第八次	1968	世界卫生组织
第九次	1975	世界卫生组织
第十次	1993	世界卫生组织
第十一次	2019	世界卫生组织

在 ICD 的历次修订中一直强调病因为主的分类思想。值得注意的是第六次、第九次、第十次、第十一次修订。第六次修订时首次引入疾病分类，以后每次修订都更加注意疾病分类的完善和临床检索及管理的需求。第九次修订引入星剑号双重分类系统，同时标识疾病病因和临床表现，便于病因统计、医疗管理和医疗付款。第十次修订时引入字母数字混合编码，增加类目的容纳性和表达性。第十一次修订改变了原有的线性分类结构，引入本体模型，更多维度揭示疾病本质，适应数字时代的需求。可以说，ICD 的每一次修订，在内容上增补得更加详细，更能反映当时医学发展的现状，但在使用操作方面也变得更为复杂。

由于维护 ICD 的工作量极大，影响到全世界使用这一分类系统的数据库，也影响到与这一分类系统有密切关联的领域，如医疗付款结算系统。根据世界卫生组织中心主任会议的建议，今后 ICD 的修订工作将延长到 15 年甚至 30 年更新一版，以保证分类系统的稳定、持续。当然，对于国际疾病分类中的错误或由于科学发展而产生的认识变化的修订工作每年还在进行。2008 年出版的 ICD-10 第二版中文译本就是将 1997 年至 2003 年的修订内容编辑为新的版本，但仍称为 ICD-10。在 WHO 网站上，我们可以看到 ICD-10 的 2019 年修订版。

随着对更详细的病历记录和报告的需要，WHO 将 ICD 从单纯的统计框架迁移到临床分类以供统计使用，于 2018 年 6 月发布了 ICD 第 11 版，并于 2022 年 1 月 1 日正式生效。ICD-11 在我国正式使用前，还需要经过试用和推广阶段。

有的国家会根据自己的需要对国际疾病分类进行改编，但一般都不改变它的基本结构，只是在 ICD-10 编码的基础上进行扩展，如澳大利亚的国际疾病分类第十版澳洲修订本 ICD-10-AM、美国的国际疾病分类第十版临床修订本 ICD-10-CM。

截至 2021 年，WHO 在全世界设有 24 个国际分类家族合作中心（WHO-FIC CC）：阿根廷、澳大利亚、中国、古巴、法国、德国、印度、意大利、日本、科威特、墨西哥、北美、荷兰、挪威、韩国、俄罗斯、南非、泰国、英国等。每个中心都与 WHO 签订有合作内容和期限的合同。WHO 国际分类家族合作中心每年有一次中心主任会议。WHO 国际分类家族中国合作中心 1981 年正式成立，主要工作是负责有关疾病分类的中文事项，包括培训、指导、咨询、翻译，以及协助卫生行政部门收集疾病分类资料和控制资料的质量。

国家卫生健康委员会统计信息中心是负责全国卫生统计工作的行政机构，也是北京协和医院 WHO 国际分类家族中国合作中心的业务主管部门。医院的疾病分类工作基本上是按照信息中心统计处的工作规划进行的，从 1987 年 ICD-9 在全国医院中的推广应用和统计报表的修订，到 1990 年全国病案首页的制定都是直接在统计处的指导下完成的。2016 年 10 月，国家卫生健康委员会统计信息中心与北京协和医院 WHO 国际分类家族中国合作中心、中国医院协会病案专业委员会等机构联合编制的《疾病分类与代码》颁布，这是对 ICD-10 的本土化修订，它将疾病分类编码扩展到 6 位数，统一了全国的扩展编码。

二、国际疾病分类在我国应用的意义

在我国执行国际疾病分类，既有卫生行政要求，又有基层医院的实际需求，已形成了较为成熟的环境。1993 年，国家技术监督局发布了疾病分类与代码的中华人民共和国国家标准，将 ICD-9 的分类标准完全等同于国家标准。2001 年 11 月，ICD-10 被批准为我国新的国家疾病分类与代码标准，于 2002 年 6 月 1 日起生效。早在 1987 年卫生部就下文要求医院采用 ICD-9 编制医院出院患者疾病分类统计报表。目前全国县级和县级以上的医院已全部开展了 ICD 的疾病分类工作。

我国作为 WHO 的成员国，有义务执行 WHO 的有关规定，向 WHO 报送本国的卫生统计信息。WHO《关于疾病和死亡原因命名的条例》中的第二条明确指出："编制死亡和疾病统计表的会员国，应根据世界卫生大会通过的疾病、损伤和死亡原因的国际统计分类现行修订本进行编制，该分类被称为国际疾病分类。"这就是说疾病分类统计要按照国际疾病分类执行。

医院投入大量的人力物力从事疾病分类工作，主要有如下几个方面的意义：

1. 国内与国际交流

WHO 每年都要出版一本《世界卫生统计年鉴》，它根据 ICD 的分类原则收集各国死亡原因的分类资料。许多国家根据 ICD 收集和编辑本国的卫生信息，如我国每年都出版一本《中国卫生健康统计年鉴》，它包含了大量的医院住院患者的信息，包括疾病、年龄、性别等。一个国家的卫生资料是一个国家卫生状况的反映，也是卫生资源投入和卫生行政管理、决策的依据，甚至对于涉及卫生领域的厂商都是一份珍贵的资料。

随着 ICD 的影响越来越大，有的杂志、国际会议交流文章要求在涉及疾病时要有疾病的国际编码。国际疾病分类是分类的国际标准，也是各国进行卫生信息交流的基础。

2. 医疗、研究与教学病案资料的检索

如果我们承认医院病案是"宝"，病案室是一个宝库的话，那么疾病分类就是一把打开宝库的钥匙。病案除了医疗时需要参考外，还被用于教学和临床研究。对于病案的检索，医务人员常常提出的是某一具体的疾病名称，而病案工作人员则是通过疾病编码查到病案号，进而抽取出医务人员所需要的病案。在我国，医院病案首页采用的是 ICD-10 的扩展编码，可以反映出疾病更多的细节信息，能够满足临床和行政管理等的检索要求。

3. 支撑病种管理

单病种质量管理与控制是提升医疗质量的重要手段和切入点。通过病种 ICD 编码结合病案首页指标项，可以获取重要的管理数据。例如可以了解各病种住院人次、平均住院日、术前平均住院日、死亡率、例均费用、抗菌药物占比、耗材占比等，从而进行病种管理。随着 DRG 统计工具的应用，在 ICD 编码的基础上结合手术操作编码、患者的个人特征以及并发症和伴随症的综合情况对病种进行进一步分组，使病种分组能够反映疾病严重程度，使资源消耗可量化，增加了组间可比性，即通过 DRG 系统工具可以达到更加深入的病种管理。目前，医院管理中广泛采用收治病种数量、DRGs 组数、CMI 指标等反映医院的疾病诊治能力，用 ICD 低风险病种患者住院死亡率、DRGs 低风险组患者住院死亡率、手术患者术后并发症发生例数和发生率等指标来反映医疗质量和安全状况。因此，疾病分类已成为医院重点学科建设评估、医疗服务能力评价、三级医院评审、医院绩效考核和医疗付款管理等工作的重要支撑部分。

三、手术操作分类的发展史

现代医学的手术分类历史可追溯到 1869 年，美国病案学会当时组织委员会制定了一个疾病命名表，它包含 1282 个疾病名称。同时，在这个疾病命名表后还附有一个手术名称列表。由于没有取得一致的意见，这项工作最终还是中断了。1874 年，一个建立在皇家医学院制定的疾病命名表基础上的疾病命名表（共 1147 个疾病名称）和一个附加的手术名称列表才正式编制出版。

在手术分类的发展史上，影响比较大而且目前仍在使用的有美国的《当前操作术语》（*Current Procedural Terminology*，简称 CPT）。现在美国使用的是 2022 版。由于每年都对它进行修订，因此这套分类系统中的手术、操作名称不断得到更新。CPT 是一个综合性的医学术语列表，有统一的内、外科的诊断和治疗性操作编码，它被广泛应用于美国医疗卫生领域。

我国早期的手术操作分类见于 1921 年北京协和医院病案科开展的手术操作编目，以解剖系统的部位和手术术式进行分类。1927 年，北京协和医院病案科结合医院临床工作情况编印了《疾病、病理情况和手术操作名称》（*Nomenclature of Diseases, Pathological Conditions and Operative Procedures*），指导医生填写疾病诊断和手术操作名称，1935 年以后以美国医学会编著的《疾病和手术标准名称》（*Standard Nomenclature of Diseases and Operations*）作为医生参照书写疾病及手术名称与病案科（室）做编目索引的依据。20 世纪 60 年代，我国很多医院的病案室均采用该书进行疾病和手术分类编目。1950 年，卫生部责成北京协和医院编写手术分类资料并由卫生部印发。1980 年，北京协和医院编写了《疾病分类和手术分类名称》，经卫生部推荐，由人民卫生出版社出版。由于手术操作更新发展较快，经过分析考察，1989 年卫生部决定采用美国国际疾病分类临床修订本第三卷（ICD-9-CM-3）作为我国统一使用的手术操作分类编码。

第四节　国际疾病分类基础知识

一、专用术语

1. 类目表

类目表指三位数编码表，位于 ICD-10 卷一第 19~85 页。

2. 内容类目表

内容类目表指四位数编码表，位于 ICD-10 卷一第 87~918 页。

3. 类目

类目指三位数编码，包括一个字母和两位数字，如 A01 伤寒和副伤寒。U 字母在 ICD-10 第 1 版中没有使用，U00-U49 用于新疾病或未知疾病的编码，U50-U99 可用于特殊的临床研究，由于 U 字母没有确定的统一意义，因此不能随意使用，需要经过国际分类家族合作中心的认定，否则将会破坏分类系统的科学性。根据 WHO 新的调整，我国在 2008 年出版的中文版国际疾病分类（ICD-10）第 2 版中正式启用"U"编码，并列入新增加的第二十二章。

在分类编码的使用中，应特别注意字母 I 和 O 的使用，因为它们和阿拉伯数字的 1 和 0 相似。

4. 亚目

亚目指四位数编码，包括一个字母、三位数字和一个小数点，如 A01.0 伤寒。

有的亚目为若干个三位数类目的共用亚目，此时无论在第一卷或第三卷中，都会列出一个表，以避免重复。例如，卷一第 216 页（图 4-5）。

上述共用亚目表表明 E10-E14 类目要在此表中选择某一个亚目编码才构成完整的编码。

5. 细目

细目指五位数编码，包括一个字母、四位数字和一个小数点，如 S02.01 顶骨开放性骨折。细目提供一个与四位数分类轴心所不同的轴心，其特异性更强。ICD-10 的第 13 章、第 19 章和第 20 章有细目的内容。其中，第 19 章中的细目用于指出骨折的开放性和闭合性，以及颅内、胸内和腹内损伤伴有及不伴有开放性伤口。在我国《疾病分类与代码》国家标准中使用到了第 19 章的细目。

6. 残余类目（剩余类目）

残余类目指亚目标题含有"其他"和"未特指"字样的亚目，如 K81.8 其他的胆囊炎、K81.9 未特指的胆囊炎。残余类目是分类那些不能归类到该类目下其他特指亚目的疾病。在 ICD-9 中，这些疾病特定分类在 .8 和 .9，因此也称 .8 和 .9 为残余类目。在 ICD-10 中，这些疾病绝大多数还是分类在 .8 和 .9，但也有例外，如 K86.1 其他的慢性胰腺炎。

7. 双重分类（星剑号分类系统）

双重分类指星号和剑号编码，剑号表明疾病的原因，星号表明疾病的临床表现。例如结核性乳突炎，用 A18.0† 表示疾病由结核杆菌所致，用 H75.0* 表明疾病的临床表现为乳突炎。星剑号分类系统的应用规则如下：

（1）ICD-10 要求剑号编码必须始终使用，星号编码是选择性使用的附加编码，

糖尿病

（E10-E14）

下列第四位数亚目用于类目 E10-E14：

.0　伴有昏迷

　　糖尿病：

- 昏迷，伴有或不伴有酮症酸中毒
- 高渗性昏迷
- 低血糖性昏迷

高血糖性昏迷 NOS

.1　伴有酮症酸中毒

　　糖尿病：

- 酸中毒
- 酮症酸中毒 ⎫ 未提及昏迷

.2†　伴有肾的并发症

　　糖尿病肾病（N08.3*）

　　毛细血管内肾小球性肾病（N08.3*）

　　基梅尔施泰因-威尔逊综合征［毛细血管间性肾小球硬化症］（N08.3*）

.3†　伴有眼的并发症

　　糖尿病：

- 白内障（H28.0*）
- 视网膜病变（H36.0*）

.4†　伴有神经的并发症

　　糖尿病：

- 肌萎缩（G73.0*）
- 自主神经病变（G99.0*）
- 单一神经病变（G59.0*）
- 多发神经病变（G63.2*）
  - 自主的（G99.0*）

.5　伴有周围循环并发症

　　糖尿病：

- 坏疽
- 周围血管病†（I79.2*）
- 溃疡

.6　伴有其他特指的并发症

　　糖尿病关节病†（M14.2*）

- 神经病性†（M14.6*）

.7　伴有多个并发症

.8　伴有未特指的并发症

.9　不伴有并发症

图 4-5　糖尿病的共用亚目

而建立星号编码的理由是剑号编码不能满足"特定专科有关的统计表"制定的要求。在我国，双重分类系统是强制性使用，即不能单独使用剑号编码，有剑号编码时，一定要附上星号编码。

（2）星剑号双重分类涉及主要编码的选择，剑号编码是明确的病因编码，作主要编码，适用于疾病统计，也适用于死亡原因统计等其他方面，这也符合 ICD 服务于疾病预防的初衷。

ICD-10 全书共有 83 个星号类目，它们出现的情况如下：

1）类目或亚目标题出现剑号和星号，说明整个类目或亚目都适用于双重分类。例如：

A17.0†结核性脑膜炎（G01*）

脑（脊）膜结核

结核性脑膜炎

说明脑（脊）膜结核的编码是 A17.0† G01*；结核性脑膜炎的编码也是 A17.0† G01*。

2）类目或亚目标题有剑号，但没有供选择的星号编码，则说明可分类于此的全部术语都服从双重分类，但它们有不同的星号编码。例如：

A18.0†骨和关节的结核

结核：

- 髋（M01.1*）
- 膝（M01.1*）
- 脊柱（M49.0*）

"骨和关节的结核"标题仅提供了剑号编码，而下面的疾病条目根据不同的部位，出现了不同的星号编码。

3）类目或亚目标题既无剑号，又没有供选择的星号编码，则说明整个亚目不服从双重分类，但个别包括术语可能是；如果是这样的话，这些术语将标有剑号以及星号编码。例如：

A54.8 其他淋球菌感染

淋球菌性：

......

- 腹膜炎†（K67.1*）
- 肺炎†（J17.0*）
- 败血症

8. 主要编码和附加编码

主要编码对应患者的主要诊断，当一个住院患者存在多个疾病时，要按有关规则选择主要诊断，详见"主要情况选择规则"。附加编码又称次要编码，指除主要编码外的其他任何编码，包括损伤中毒的外部原因编码、肿瘤的形态学编码，等等。例如，由于被犬咬伤患者出现小腿肌腱开放性伤口，主要编码为 S86.9（临床表现），附加编码为 W54.9（外因）。卡波西肉瘤的主要编码为 C46.9（部位编码），附加编码 M9140/3（形态学编码）。

9. 合并编码

当两个疾病诊断或者一个疾病诊断伴有相关的临床表现被分类到一个编码时，这个编码称为合并编码。如慢性胆囊炎伴胆石症，编码为 K80.1，不能只分别编码慢性胆囊炎 K81.1 和胆石症 K80.5。

10. 多数编码

用一个以上的编码来说明一个复杂的诊断报告的所有成分时，称为多数编码。从各方面的用途考虑，采用多数编码都有好处，但过多过细的分类必定会增加工作量。

二、符号

1. 方括号

方括号中的内容为同义词、代用词、注释短语或指示短语。例如麻痹［瘫痪］G83.9，瘫痪是麻痹的同义词；第一卷中编码 C47.8 下方括号，方括号内为指示词；第一卷中编码 O01，葡萄胎［水泡状胎块］，方括号内的词是注释短语。

2. 圆括号

圆括号中的词为辅助性的修饰词，不管它是否出现在一个诊断当中，都不影响其编码。实际上当一个诊断不含有圆括号中的修饰词时，也被假定按有此情况分类。但是当诊断的修饰词与圆括号中的内容相反时，通常就不能分类于该编码。例如锤状指（后天性）NEC M20.4。不管诊断是锤状指或是后天性锤状指，它的编码都是 M20.4。但如果指出是其他性质的锤状指，如先天性锤状指，则要查阅该主导词下是否有"先天性"的修饰词，先天性锤状指在 ICD-10 中被编码为 Q66.8。

3. 大括号

大括号只出现在第一卷中，表明括号左右两边术语的关系，一般都是一条与多条的关系，目的是减少重复。

例如：超敏感性 ⎫
　　　功能减退 ⎬迷路的
　　　功能丧失 ⎭

4. 冒号

冒号表示术语内容不完整，需要与冒号下的修饰词结合才是一个完整的诊断名称。

5. 星号与剑号（＊）（†）

参见双重分类系统。

6. 井号（#）

井号只用于第三卷索引的肿瘤表中，见肿瘤章。

7. 菱形号（◇）

菱形号只用于第三卷索引的肿瘤表中，见肿瘤章。

三、缩略语

1. NOS（not otherwise specified，其他方面未特指）

NOS 出现在第一卷，根据分类的轴心，表示四个方面中的某一种情况没有具体说明。

（1）病因未特指：如 M54.1 臂神经根炎 NOS，如果指明神经根炎是由于梅毒或是由于椎间盘脱出所致，将会有不同的编码，只有未指明病因时才会分类到 M54.1。

（2）部位未特指：如 I21.3 透壁性心肌梗死 NOS，这个诊断没有指出心肌具体的病变部位。

（3）临床表现未特指：这是广义的临床表现，它包括了疾病的临床分期、急慢性、分型等。如 B52.9 三日疟原虫疟疾 NOS，这个诊断未指明临床并发症。

（4）病理未特指：在肿瘤的形态学编码中有 NOS，以表明病理特征的一些重要信息没有标明。如 M8070/3 鳞状细胞癌 NOS，这个病理诊断没有指出鳞状细胞癌是角化的，还是非角化的，还是梭形细胞，等等。

2. NEC（not elsewhere classified，不可归类在他处者）

NEC 既出现在第一卷，也出现在第三卷。在第一卷出现的形式是全名称，在第三卷中出现是以缩略形式。NEC 的含义是如果能够分类到其他编码，则不要采用此编码。例如，第三卷中脊柱后凸，继发性 NEC M40.1，如果病案中指明是继发于结核，则应编码 A18.0† M49.0＊。NOS 和 NEC 实际上都提示资料不完整，需要进一步地在病案中查找。

四、主导词的选择

疾病分类编码的查找方法分为三个步骤，首先要确定主导词，相当于在图书馆中检索图书时所用的"主题词"，其次是在第三卷索引中查找编码，最后是在第一卷中核对编码。对于肿瘤的编码查找，由于它具有部位编码和形态学编码，查找方法略有不同（详见肿瘤章）。

主导词指第三卷索引中的黑体字词，它的确定是查找过程中最重要的一步，其选择方法如下：

（1）疾病的主导词主要是由疾病诊断中的临床表现担任，常常被置于诊断术语的尾部。

例如：日光性皮炎　　慢性会厌炎

　　　胆囊扩张　　子宫直肠瘘

（2）疾病的病因常常可以作为主导词，但细菌、病毒虽然是病因，也是主导词，但常常还要以临床表现为主导词。

例如：结核性脑膜炎　　梅毒性心肌炎　　风湿性心脏病

　　　细菌性肺炎　　病毒性肝炎

上述前三个疾病可以将病因作为主导词，后两个疾病只能以临床表现为主导词。有时以病因作为主导词，查找时往往不够准确，反而不如以临床表现作为主导词更为便捷。如酒精性肝炎，以酒精为主导词查找，只能查到酒精肝 K70.9。而酒精导致的肝病可分为酒精性脂肪肝 K70.0、酒精性肝炎 K70.1、酒精性肝纤维化 K70.2、酒精性肝硬变 K70.3、酒精性肝衰竭 K70.4。由此可见，多数情况下，以临床表现作为主导词查找编码更方便。

（3）以人名、地名命名的疾病（包括综合征），可以直接查找。英文以该国发音为准进行汉字翻译。

例如：克山病　　阿尔卑斯山病

　　　里特病　　马方综合征

（4）"综合征"可以作为主导词，但其下的修饰词不含有人名和地名。

例如：成人呼吸窘迫综合征　　胫前综合征　　胸出口综合征

（5）以"病"结尾的诊断名称，首先要按去除明显的修饰词的全名称来查找，如果查不到，以"病"作为主导词。

例如：角化病　　周围神经病（"周围"是明显的修饰词）

　　　甲状旁腺病　　滑膜病　　结肠病

"心肌病"以全称查编码是 I42.9，归类于未特指病因和类型的心肌病；而如果查"病，心肌（另见变性，心肌）"，编码为 I51.5，归类到心肌变性。可见两种查法的结果是不同的。

（6）第十五章"妊娠、分娩和产褥期"主要是对其并发症的分类，从时间上可分为三个阶段，妊娠阶段的并发症主要以"妊娠"为主导词，分娩阶段的并发症主要以"分娩"为主导词，产后阶段的并发症主要以"产褥期"为主导词。除上述三个主要主导词之外，其他主导词也可以查到相同的编码，但不如上述三个主导词收集的修饰词那样集中。

例如：产褥期脑出血，查：产褥期，出血，脑。

（7）损伤如果指明了类型，如脱位、撕裂，就要以损伤的类型作为主导词。如果指出的是"砍伤""穿刺伤"等开放性的损伤，要以"伤口"为主导词。没有指出任何类型的，以"损伤"为主导词。

例如：头部枪伤，查：伤口，头部。

眼损伤，查：损伤，眼。

（8）部位一般都不能作为主导词，但是当部位这个词作为被修饰词时，可以作为主导词。例如鸡胸、马蹄形肾、内翻髋、游走性睾丸。习惯上，我们将内翻髋称为髋内翻，游走性睾丸称为睾丸游走，这主要是中文与英文的差别。

当使用上述方法仍查不到编码，需要结合医学知识合理变通，用变通后的主导词查找，但得到的编码是否正确需回到第一卷认真核对后再做决定。如先天性无子宫，查主导词"缺失"。

在第三卷索引中有三部分索引，三个索引的主导词都有自己的特点。第一部分索引为疾病和损伤性质索引，主导词的主要特点是采用医学术语，多以名词或形容词出现，一般是以疾病临床表现的词汇作主导词，例如结核病、感染、溃疡等；第二部分索引是损伤和中毒的外部原因索引，主导词主要是以非医学术语为主，多以动词或名词为主导词，例如绊倒、跌落、发射、加害等；第三部分索引是一个药物和化学制剂表，主导词采用药物或化学制剂的名称，例如防冻剂、地巴唑、敌菌丹等。

五、在第三卷索引中查找编码

（一）ICD-10 第三卷索引的内容、结构与编排方法

1. 第三卷索引的内容和结构

见图 4-6。

```
前言

索引中容易误读的汉字

疾病和损伤性质的字母顺序索引（第一个索引）

损伤的外部原因索引（第二个索引）

药物和化学制剂表索引（第三个索引）
```

图 4-6　第三卷索引的内容和结构

前言中包含了一些简单的说明，索引中容易误读的汉字专门列了一张表，由于索引先将名称用汉语拼音拼写出来，然后按英文字母的顺序排列（汉语拼音-英文字母顺序排列），因此读错音将容易导致查不到编码的结果。例如，贲（贲门）正音为（ben），误读音为（pen），两个词的位置相差近 600 页。

疾病编码、损伤性质和肿瘤的形态学编码都要在第一个索引中查找获得，损伤的外部原因编码要在第二个索引中查找获得，中毒的外因以及第十九章的中毒外因后果的编码都可以在第三个索引中查找获得。三个索引都是独立的索引，每个索引都有首字拼音和笔画的检字表。

2. 索引的排列方法

第三卷的三个索引的编排方法一致，总的原则是按汉语拼音-英文字母的顺序排列。排列时分不同层次，首先是主导词一级的排列，例如，阑尾炎（lanweiyan）、滴虫病（dichongbing）、贫血（pinxue）、阑尾周围炎（lanweizhouweiyan）、品他病（pintabing），它们在索引中的顺序是：

滴虫病（dichongbing）

阑尾炎（lanweiyan）

阑尾周围炎（lanweizhouweiyan）

贫血（pinxue）

品他病（pintabing）

如果主导词的第一个字的拼音完全相同，则比较第二个字的拼音，依此类推。如果字同音不同，则按四声的阴平（第一声）、阳平（第二声）、上声（第三声）、去声（第四声）顺序排列。如果音同声也同，则按笔画多少排列，以从少到多为顺序。

一个主导词下的内容与其他主导词没有从属和修饰关系。在一个主导词下可包括若干个修饰词，根据它们与主导词的关系逐层排列，这种分层是以"—"为标准的。我们可以将有多少个"—"称为第几层（或级）。第一级下属的其他各级与其他第一级没有从属和修饰关系。每一级都代表前面一级的内容。

例如：聋

—伴有蓝巩膜和骨脆症

—传导性

— —单侧

— —双侧

— —和感音神经性，混合的

— — —单侧

— — —双侧

—低频率

—耳毒性

第一个"—"表示主导词的内容，即"聋"，第二个"—"表示最邻近的前面一个"—"的内容。"— —单侧"可以写成：聋，传导性，和感音神经性，混合的，单侧。一般来讲，要将这个索引性的诊断读成通俗的诊断，要反着读，以读通为准。这个诊断就可以读成：单侧传导和感音神经混合性聋。在实际编码工作中，也必须将临床诊断在头脑中加工形成索引形式的诊断，这样才能顺利查找。

在主导词下的排列也有不按汉语拼音-英文字母的顺序排列的例外，有如下几条：

数字顺序 1，2，3…；Ⅰ，Ⅱ，Ⅲ…；一、二、三……。它们按大小排列。

希腊字母按 α、β、γ…顺序排列。

符号顺序：按短线"-"、逗号","、隔音号"'"、半圆括号"（"顺序排列。

表明程度的顺序：轻、中、重；低、中、高；早期、晚期；急性、亚急性、慢性。

上述四条在同级排列中优先于其他汉字排列，例如：

阑尾炎

—急性

— —伴有

— — —穿孔、腹膜炎或破裂

— — —腹膜脓肿

—亚急性

—慢性

—阿米巴

—伴有

— —穿孔、腹膜炎或破裂

— —腹膜脓肿

（二）在索引中查找编码

首先识别疾病诊断的类型，在三个索引中选定适当的索引进行查找。

1. 主导词的查找

在索引中，主导词的查找方法有三种：

（1）首字笔画查找法：在每个索引开始都有一个"主导词首字笔画检字表"，用首字笔画检索可以确定相应的页码。例如：阑（尾炎）字 12 画在第一部分的"主导词首字笔画检字表"中可查到位于索引的 592 页。但这只能确定第一个字的位置，如果不按拼音查找，其他字还要无序地翻查。

（2）首字拼音查找法：类似于首字笔画查找法，也可以在每个索引表前找到一个"主导词首字汉语拼音音节索引表"，同样也只能确定首字的位置。

（3）书眉拼音查找法：在索引中每页的上端都有一长线，线上标明是第几部分索引，第几页，而且列有本页出现的主导词首字及首字的汉语拼音。采用此法，很容易确定整个主导词的位置，而不仅仅是首字的位置。一旦没有查到某个假定的主导词，也可以肯定该词不能作为主导词。

2. 编码的查找

索引中主导词位于栏目的最左侧，在它们下面有缩排进不同水平的修饰词或限定词。按照汉语拼音-英文字母的排列顺序在主导词下面找到相应的修饰词，即可找到编码。应注意以下三点：

（1）阅读并遵循主导词下面注释的指导。

（2）要阅读主导词后面圆括号内的修饰词，阅读主导词下面缩排的修饰词，直到诊断表达的所有信息都被考虑了为止。当查找到的编码不能反映诊断中的重要信息时，建议对该主导词下的所有修饰词再详细阅读。

（3）仔细追随在索引中遇到的交叉索引，即"见"和"另见"。

在查找编码的过程中，常常会遇到"见"与"另见"的指示，它们有如下意义。

"见"：在主导词之后出现"见"有两种情况，第一种情况是"见"后跟着"情况"两字，如果下面没有任何修饰词，则表示主导词确定错误，必须另行选择，例如扁桃体炎，查扁桃体的-见情况。"见情况"指示这个主导词选择不对，要根据诊断提示的疾病情况重新确定主导词。另一种情况是"见"后跟着一个主导词，表示要按所提供的主导词查找。例如不平衡-见失衡。

"另见"：在主导词之后出现"另见"也有两种情况，第一种是"另见"后跟着

"情况"，这时主导词下通常都有修饰词，在确定所有的修饰词都不适用的情况下，表明主导词选择不合适，需要另行选择。如膜－另见情况，其下有若干个修饰词，如果是玻璃体膜，就可以得到编码；如果是腹膜的疾病，则哪一个修饰词都不合适，必须重新选择主导词。另一种情况是"另见"后跟着一个主导词，这时主导词下也有修饰词，首先还是要确定修饰词是否适用。如果不适用，表明主导词选择不合适，这时才要按所提供的主导词查找。例如脑脊髓炎（另见脑炎）。如果是出血性脑脊髓炎，就不能在这个主导词下获得编码，而要查脑炎（出血性）才能得到。

索引中肿瘤形态学后跟随的"见"或"另见肿瘤……"有时是指示到肿瘤表中查找肿瘤的部位编码。

六、在第一卷中核对编码

（一）ICD-10 第一卷的内容与编排方法

1. ICD-10 第一卷的内容

见图 4-7。

```
前言

致谢

世界卫生组织国际分类家族合作中心

国际疾病分类第十次国际修订会议报告

三位数类目表

内容类目表和四位数亚目

肿瘤的形态学（M800-M998）

死亡和疾病的特殊类目表

定义

关于命名的条例
```

图 4-7　ICD-10 第一卷的内容

在 ICD-10 第一卷中，我们经常要使用的是内容类目表和四位数亚目、肿瘤形态学。这两部分编码的编排方法是首先按照英文字母的顺序，然后是按数字的大小顺序排列，因此很容易确定一个编码在第一卷中的位置。

2. 特殊组合章

ICD-10 共计有 22 章。其中，除按解剖系统分类的各章外，余者是特殊组合章。特殊组合章有按某一特定阶段（时期）组成的章节，如第十五章"妊娠、分娩和产褥期"；也有按某种特定的疾病分类，如第二章"肿瘤"；甚至还有按症状、体征来分类的，如第十八章"症状、体征和临床实验室异常所见，不可分类于他处者"；但主要还是以病因分类的章节。特殊组合章有以下几种不同的分类顺序。

（1）强烈优先分类章：如第十五章"妊娠、分娩和产褥期"，不管同时伴随有任何其他疾病，只要是向产科求医，就要分类到本章中。必要时，其他章的疾病编码只能作为附加编码。第十六章"起源于围生期的某些情况"也属于强烈优先分类章。

（2）一般优先分类章：包括第一章"某些传染病和寄生虫病"、第二章"肿瘤"、第五章"精神和行为障碍"、第十七章"先天畸形、变形和染色体异常"和第十九章"损伤、中毒和外因的某些其他后果"。

上述这些章在分类时，通常优先于其他章。例如，传染病作为疾病的病因时，往往会引起一些临床症状，涉及身体的某个系统，这时分类要么是采用星剑号编码，要么干脆只有第一章的编码，淋病奈瑟菌性尿道炎 A54.0 就是例子。

（3）最后分类章：如第十八章"症状、体征和临床与实验室异常所见，不可归类于他处者"和第二十一章"影响健康状态和与保健机构接触的因素"。这两章内所列出的疾病情况在有明确的病因或有其他疾病情况时，它们的编码只作为附加编码。

（4）附加编码章：如第二十章"疾病和死亡的外因"。ICD-10 中由于疾病本身的情况已分类于第十九章，因此在统计时要将此章的编码除外，否则损伤和中毒患者将会重复计数，导致出院患者总数大于实际人数。

（二）在卷一中核对编码

通过索引得到的编码，必须要在第一卷中进行核对。核对第一卷中该编码下的"包括"和"不包括"的注释及指示性说明。一般来讲，没有"不包括"的指示表示编码是正确的。"不包括"的注释往往可以帮助我们得到正确的编码。例如创伤性椎间盘移位，以"移位"为主导词获得的编码是 M51.2。核对第一卷时在 M50-M54 下有注释，不包括近期损伤，并指示要按脊柱损伤编码。再以"脱位"为主导词，得到的编码是 T09.2。

类目表将性质相同或相关的疾病排列在一起，当编码人员在类目表中核对编码时，可能会发现一个更具特异性的代码。例如，查找"苦瓠（hù）子中毒"时，在"疾病和损伤性质的字母顺序索引"中的主导词"中毒 [1]"下没有发现"苦瓠子"，如果用"有毒食物"作修饰词，会得到编码 T62.8。"苦瓠子中毒"属于有毒植物引起的食物中毒，核对类目表，T62.2 才是正确的编码，能够更充分地表达"苦瓠子中毒"的特点，具有最高水平的特异性，见图 4-8。

第一卷中在章、节、类目和亚目下有"包括"和"不包括"等注释。"包括"注释为某一范围之类目或一个三位数类目中的全部亚目所共有的一般诊断性描述，在

T62	摄入食物中其他有害物质的毒性效应
T62.0	摄入蘑菇类的毒性效应
T62.1	摄入浆果类的毒性效应
T62.2	摄入其他植物（或植物的某些部分）的毒性效应
T62.8	摄入食物中其他特指有害物质的毒性效应
T62.9	摄入食物中未特指的有害物质的毒性效应

图 4-8　T62 的分类

章、节、类目下具有提示分类的意义。"不包括"注释出现在某些黑标题后，虽然黑标题的名称可能建议把它们分类于此，但事实上这些诊断应分类于他处，具有必须参照执行的意义。例如胃溃疡 K25 中的"包括"和"不包括"注释。第一卷中的指示性说明，编码时亦不容忽视。例如第一卷中特指的癫痫综合征，G40.5 下的"如系药物诱发者，需要时，使用附加外因编码标明药物"。

七、病案编码的操作程序

实际工作中的病案编码，绝不是仅仅面对疾病诊断名称。疾病分类编码实质上是对患者病情的诊断信息进行加工，编码时必须阅读病案，了解患者疾病诊断的实际内涵，加工成 ICD 编码，以利于资料的检索、统计和分析等。

编码操作程序包括分析病案、查找编码两个步骤。编码人员对病案资料的分析，最低限度应当包括病案首页、出院摘要、手术记录、任何被切除组织的病理组织学报告等。根据具体病案的情况，其他可能涉及的资料还有：①微生物检验报告，例如鉴别细菌或病毒引起的感染；②CT、MRI、EGC 等相关的检查报告；③既往住院情况，例如糖尿病的类型或肿瘤的形态，等等。

（一）分析病案

尽管医生在病案首页中填写了与编码有关的专门字段信息，如主要诊断、其他诊断、损伤中毒的外部原因、病理诊断等，但病案首页上的诊断名称并不总是包含保证编码特异性的足够信息。例如，医生可能在病案首页出院诊断一栏填写"肺炎"，由于该描述缺乏特异性信息，编码员仅依赖病案首页不能准确编码。ICD-10 中 J12-J18 一节是各种病原体导致肺炎的编码，因此编码员需要仔细阅读病案，看是否有痰涂片或细菌培养等微生物检验报告提供肺炎的具体病因，并与医生沟通，由医生在病历中记录其病因情况，编码员在此基础上才能根据肺炎的类型进行正确编码。

医生在病案首页上填写出院诊断时，有时可能会遗漏住院期间处理的其他诊断。编码员在分析病案时，可辅助医生核对主要诊断选择是否正确、其他诊断是否有遗漏，从而保证病案首页是真实医疗过程的浓缩，编码人员可以真实地、准确地还原医疗过程。

（二）查找编码

编码查找的具体步骤和方法参见本节第五部分。需要提醒的是，在编码中如果遇到有 NOS、NEC 或者编码是 .9，都说明疾病资料不够完整。此时，编码员一定要仔细深入地阅读病案中的特定资料，甚至整份病案，并与医生沟通，尽量做到每份病案的编码都精准反映实际情况，不遗漏任何特异性的信息。

八、基本编码规则

基本编码规则是对整个分类系统而言，如果是对某一章或某一种情况的特殊编码规则，将出现在各章的解释中。

（一）主要诊断的选择

ICD-10 沿用了历史上使用的"国际疾病分类"这一名称，实际上它的英文是 International Statistical Classification of Diseases and Related Health Problems 10th Revision，译为"疾病和有关健康问题的国际统计分类"。从名称上看，它是一个统计分类，疾病和死因统计是分类的根本目标。从事疾病分类工作首先要坚持国际的基本准则，在各国都遵循原则的前提下，疾病分类的数据才有国际交流、比较的意义。主要诊断选择规则就是根据国际的统计目标制定的，为反映人群各类疾病发生和流行频度及数量特征的统计提供标准的、统一的数据。从疾病统计中可以认识某类疾病发生、流行的规律性及对居民健康和劳动力的影响程度。它能较全面地反映人群的健康水平，为编制保健计划、评价防治措施效果提供科学依据。

疾病编码主要针对病案首页中出院诊断栏目的主要诊断和其他诊断，按照国家卫生计生委 2016 年 6 月颁布的《住院病案首页数据填写质量规范（暂行）》的规定执行。病案首页中的主要诊断和其他诊断填写由临床医生完成。编码人员根据临床医生的临床诊断进行分类，将临床诊断转化为分类名称及编码，再根据不同的行政要求上报疾病数据。

（二）其他诊断

病案首页中的出院诊断包括主要诊断和其他诊断，这里其他诊断是患者住院时并存的、后来发生的或是影响所接受的治疗和（或）住院时间的疾病。按照国家卫生计生委 2016 年 6 月颁布的《住院病案首页数据填写质量规范（暂行）》的规定，对于"入院前及住院期间与主要疾病相关的并发症；现病史中涉及的疾病和临床表现；住院期间新发生或新发现的疾病和异常所见；对本次住院诊治及预后有影响的既往疾病"要列入其他诊断，同时给予编码；对于不影响治疗的已治愈疾病或者某些已知病因的轻微临床表现可以不进行编码。另外，医院也可以根据医疗行政和科学研究的需求增加编码内容。

（三）编码级别

ICD-10 本身有类目、亚目和细目之分，如果有亚目，必须编码至亚目一级，例如甲状腺炎不可以只编码于三位数类目的 E06，而必须编码于第四位数亚目的 E06.9，未特指的甲状腺炎。在临床病案中，为满足医院的医疗、研究、教学、管理及医疗付款等方面需要，我国医院多使用六位数编码，但医院住院患者的统计报表不受六位数编码的影响。为实现统计之外的其他方面信息交流，北京协和医院病案科刘爱民教授牵头制定的国家标准《GB/T 14396—2016 疾病分类与代码》，在 ICD-10 四位数编码的基础上拓展到六位数编码，增加编码的特异性，应用于临床数据管理。

（四）慢性疾病急性发作

慢性疾病的急性发作，原则上是按急性编码，可以将慢性疾病作为选择性附加编码。例如慢性胆囊炎急性发作，编码为 K81.0 K81.1。但对于一些在治疗中没有其他特异性治疗的，仍将按慢性病编码，例如慢性肾炎急性发作，按慢性肾炎编码。在索引中，少数慢性疾病的急性发作有特别说明，按说明编码，例如慢性阻塞性肺病急性加重（索引 111 页）中明确指出编码于 J44.1，是一个专为其设定的编码，还是归属于慢性。

（五）怀疑诊断

在患者出院时仍不能做出肯定的疾病诊断时，有两种处理方式：

（1）只有一个怀疑诊断时，要假定为实际情况编码。例如，可疑肝炎，按肝炎编码。统计时按肝炎统计，也按肝炎报告传染病卡。在可能的情况下，特别是计算机程序中，要做一个怀疑标识，这样在处理资料时才能准确提取或剔除这些资料。此规则是基于进一步病情检查和最初的治疗都与确定诊断的诊治相似。

（2）当某一个症状或体征后跟随一个或多个怀疑诊断时，未做任何处理或只是对症处理，只编码症状、体征，怀疑诊断不编码。

例如：厌食

　　　　肝炎？

　　　　精神性？

只需编码厌食，怀疑性诊断不编码。

经检查和观察后排除了可疑的情况，且患者无须医学处理，分类于 Z03.-为可疑疾病和情况接受的医疗观察和评价。如果症状等被诊断，则不能用 Z03，而要编码诊断。例如，某患者表现为腹痛、体重减轻和排便习惯改变。由于有结肠癌家族史，患者因疑似恶性肿瘤而入院接受评估。报告的症状主要是主观的，出院时已排除肿瘤的存在，编码为 Z03.1 可疑恶性肿瘤的观察，指定附加编码 Z80.0 消化器官恶性肿瘤家族史。

（六）后遗症

后遗症（晚期效应）是疾病或损伤急性期终止后的后遗效应。后遗症的发生没有时间限制，一些后遗症在疾病早期就很明显，也有一些在最初的疾病或损伤消失后很久才出现。例如，无论挛缩和瘢痕什么时间发生，由于创伤导致的挛缩和瘢痕都属于后遗症。

在 ICD-10 中，各个后遗症的类目都有定义的说明，基本上可归纳为两点：

——医生诊断特指为后遗症或晚期效应或陈旧性或静止性或非活动性的疾病。如非活动性肺结核。

——某些疾病在发病一年以后的残留表现。如脑炎后智力低下。

不是所有的疾病都有晚期效应。晚期效应的类目有：

B90-B94 传染病和寄生虫病的后遗症

E64.-营养不良和其他营养缺乏的后遗症

E68 营养过度后遗症

G09 中枢神经系统炎性疾病的后遗症

I69.-脑血管病后遗症

O97 直接产科原因后遗症的死亡（这是死因编码）

T90-T98 损伤、中毒和外因的其他后果的后遗症

Y85-Y89 外因的后遗症导致的疾病和死亡（外因编码）

编码原则：在医院的疾病分类中，有如下的规定：

——后遗症的类目是用来指出不复存在的情况是当前正在治疗或调查的问题的起因，编码就不强调不复存在的情况，而要优先编码后遗症的表现。如脑梗死后语言困难，要以语言困难为主要编码 R47.0，脑梗死后遗症可以作为附加编码 I69.3。此例语言困难是脑梗死所致。

——当后遗症的表现没有指出，又不能获得进一步的说明时，"……后遗症"编码可以作为主要编码。如脊髓灰质炎后遗症的编码是 B91，因为是唯一编码，也就是主要编码。

九、ICD-11 的编码

(一) 编码结构

ICD-11 的编码范围从 1A00.00 至 ZZ9Z.ZZ。共 28 章，除最后两章外，其他章节的编码都为主干码。主干码是能够单独表达和描述疾病特征的编码。第二十七章是新设的扩展码章节，扩展码不能单独使用，需与主干码进行搭配使用。每个类目标有附加的简短说明和详细说明。

ICD-11 的编码是字母数字串，范围从 1A00.00 到 ZZ9Z.ZZ。以 "X" 开头的编码表示扩展码（参见扩展码）。第三个字符位置设置为数字是为了避免出现令人难堪的单词缩写。剔除字母 "O" 和 "I"，以免与数字 "0" 和 "1" 混淆。编码结构如下：

ED1E.EE

- E 对应 "34 个字符"（0-9 和 A-Z；不包括 O，I）；
- D 对应 "24 个字符"（A-Z；不包括 O，I）；
- 1 对应 "10 个整数"（0-9）；
- 第一个 E 以 "1" 开头分配给章节（即 1 是第一章，2：第二章，……A：第十章等）。

终端字母 Y 保留给剩余类目 "其他指定"，终端字母 "Z" 保留给剩余类目 "其他未指定"。

章节由第一个字符表示。例如，1A00 是第一章中的编码，BA00 是第十一章中的编码。图 4-9 展示了 ICD-11 中一般类目和细分的部分内容。

BA62	缺血性心脏病，未说明
冠状动脉疾病（BlockL1-BA8）	
BA80	冠状动脉粥样硬化
BA80.1	冠状动脉粥样硬化自体旁路移植术
BA80.2	冠状动脉粥样硬化的非自体旁路移植术
BA80.Z	冠状动脉粥样硬化，未明确部位

图 4-9　ICD-11 类目体系示例

(二) 主干码和扩展码

主干码用来指出患者的主要健康状况，是在特定的线性组合中可单独使用的编码；扩展码与以往的概念不同，它不是在主干码的基础上扩展位数，而是作为独立的编码。ICD-11 为扩展码设置了单独的章节，要求扩展码不能单独使用，必须与主干码搭配使用，提供附加信息，从而更为翔实地描述复杂的疾病或健康状况。ICD-11 在疾病信息的精细化表达方面更具优势。

（三）编码方法

ICD-11 首次提出了簇编码的方式，即以特定的连接符联合使用两个或两个以上编码，实现对患者临床情况的全面描述。即一个健康状况可以通过应用多个编码来详细说明细节：

- 两个或两个以上的主干码。（例：码 1/码 2）
- 主干码另带有一个或多个扩展码。（例：主干码 & 扩展码 1& 扩展码 2）

通过这种方式，分类可以解决有限类别但有大量临床概念的问题。主干码通过预先组合的方式包含所有相关信息，当疾病的相关信息通过组合多个编码来描述时称为"后组配"。在 ICD-11 中，后组配编码机制所形成的编码组称为组合编码。

例如：因糖尿病昏迷住院的患者，患者为 2 型糖尿病患者。

主要情况：糖尿病性昏迷 5A23　　其他情况：2 型糖尿病 5A11

组合编码：5A23/5A11

又如：急性 ST 段抬高型心肌梗死，左前降支

疾病（编码）-急性 ST 段抬高型心肌梗死　　BA41.0

特定解剖部位 -心脏前壁　XA7RE3

特定解剖部位 -冠脉左前降支 XA7NQ7

组合编码：BA41.0&XA7RE3&XA7NQ7

以上例子中，第一个是联合使用两个主干码形成后组配，第二个是主干码与多个扩展码形成后组配。主干码之间用正斜杠（/）进行链接，而主干码与扩展码之间用和符号（&）链接。

ICD-11 是基于本体思想的架构，它采用了 SNOMED、ICF 等其他术语，提高了与其他术语体系的语义互通性，ICD-11 已从主要用于统计的分类过渡到兼备表达能力的临床术语。ICD-11 作为一种数字化产品，将一些编码规则嵌入信息化系统开发出编码工具，提高了编码的便捷性和准确性，适应了数字时代对疾病分类的需求。

第五节 手术操作分类基础知识

一、ICD-9-CM-3 的结构

ICD-9-CM-3 分为类目表和索引两个部分，索引是对类目表的重要补充，因为它包括许多具体的手术操作名称，其中有相当一部分没有被列入类目表，只有查找索引才能得到其在类目表中的位置。

1. 类目表的结构与排列

见表4-2。

表 4-2 类目表的结构与排列

章	名称	编码范围
第一章	操作和介入，不能分类于他处	00
第二章	神经系统手术	01-05
第三章	内分泌系统手术	06-07
第四章	眼部手术	08-16
第五章	其他各类诊断性和治疗性操作	17
第六章	耳部手术	18-20
第七章	鼻、口、咽部手术	21-29
第八章	呼吸系统手术	30-34
第九章	心血管系统手术	35-39
第十章	造血和淋巴系统手术	40-41
第十一章	消化系统手术	42-54
第十二章	泌尿系统手术	55-59
第十三章	男性生殖器官手术	60-64
第十四章	女性生殖器官手术	65-71
第十五章	产科操作	72-75
第十六章	肌肉骨骼系统手术	76-84
第十七章	体被系统手术	85-86
第十八章	其他诊断性和治疗性操作	87-99

类目表共分为十八章，除第一章、第五章和第十八章外，其他各章是按解剖系统分类，按编码的大小顺序排列。由于 ICD-9-CM-3 每年都做更新，因此最新一些操作如介入治疗、内镜检查与治疗等均收录其中，能够反映最新的临床检查与治疗性操作。

2. 汉语拼音字母顺序索引

（1）以人名命名的手术名称有交叉索引，其编码放在英文条目下。

例如：　　　Almoor 手术（颞骨岩部外引流）20.22

　　　　　　阿尔穆手术

（2）以人名命名的手术名称。如 Abbe、Adams 等均放在字母顺序索引的最前面。

（3）索引按汉语拼音英文字母顺序排列，每页书眉标有汉语拼音及其包含的汉字，指引读者查找索引。

（4）排列方法：在索引中，主导词用黑体表示。所谓主导词，也就是主题词，它是各类手术操作的最重要表达语词。索引的排列方法如下：

1）先按主导词首字汉语拼音顺序排列。如果主导词首字的拼音完全相同，则比较第二个字的拼音，以此类推；如果拼音是同音，则按四声的先后排列；如果同音同调，则按汉字的笔画多少排序，少的在前；如果同音同调，笔画也一样多，则随意选择先后排列。

2）主导词下先按"一级"的汉语拼音顺序排列：所谓一级是指主导语下仅有一个"—"的名词术语。其排列次序按汉语拼音顺序。例如：

扫描

— C.A.T（计算机轴向 X 线断层摄影术）

— C.T. —见扫描，C.A.T

—肝

—计算机轴向 X 线断层摄影术（C.A.T）

—镓—见扫描，放射性同位素

—肾

—正电子 X 线断层摄影术（PET）

3）一级下属的次级及更细次级的排列顺序只能在同一级范围内进行，例如：

扫描

— C.A.T（计算机轴向 X 线断层摄影术）

— —伴计算机辅助手术

— —腹

— —骨

— — —矿物质

— —脑

— —肾

— C. T. —见扫描，C. A. T

—放射性同位素

— —肠

— —肠（注：肠有两个不同的英文词，编码是相同的）

— —垂体

—肝

—计算机轴向 X 线断层摄影术（C. A. T）

—镓—见扫描，放射性同位素

—肾

—正电子 X 线断层摄影术（PET）

3. ICD-9-CM-3 的符号、术语及缩略语

ICD-9-CM-3 一书中采用了许多与 ICD-9 一致的符号、术语和缩略语，如方括号、圆括号、大括号、见、另见、NOS、NEC 等，它们的功能和 ICD-9 一致。下面列出一些有区别的或特有的术语、缩略语。

（1）类目、亚目和细目：ICD-9-CM-3 也有类目、亚目和细目的术语，但与疾病分类 ICD-10 不同的是，类目是指两位数编码，亚目指三位数编码，细目指四位数编码。除少数没有细目条目者编码至亚目外，其余的应编码至细目。

例如：　　类目 07，其他内分泌腺手术

　　　　　亚目 07.0，肾上腺区的探查手术

　　　　　细目 07.00，肾上腺区的探查术 NOS

当手术名称是肾上腺区的探查术，又没有其他特指时，要编码到 07.00，不能编码于 07.0 亚目。

（2）NOS 和 NEC：NOS 和 NEC 在类目表中均有出现，索引中也使用了 NEC，但很少使用 NOS。其含义与疾病分类 ICD-10 中的一样。例如，类目表中 64.5 性转换手术有 NOS；78.8 骨的诊断性操作有 NEC。

（3）另编码（code also）：在类目表中经常可见到"另编码：任何同时进行的操作"。这时如果确定做了某一操作，那就应该再编一个手术码。例如，回肠代膀胱手术，实际上是由膀胱再造术 57.87 和 45.51 回肠部分切除用于间置术这两个手术所构

成的。所以在核对类目表时，就能得到"另编码"的指示，有时索引中可一次提供两个编码。

（4）省略编码（omit code）：在索引中有时会遇到省略编码的指示，其意义是当某一手术只是手术中的一个先行步骤时，不必编码。例如，行阑尾切除术，因为剖腹的目的只是为了切除阑尾，所以剖腹术就不必编码了。

二、ICD-9-CM-3 编码操作方法

1. ICD-9-CM-3 编码操作步骤

手术编码操作步骤与疾病编码步骤相同。第一步是确定主导词，第二步是查找索引，第三步是核对编码。

（1）确定主导词：主导词通常是所进行手术操作的类型，常见主导词的形式及确定方法有三种：

1）一般以手术方式或操作方法为主导词，它们通常位于操作术语的尾部。

例如：　　　食管胃<u>吻合术</u>　　　　胸脓肿<u>抽吸术</u>

结肠<u>活组织检查</u>　　　动脉<u>结扎术</u>

2）手术部位结合手术方式，如切开术、切除术、造影术、成形术、缝合术、××镜检查等，常常可以按全名称直接查找。

例如：　　<u>胃切除术</u>　　　<u>胃切开术</u>

<u>膀胱镜检查</u>　　<u>肾成形术</u>

3）以英文专有名词（人名）或音译名命名的手术，可以直接查人名，也可以以手术方式查找，部分还可以直接以手术为主导词查找。

例如：　　<u>Davis 手术</u>（插管输尿管切开术）56.2

<u>输尿管切开术</u> 56.2

<u>手术</u>-戴维斯（Davis）（插管输尿管切开术）56.2

上述三种方法所查找的结果都是相同的，但并不是每个操作都可以这样查。由于 ICD-9-CM-3 交叉索引不如 ICD-9 索引做得广泛，因此当某种方法查不到时，需要试着采用其他方法去查找。

选择主导词是手术编码的关键，要求编码员要不断积累工作经验，并对手术方式有所了解。如果有可能，掌握一定程度的医学英语对于主导词的选择也会有所帮助，因为我们使用的中文译本完全按英文词来排列主导词，如果根据中文习惯，很可能会被分解。例如，"胃切除术 gastrectomy""胃切开术 gastrotomy""胆囊切除术 cholecystectomy""胆囊切开术 cholecystotomy"都是作为整体词。掌握手术词的构成，如词根

ectomy 是切除术，otomy 是切开术，结合词干，也就是部位，就可以直接构成手术操作的主导词。

（2）通过索引查找编码：手术编码索引查找方法，参见"汉语拼音字母顺序索引"。

（3）在类目表中核对编码：这一过程要注意章、节、类目或亚目中的"注释""包括"与"不包括"等解释。它有可能提示手术操作编码的改变。例如，产科的直肠修补术，如果在查找时没有注意到产科的修饰语，得到的编码是 48.79，核对这个编码可获得提示，其"不包括"的注释指出产科的直接修补术应分类至 75.62。

2. 常见的主导词转换

（1）切开术：切开的目的一般为引流术、异物取出术、探查术、减压术、穿刺术、切断术、取出术、清除术、脓肿去除术和血肿去除术等，当用切开术为主导词查不到编码时，可以按照具体手术目的转换成这里的其他适当术式作为主导词查找。

（2）修补术、建造术、成形术、再造术、整形术、重建术、矫正术、扩张术、裂伤缝合术、闭合术、造瘘术、松解术和移植术等术式是相互关联的，当用其中某个术式作主导词查不到编码时，可以按照对手术方法的了解转换成这里的其他适当术式作为主导词查找，即可以互为交叉索引。例如：眼睑内翻矫正术 08.49，用"矫正术"作主导词查找不到编码，则转换为主导词"修补术"。

（3）分流术、搭桥术、吻合术等可以互为交叉索引。

3. 手术操作名称对编码的影响

构成手术名称的主要成分如下：

> （范围）部位+术式+入路+疾病性质

手术名称构成公式并非要求每一个手术名称都必须包括所有成分，例如：

阑尾切除术	（范围）部位+术式
肺部分切除术	（范围）部位+术式
肛门瘘闭合术	（范围）部位+术式+疾病性质
经额垂体腺瘤切除术	（范围）部位+术式+入路+疾病性质
针灸	术式

从上述例子可见，部位和术式是手术操作名称的基本成分，也称为核心成分。针灸是一种操作方式，连操作部位都没有，但仍可以编码。

手术操作名称的各个组成成分都有可能影响到编码，因此完整、准确的名称对于编码的准确性起着关键的作用。

（1）解剖部位对编码的影响：解剖部位作为手术操作术语的核心成分是必须指出的，否则就难以分类，或会被笼统地分类。不指出部位的情况鲜有发生。

例 1：取骨术的编码是 77.70

不同的部位的取骨术有不同的细目编码，但不明确部位的取骨术也可以笼统地给予编码。但对于穿刺术，如果不指出部位就不能编码。针刺术的部位不影响编码，针刺术的编码为 99.92，用于麻醉的针刺编码是 99.91，加用灸则编码于 93.35。

例 2：肺癌切除术

这是一个典型的不恰当手术名称。因为它没有指出切除的范围，在手术分类中，如果不指出手术范围，而且也无法假定其切除的情况，就按病损切除术处理。也就是说，本例肺癌切除术按肺病损切除术进行编码。这种情况多数是不符合实际操作的，但也不能假定为全肺的切除术，那样也不一定正确。因此，必须详细指出实际的切除范围，否则只能遵守分类规则。

在手术分类中，相同器官左右部位的编码相同。另外，当指出的部位过于详细，索引中没有列出这个具体部位时，可采用类似疾病分类的放大法进行处理。如食指第一指节可按其他手指分类。

（2）手术术式对编码的影响：手术术式也是手术名称的核心成分，它比部位更加重要，没有术式就根本无法分类。术式是医生们必须书写的成分，但又是一个常常产生问题、不能正确表达的成分。

例 1：牙齿矫正术

牙齿矫正实际上有不同的方式，一种是通过钢丝固定，一种是通过调整牙齿的咬合，后者要切开、重新摆正牙齿，是一种矫形手术。两种手术差别较大，而本例不明确是哪一种。索引中没有假定分类，如果主观地给予假定分类，往往会造成错误编码。在这种情况下，必须查看手术记录或咨询医生才能正确编码。

例 2：眼睑修补术

修补术往往也是一个不明确的术式，它不仅有缝合，还有修补。发生在眼睑的修补术必须区分单纯缝合术、修补术和重建术。特别是重建术，要区分睑缘、板层或是全层。此例除了上述情况，还需要指出疾病性质，如睑下垂、睑损伤等，否则无法编码。

（3）手术入路对编码的影响：通常手术的入路并不需要指出，少数情况下需要给予说明，如垂体的手术。有些情况下，索引虽然没有要求，但临床上有意义，也必须注意，必要时可扩展编码表示入路。

（4）疾病性质对编码的影响：疾病性质通常对手术编码没有影响，大多数情况下没有必要再指出疾病的性质。例如，对胃进行大部切除，不必列出是溃疡还是肿瘤。但有些情况又必须指出疾病的性质。例如，视网膜脱离冷凝术，除了脱离，局部损害、撕裂也可以采用冷凝方法。对于局部损害，冷凝是一种破坏术；对于脱离，冷凝是一种再接术；对于撕裂，冷凝又是一种修补术。因此，这时的手术名称必须指出疾病的性质。

（5）手术伴随的其他情况对编码的影响：单独性和复合性的手术对编码影响较大，往往可以改变类目，不仅仅是亚目和细目的变动。

例如：虹膜切除术 12.14

　　　—伴有囊切除术　　13.65

　　　—伴有过滤手术　　12.65

（6）手术的目的对编码的影响：手术目的必须书写明确才能准确编码。也就是说，不仅书写手术名称，还要提示手术目的，才有利于编码的准确性。

例如：视网膜冷凝术（无编码）

目的：为了破坏病损 14.22

　　　为了再接（再附着）14.52

　　　为了撕裂的修补 14.32

总之，如果在一个术语中出现有上述六个方面的描述时，不要轻易地忽略，要在索引中查找，直至证实所有成分对编码都不影响时，才可不究。另一方面，在查找编码之前，要认真阅读病案，审核手术诊断名称的完整性。如果发现诊断术语有不完全或遗漏之处，务必请医生及时修正后再编码。

4. 与编码有关的其他问题

（1）索引中的指示词"见"：索引中无论是主导词或修饰词，如果遇到"见"，表示需要按提供的主导词重新查找编码。例如，瓦达试验–见 Wada 试验。

（2）索引中的指示词"另见"：索引中遇到"另见"的指示词，该条目一定提供了相关的编码，如果这个编码的内容不符合要求，需按提供的主导词重新查找。例如，外生骨疣切除术（另见切除术，骨）77.60。只有当不指明骨的具体部位时，这个编码才能使用，否则还需要按切除术这个主导词查找相关骨的部位编码。

（3）内镜检查与治疗：早期内镜仅用于检查，随着医学的发展，现在也用于治疗。内镜有三种不同的处理方式。

1）单纯的内镜检查：按内镜检查进行分类。主导词为"内镜检查"。

2）内镜伴有活组织检查：按活组织检查进行分类。主导词为"活组织检查"。

3）内镜检查伴有治疗：按治疗方法进行分类，如切除术、破坏术等。例如内镜下胃息肉切除术 43.41。

（4）病损切除术：手术分类中，通常不必指出疾病的性质。其理由有两个，第一是疾病的性质在疾病分类中已给予编码；第二是手术主要强调手术的部位范围和术式，因此没有必要指出疾病的性质，这样可以减少索引条目。例如，胃部分切除术，它可以对多种疾病进行治疗。如果一一指出疾病，则手术名称的条目将呈几何级数增长。

病损是各种疾病的代名词，如果只是对疾病发生的局部位置进行手术，那么在索引中常常用"病损"来代替。例如，胃溃疡切除术，查找时以"切除术"为主导词，然后再查"病损"，最后查修饰词"胃"就可以得到编码。

（5）关于肿瘤的分类：

1）假定分类：如果切除的方式有多种，而且医生没有指出具体是哪一种时，将假定为"病损切除术"进行编码。如果是恶性肿瘤，而且发生的部位在手术时至少要做该器官的全切术，则分类到该器官的切除术中；如阑尾黏液癌切除术按阑尾切除术分类，即使手术范围的实际情况可能更大。

假定分类是分类学中重要的方法，它一般是根据临床的多数发生情况假定。但在可能的情况下，应尽量找出明确的结果，不要使用假定分类规则。

2）肿瘤根治术：根治术在 ICD-9-CM-3 中很少，但实际临床上却比较常见。例如，卵巢癌根治术在索引中是没有的，而临床上却经常遇到。原因是有一些手术各医院的切除方式并不完全一致，因而 ICD-9-CM-3 不承认这些手术名称。

根治术编码的方法如下：①根治术要以"切除术"为主导词查找，部分名称可以直接查到编码。索引中查不到编码者，要按该器官的全切术进行编码。②如果当某器官未做器官移植时，不适于全切术，则按该器官的大部（或部分）切除术分类。如肝癌根治术，未做器官移植，按肝部分切除术分类。

参考文献

［1］刘爱民. 病案信息学［M］. 北京：人民卫生出版社，2014.

［2］刘爱民. 国际疾病分类手术与操作第九版临床修订本 ICD-9-CM-3［M］. 北京：人民军医出版社，2013.

［3］杨天潼，尤萌. 国际疾病分类（ICD）的发展史［J］. 证据科学，2014，22（5）：622-631.

［4］ICD-11 Reference Guide［EB/OL］.［2022-10-20］. https：//icd. who. int/icd11refguide/en/index. html#1. 1. 0Part1 purposeandmultipleusesofICD｜part-1-an-introduction-to-icd11｜c1.

［5］张萌，廖爱民，刘海民，等．ICD-11 与 ICD-10 分类体系的对比研究［J］．中国病案，2016，（6）：21-24.

［6］He M D, Ortiz A J S, Marshall J, et al. Mapping from the International Classification of Diseases（ICD）9th to 10th Revision for Research in Biologics and Biosimilars Using Administrative Healthcare Data［J］．Pharmacoepidemiology and drug safety, 2020, 29（7）：770-777.

［7］Al-Qurayshi Z, Robins R, Pagedar N, et al. Impact of international classification of diseases, 10th revision, on head and neck surgery［J］．The Laryngoscope, 2019, 130（2）：398-404.

［8］吴文健，刘颖，王丽，等．国际疾病分类研究的进展与探讨［J］．江苏卫生事业管理，2019，30（5）：616-618.

［9］杨兰，于明．ICD-11 的模型与修订进展［J］．中国病案，2015，16（5）：20-24，61.

［10］邹俊卿，傅万明，徐少青．ICD-10 概述［J］．江苏卫生事业管理，1999（5）：41-43.

［11］慈璞娲，刘爱民．国际常见手术及操作分类系统的比较研究［J］．中国病案，2015，16（9）：29-32.

［12］沈洁，赖丽文，黄日琼，等．手术与操作分类的维基运维机制研究［J］．中国医院统计，2015，22（2）：87-90.

［13］叶演红，邢庆芳，古莲香．影响手术操作编码准确性的因素及处理策略［C］//中国医院协会病案管理专业委员会．中国医院协会病案管理专业委员会第二十三届学术会议论文集．［出版者不详］，2014：196-198.

［14］钟倩君．手术操作名称书写与分类编码的意义及常见错误的分析［J］．医学信息（中旬刊），2011，24（5）：1930-1931.

［15］古莲香，刘丽青．医生应正确书写手术操作名称［J］．中国病案，2010，11（5）：14-16.

［16］单守魁．新版手术操作分类 ICD-9-CM-3 的实用性先进性研究［J］．中国病案，2008（8）：36.

［17］梁迎春，邹以新．浅谈手术操作编码难点要点［J］．现代医院，2009，9（4）：143-144.

［18］王春容，曾宇平．ICD-11 中文版特点及医疗机构应对措施［J］．医学信息学杂志，2019，40（10）：75-78.

［19］全国卫生专业技术资格考试用书编写专家委员会．2023 全国卫生专业技术资格考试指导——病案信息技术［M］．北京：人民卫生出版社，2022.

第五章
医院绩效考核

第一节　医院绩效管理

一、医疗绩效

（一）绩效与医疗绩效的概念

绩效，是一种管理学概念，指成绩与成效的综合，是一定时期内的工作行为、方式、结果及其产生的客观影响。在医疗行为中，通常用于评定员工工作完成情况、职责履行程度和成长情况等。

医疗绩效是绩效的二级科目。医疗绩效有四个维度：第一个维度是对于患者而言，绩效标准是医疗服务质量；第二个维度是对医生而言，是实现理想的临床结果的方法；第三个维度是对于医院而言，是其财务可行性的可靠证明（包括市场份额、综合竞争力）；第四个维度是对于付款人（患者）而言，是对合理的医疗费用和患者满意度的认可。从经济学的角度来看，医院在社会劳动力再生产的组成部分中具有重要地位。从社会学角度来看，医院更是人文关怀的实现场所。

（二）医院绩效管理对象

基于国家政策和医院长远发展需求，医院应当充分考虑不同岗位在时间、体力、技术、管理、风险以及工作压力等方面的差异，以全面、客观和量化为原则，明确不同岗位员工的价值定位和科学分类，并依据岗位特征形成相对应的绩效考核维度，从而促使医院从以往的单一层次考核及分配框架逐步发展成覆盖全院各科室及行政后勤人员多层次、科学的分配框架。同时，医院建立绩效管理体系应当将拉开收入差距、分配体系动态化等问题纳入考虑范围内，提高绩效管理体系的公平性和合理性。

1. 绩效管理对象横向分解

医院绩效管理的考核对象从横向上看，根据医院总体规划和各个岗位业务性质的不同，可以划分为医生、护理人员、医技人员、专职科研人员和行政后勤人员等系列。当然，医院可以根据自身不同的管理需求，基于医护分开、医技分开以及管理和执行分开的原则进行划分。

国家人力资源和社会保障部印发的《关于开展公立医院薪酬制度改革试点工作的指导意见》也提出医院绩效奖金分配方式要充分体现医、护、技、药、管等不同岗位的差异，兼顾不同学科之间的平衡。

（1）医院管理层和核心人才：医院高层管理者作为医院决策层，承担着医院战略发展方向和医院全局掌控的责任。医院应当将政策落实、社会满意程度（如患者满意程度、医疗服务水平和质量、费用控制）、医院运营管理、医院资产管理、员工满意程度等纳入医院领导层的考核框架中。同时，还可以将收支预算、病种难度和手术难度指标和学科建设等纳入考核内容，促使医院全面贯彻医改政策要求。当前我国推行医院领导年薪制的绩效考核分配形式，并建立了对应的考核机制，绩效考核结果与医院领导的薪酬和奖惩、医院评审评价、财政补助、医保支付等挂钩。此外，人才是医院发展战略实现的核心推动力，为体现人才价值，医院可以将学科带头人、领军人才等单独划分出来作为核算单元，制定对应的绩效考核体系并实行年薪制。医院可将专业学科建设、科室管理、自身业务发展以及科研情况纳入医院核心人才考核体系中。

（2）临床医生：医生是医院最为核心和重要的系列，医院可以对不同诊疗项目的工作强度、技术难度、风险承担以及所需时间等方面进行评估和量化处理，并将评估和量化的结果作为医生工作量的考核指标。同时，结合医疗质量、患者满意度、科研管理、教学管理和医德医风等建立起综合的医生考评体系。此外，医院可以积极引进 DRGs 等工具应用于医生医疗质量管理和绩效管理方面，为医院医疗服务质量的评估提供科学的方法。也可按科室划分医疗组，作为单独核算单元，具体将在下文阐述。

（3）护理人员：护理人员作为与医院患者接触最为直接、紧密的群体，其服务质量的高低直接影响患者满意度，也是体现医院综合实力的重要指标。当前医院对护理人员的考核分配一般是基于护理垂直管理体系进行的，医院可以采用护理人员项目执行的数量或者每床日护理时数，结合护理人员执行项目的单价和护理人员工作质量作为护理人员工作量的考核指标。同时，将患者满意度、科研管理和教学管理纳入考核范围内。

（4）医技人员：检查、化验和治疗设备对患者疾病的诊断和治疗作用日益突出，这对医技科室人员的业务和技术水平有了新的要求，完善医技系列的绩效体系，可以激发医技人员的工作积极性，进而提高医院临床检验和诊断能力。医院应当将医技科室岗位工作量（检查、化验和治疗人数等）以及工作的质量（报告与临床诊断符合率、重大差错发生率等）作为医技人员的主要绩效考评指标。此外，医技系列除岗位工作量和工作效率以外，成本控制考核是重点。

（5）行政后勤人员：行政后勤科室可以采用关键指标法，根据各个科室的职责和医院管理需求确定关键考核指标，通过相关科室对其工作质量的评价，并结合科室成本建立考评体系。

2. 绩效管理对象纵向分解

医院绩效管理的考核对象从纵向上分析，可以分解为科室、医疗组和医生个人这三个层次。

在实际操作中，对科室内每个医生工作量和工作质量进行考核，通过归纳与总结，进一步得出医疗组以及科室层面考核结果；考核过程由下往上、层层递进，能够清楚地看到每个科室绩效信息数据的流向和归总，使得考核结果更具客观性和完整性。

此外，医疗组层次的综合绩效考核具体考核各个员工和主诊组的医疗、教学、科研的工作量和工作质量，个人层面的考核是其核心内容；而科室层次的考核侧重于科室整体管理能力和业绩表现，比如各个医疗组的协同工作能力、科室学科建设等。

（1）科室层面：因为各个科室工作的技术含量、风险程度、工作负荷、管理责任、经济贡献以及战略价值等存在差异，医院在进行绩效奖金的分配时根据科室在医院中的相对价值和地位，会确定不同的分配系数。科室系数评价是一项技术性强、涉及面广的系统工作，医院在确定科室综合系数时应当遵循以下原则以提高系数的客观性、科学性和可靠性。

（2）医疗组层面：主诊医生负责制（attending in charge）是指在科主任领导下，由主诊医生、主管医生和经治医生等人员组成的医疗小组负责患者的接诊、住院、诊疗操作以及出院随访等一系列工作，从而为患者提供全程优质诊疗服务的临床医疗管理模式。

主诊医生负责制和医疗组模式强调医院绩效考核与主诊医生和主诊组的业绩挂钩，打破了传统医疗管理模式下平均分配的局面，拉开了不同贡献医疗组之间的收入差距，引进竞争机制，从而激发员工工作的积极性。同时，在医疗组模式下，由科室主任管理科室、医疗组长负责医疗组，从医疗质量控制上来说，管理单元的细分使得医疗组长对组内的工作质量控制更为直接和全面，对于组内团队的培养和指导更为有效，受益的是病患和年轻医生。但医疗组长不负责行政管理，故科主任对科室行政事务仍有完全的管辖权，体现了科室主任与医疗组长各司其职、分工协作的关系。

（3）员工个人层面：不同科室在工作强度、技术难度、风险承担以及效益贡献等方面存在差异，医院一般会在科室分配系数上向重点、关键和一线岗位倾斜。同样，即便处于相同科室、相同系列，员工个人在教育背景、工作经验、专业经历、综合能力等方面会存在差异，对医院的贡献度存在不同。因此，医院应当分系列，将员工再细分岗位级别，并为每个级别确定相应绩效系数，拉开不同岗位级别的收入差距以体现绩效管理的合理性，进而提高薪酬的内部公平性。

（三）医疗绩效所包含的内容

医院考核方案中包括对客观医疗指标的评价，如平均住院日、床位使用率、出院人数等，评价方式主要以"与同期值相比"为分档的指标考核方法为主。同时，为了增加科室间的协作，提升医疗工作的效率，还增加了从急诊、ICU 收治患者数，住院医技检查预约，出报告时间等指标。

除了医疗指标外，对于医疗质量的考核还包含全方位的病案管理（病案首页、运行病历、终末病历、医技病历内涵管理）、手术/操作安全管理（手术/操作知情同意管理、术前/操作前准备、风险评估、手术安全核对、手术/操作记录情况以及非计划再次手术、手术安全事件上报等）、核心制度管理（疑难病案讨论制度、死亡病例讨论制度、交接班管理制度、会诊管理）以及其他质控专项（住院超长患者管理、危急值管理、住院重返管理、合理用血管理、药品医嘱管理以及科室管理制度执行情况等）。

医疗安全方面的考核内容则包含医疗纠纷投诉管理、临床医疗安全事件管理、不良事件管理等。医保管理以及院感管理等直接涉及最新政策以及安全要求。患者满意度的考核主要分为三部分：住院期间患者满意情况调查、出院患者满意度回访以及临床医生对医技科室满意度调查。

医疗绩效指标即是根据医疗机构自身的工作业务、服务范围及职责，建立本机构的战略目标，形成具有可操作性的卓越目标，提炼为有量化性的评价指标，应用该指标，从不同的维度，对本单位及员工自身的绩效进行全面评价、监测和反馈，持续改进自身的医疗质量和服务质量，发挥主观效能，提高业务服务水平，整体提升运行效率和服务水平，促进绩效目标的实现。

（四）医疗绩效与绩效考核相呼应

为落实国家医疗卫生体制改革政策，医院首先结合国家的政策指引方向制订本院的五到十年战略规划，再将战略目标自上而下层层分解到各个部门，各部门可再细化形成员工的绩效目标。从这个角度看，可以说是国家对医院的外部绩效考核引导着甚至倒逼着医院内部绩效改革。

国办发〔2019〕4号《国务院办公厅关于加强三级公立医院绩效考核工作的意见》中明确了医院外部绩效考核的四个维度，包括医疗质量、运营效率、持续发展和满意度评价。基于此，医院应当与国家的绩效考核相呼应，调整医院内部绩效考核和薪酬分配方案，总体的基调就是在强化公益性前提下，兼顾科室效率、岗位价值、医疗风险、病种难度系数等维度，并对医院战略事项给予倾斜，体现医院内部绩效管理效率、效果、效益的平衡。

（五）医疗绩效评价的技术性要求

现代医院实施医疗绩效评价不是管理者主观的随意定论，其技术含量越来越高。绩效评价技术已经成为现代医院实施科学管理的重要手段之一，是医学和其他学科绩效评价技术相结合而应用于医疗实践的产物。因此，要吸收借鉴现代管理科学与工程的评价方法，如平衡计分卡法、网络层次分析法、标杆管理法、模糊综合评价法、数据包络分析法、灰度分析法等多种方法，通过这些方法和分析工具的组合与调整，确立、选择和筛选医院医疗绩效评价的技术指标要素，特别是数据和资料分析处理以及最终绩效评估结论形成过程中更要重视科学方法的运用，从而构建一套有效的医院医疗绩效评估指标体系，以此体现医务人员拥有的医疗知识、经验、技能和技巧。

同时，出于医院具有经营目标的多样性和医疗服务的复杂性特性，以及医院间规模、类型、经营特色、组织结构和人员素质等内在因素的差异性，现代医院不可能有一种通用的医疗绩效评价方法，必须体现出医院自身的特色。再者，医疗绩效评价技术的选择和运用还要兼顾现代医院医疗行为的合法性、伦理性和经济性等要求。

（六）医疗绩效在医院绩效管理中的重要意义

完善医院的医疗绩效指标，对落实提高医院管理效率等方面均有重要意义。同时，医疗绩效考核又是医院管理的一种手段和方法，在设计和执行中，不仅要尽量减少或避免和医院其他管理措施相冲突，更应该注意多种管理手段的彼此协调和相互配合，将医疗绩效评价和绩效管理有机地纳入医院综合管理大系统之中。

二、财务绩效

(一) 财务绩效指标的含义及意义

当前社会市场经济快速发展，为我国医疗卫生行业的发展提供了新的思路，管理者也开始认识到财务绩效指标对自身运营管理所带来的促进作用。所谓"财务绩效指标"，可以理解为是对日常工作进行细致化管理的一个过程，它包含很多内容，比如财务的各项支出，或者是具体人员的实际工作量等内容，所以只有做好每一个细节，才能够保障管理水平得到提高。最重要的是要建立一个具有针对性的财务绩效指标，以便为医院后续发展注入生机与活力，使其能够朝着更好的方向去发展与经营。

(二) 财务绩效指标所包含的内容

公立医院在财务绩效指标上所涉及的内容比较多，需要从以下几个方面进行分析。

1. 偿债能力指标

偿债能力指标主要是指医院当前的偿债能力，因为部分医院在发展规模扩大的同时，往往面临着一定的风险，比如债务方面的风险，所以更加需要确保财务绩效指标处于一个科学合理的状态，这样才能够规避债务等方面的风险。偿债能力指标是否处于规范化状态，也从侧面体现了医院在负债资产中所占的实际比例，所以应根据实际状况制订可行的方案去处理，这样才能够为后续各方面工作提供强有力的保障。

2. 经济效益指标

经济效益指标也是公立医院财务绩效指标所包含的一个内容，它不同于偿债能力指标，它主要是指收入成本率、收入利润率等相关内容，所以医院管理者要结合自身经济活动实际状况确立经营效益指标，这样才能够在当前市场经济体系中健康可持续发展。另外，医院也要将眼光放在长远处，应制定一些具体的指标，比如资产质量指标或净资产收益率指标，这些指标关乎服务质量的高低，特别是在目前的时代背景之下更为重要。

3. 资产运营能力指标

资产运营能力方面的指标涉及范围较广，而公立医院作为市场经济体系中的重要组成部分，其运营能力的高低也影响着其发展，所以要想成为同行业中的佼佼者，还需要制定更好的资产运营能力指标。而该指标也包含很多内容，比如经营管理指标、流动资产周转率等，只有确保每个指标的科学性与合理性，才能够真实反映医院当前实际运营状况。另外，针对不足之处也应该及时采取应对措施去处理，这样才能够为后期医院运营管理工作发展奠定基础，保证医疗服务质量得到提高。

（三）财务绩效指标对医院运营管理的作用

1. 资产质量指标方面的作用

公立医院财务绩效指标对运营管理的作用有很多，其中资产质量指标方面的作用主要体现在以下两点。第一，通常情况下，医院在发展过程中随着项目种类的增多，内部医疗设备也逐渐增多，这些医疗设备属于流动资产，所以需要做好这些资产的管理，这就需要制定一个详细的资产质量指标，以此来保障经济利润最大化。第二，资产质量指标所涉及的内容比较多，医院要想更好地发展，还需要结合患者实际需求，适当地储备一定数量的药品或医疗器材，以便为患者提供更加优质的服务，更关乎后续运营管理工作能否顺利展开。

2. 经营增长指标方面的作用

经济增长指标是医院目前财务绩效指标的一个重要体现，所谓"财务绩效指标"，可以将其理解为是医院对经济活动中的各项环节展开具体的考察，进一步建立有效的评价体系，确保管理工作处于井然有序的状态。在当今社会，随着生活条件的改善，人们对医疗卫生机构的需求也变得越来越高，为了满足患者实际治疗需求，还需要明确经营增长指标。所谓"经营增长指标"，可以将其理解为，能够代表医院经济活动朝着良性化方向健康发展的指标，其关乎医院运营管理工作能否顺利展开，所以需要管理者予以重视。另外，医院也要引导内部人员做好本职工作，借助财务绩效指标进一步促进运营管理工作顺利展开。针对指标中存在的问题，要第一时间去处理，这样才能够为医院各项经济活动发展提供有力的保障。

3. 成本管理指标方面的作用

任何行业发展都需要注重成本管理，这也是获得更高社会收益的关键点。但是由于成本管理工作所涉及的内容比较多，还需要通过科学设置财务绩效指标来达到有效控制成本的目的。近几年来，随着发展速度的不断加快，公立医院运营管理中所面临的问题也比较多，所以管理者还需要注重财务绩效指标对运营管理的促进作用。所谓"财务计算指标"，可以将其理解为对财务各项支出收益等方面的考察，这关乎医院发展，所以更加需要明确成本管理指标，只有确保该指标的科学性与合理性，才能够通过指标设置掌握医院当前经营状况。成本管理指标在一定程度上可以帮助管理人员实现控制医疗成本的目的，进而为医院后续发展注入源源不断的动力，同时也能够提高医院的医疗服务水平以及运营管理质量，为患者提供更多的便利。

4. 债务风险状况方面的作用

公立医院财务计算指标对医院运营管理的作用体现在多个方面，如债务风险状况方面的作用。数据表明，大多数医院在发展过程中往往会面临风险，这些风险若不能及时处理，会造成一定的经济损失，也不利于其他经济活动发展，所以作为管理者更加需要通过财务绩效指标设置来规避各类风险。其中债务风险所包含的内容也比较多，比如包含现金流动负债比率，也包含了流动比率指标，这两个指标至关重要，所以更应加强债务风险方面的管理，进一步规避不必要的风险，保障运营管理工作质量得到提高。医院要想为后续运营管理工作打下坚实基础，也要结合自身实际状况对债务风险进行全面的分析。数据表明，现金流动负债比率在一定程度上可以体现医院当前负债能力，针对问题能够第一时间去处理，才能够让医院各方面实力得到提高。另外，医院管理者也要对医院所面临的债务风险进行分析，分析风险产生的具体原因，进一步采取有效措施将风险控制在合理的范围内，这也是为后续经济活动提供有力支持和物质保障的关键点。

第二节　公立医院绩效考核

一、公立医院绩效考核发展历程

我国卫生系统绩效管理研究和实践起步较晚，医疗服务的绩效评价也处在探索和发展阶段。基于公平、合理、精准的绩效评价体系框架，既可以加强对服务提供者的监管，也可以正确反映服务过程中的问题，有针对性地提升医疗服务水平，走内涵发展的道路，也有助于患者做出正确的选择。

（一）有关绩效评价框架的国际经验

美国是较早系统建立医疗服务绩效评价体系的国家。20 世纪 60 年代，美国会计总署制定的具有代表性的"3E"法，是最早的公共部门绩效考核工具。"3E"分别是效率性（efficiency）、效益性（effectiveness）和经济性（economy）。2001 年美国医学研究所（Institute of Medicine，IOM）发布"Crossing the Quality Chasm：A New Health System for the 21st Century"，其中包含 6 个医疗服务绩效评价的维度：服务安全性、服务效率、以患者为中心、服务及时性、服务可及性及服务公平性。此后的医院绩效评估和医院信息报告项目都以这 6 个维度为出发点，开展指标设计、信息采集等工作，提高了医院服务信息的透明度。美国典型的医院绩效评价和报告体系包括国家医疗质量报告（national healthcare quality report，NHQR）、健康计划系统的消费评估（the consumer assessment of healthcare providers and system，CAHPS）、医疗卫生效果数据和信息收集系统（healthcare effectiveness data and information set，HEDIS），Leapfrog Group 评价体系以及汤姆森路透百强医院评选（the thomson reuters 100 top hospitals）。2014 年推行的国民医疗保健质量与差异性报告（national healthcare quality and disparities report，QDR）有 3 个评价维度，即医疗保健的可及性、医疗保健的质量和国家质量策略（national quality strategy，NQS）优先项，包括 250 多项指标，涵盖了医疗卫生服务与配置的广泛领域。美国通过大量的工作提升了数据报告的标准化水平，包括数据收集和报告的原则。我们要借鉴国外经验进行数据的标准化，医院绩效考核工作也应重视应用考核结果，基于我国卫生工作的现状和条件，探索适当的应用方式。

（二）我国公立医院绩效考核之路

公立医院是我国医疗服务体系的主体，承担着重要的社会责任。为了促进落实公立医院各项改革政策，不断满足人民群众日益增长的健康需求，建立现代医院管理制度，国家对公立医院开展了绩效考核。

公立医院绩效考核并不是一个独立的政策，而是衔接于一系列深化医改政策与重点任务之上，汇集而成的一个综合评价政策。绩效考核将成为推动医改政策落实、提升公立医院治理能力以及引导公立医院高质量发展的重要政策工具。2019 年 1 月，国务院办公厅发布《国务院办公厅关于加强三级公立医院绩效考核工作的意见》（国办发〔2019〕4 号，以下简称《意见》），正式拉开了我国三级公立医院绩效考核的大幕。这是我国 20 余年公立医院改革成效的检验，也是对中国医疗体制改革未来发展的探索。

1. 国家公立医院绩效考核的酝酿

随着"非典"后引导医疗卫生事业"回归公益性"思潮的兴起，从 2005 年起，卫生部在全国非营利性医院开展了一项为期 3 年的旨在提高医院医疗质量的活动，这项活动也被称为"医院管理年"。此活动对于促进医院端正办院方向，树立"以患者为中心"的理念，规范医疗行为，改善服务态度，提高医疗质量，降低医疗费用，发挥了重要作用。同年，卫生部发布了《医院管理评价指南（试行）》（卫医发〔2005〕104 号），细化了医院的绩效评价指标，要求从医院的组织架构、医疗质量、医疗安全、医院服务、医院绩效等方面考核医院整体管理水平，开始运用统计数据进行考核，并设定考核指标参考值。该指南实施 3 年后，卫生部又发布了《医院管理评价指南（2008 版）》（卫医发〔2008〕27 号），新版指南更加注重医院的内涵建设、质量管理和可持续发展，对三级综合医院列出了 51 项考核指标及参考值，促进了医院的发展模式由高收入、高消耗、高收费粗放型经营模式向低成本、低消耗、高效率集约型发展模式转变。对医院绩效的评价指标主要包括社会效益、工作效益、经济运行状态等方面。通过绩效评价，最终实现"为患者提供安全、有效、方便、廉价的医疗卫生服务"的目标。

2. 公立医院绩效管理模式的初步建立

为了检验公立医院改革成效，促进现代化医院管理，公立医院绩效考核工作开启。《意见》强调考核工作要坚持公益性为导向，提高医疗服务效率；坚持属地化管理，使考核更贴合当地实际；重视信息系统建设，确保结果真实客观。对于考核指标，在《关于加强公立医疗卫生机构绩效评价的指导意见》（国卫人发〔2015〕94号）基础上，调整为医疗质量、运营效率、持续发展和满意度评价4个一级指标，同时明确考核支撑体系、考核程序和具体考核指标等内容，制定了《三级公立医院绩效考核指标》，包括一级指标4个、二级指标14个、三级指标55个（50个定量指标及5个定性指标），其中国家监控指标26项。在考核方式上，在提高病案首页质量、统一编码和术语集、完善公立医院满意度平台建设，利用"互联网+考核"的方式采集数据的基础上，以医院自评、省级年度考核和国家监测分析的方式开展三级考核，充分发挥绩效考核"指挥棒"的作用，推动医院科学管理，加强内涵建设，进一步促进公立医院综合改革政策落地见效。《意见》还明确指出，三级公立医院绩效考核的工作目标是推动，三级公立医院在发展方式上由规模扩张型转向质量效益型，在管理模式上由粗放的行政化管理转向全方位的绩效管理，促进收入分配更科学、更公平，实现效率提高和质量提升，促进公立医院综合改革政策落地见效。随后，国家卫生健康委员会办公厅、国家中医药管理局发布了《关于启动2019年全国三级公立医院绩效考核有关工作的通知》（国卫办医函〔2019〕371号），对三级公立医院绩效考核工作的开展提出了涵盖病案首页填报及上传、参与国家质量评价等方面的要求，切实推动三级公立医院绩效考核落地。5月底，国家卫生健康委员会发布《国家三级公立医院绩效考核操作手册（2019版）》，确保绩效考核上报指标标准化、同质化、规范化，国家公立医院绩效考核的大幕正式拉开。

从上述发展历程可以看出，经过几十年的探索与发展，我国公立医院绩效考核从设计到应用呈现出较大的飞跃，正式进入了全面实践阶段，覆盖面由三级公立医院逐步向二级公立医院及基层医疗机构铺开。绩效考核将充分发挥"指挥棒"的作用，成为推动医改政策，引导整个医疗体系良性发展，提升公立医院治理能力以及引导公立医院高质量发展的重要政策工具。但这仍只是阶段性成果，公立医院绩效考核政策将继续保持动态探索发展的趋势，未来还可能经历从初步实践到成熟实践，从以绩效考核为手段推动改革到基于绩效信息来引领改革的发展阶段。

（三）国内公立医院绩效评价框架的内容

三级医院是公立医院的重要组成部分，更是区域医疗的核心，为深入贯彻落实《国务院办公厅关于加强三级公立医院绩效考核工作的意见》（国办发〔2019〕4号），持续提高三级公立医院绩效考核工作精细化水平，根据实际工作需要和最新政策文件要求，国家卫生健康委员会对《国家三级公立医院绩效考核操作手册（2022版）》进行了修订完善，形成了《国家三级公立医院绩效考核操作手册（2023版）》。其绩效考核分为 4 个维度：医疗质量、运营效率、持续发展及满意度评价，共包含一级指标 4 个、二级指标 14 个、三级指标 55 个（定量 50 个，定性 5 个），新增指标 1 个。

二、医疗质量相关指标

（一）医疗质量相关概念

目前，世界卫生组织（WHO）等国际相关权威机构均采纳了美国医学研究所（IOM）于 1997 年提出的医疗质量概念，即医疗质量是指医疗服务在增加个体与群体所期望的医疗服务结果方面所达到的程度以及医疗服务与现有专业知识的一致程度。这个概念有两个要点：第一，医疗质量就是医疗服务的结果（health outcomes）；第二，医疗质量就是要看医疗机构所提供的医疗服务与现有专业知识是否一致。所谓"现有专业知识"，目前主要是指国际和国内相关权威机构定期发布与更新的临床诊疗指南。需要指出的是，临床诊疗指南与诊疗规范是不同的。临床诊疗指南是以大样本随机对照试验（randomized controlled trial，RCT）和对大样本随机对照试验的系统评价（systematic reviews，SR）结果作为衡量某种治疗措施有效性和安全性的依据；而目前国内各地制定的诊疗规范在相当程度上依据的还是专家的个人知识与经验，有些诊疗规范根据的只是过去的传统习惯。

（二）医疗质量指标的内涵

医疗质量评价指标数据主要来源于病案首页的内容。通过查阅大量医疗质量文献可发现，医院在评价医疗质量时会倾向于采用一些使用频率较高、固定的、常见的指标，即所谓的关键指标。采用的关键指标决定了医疗质量的评价结果与能否准确真实地发现医疗质量中存在的问题，关系着医院医疗质量能否持续改进。因此，关键指标的选择和使用有着至关重要的意义。医疗质量指标部分，共有二级指标 4 个、三级指标 24 个（国家监测指标 10 个），其中定量指标 22 个、定性指标 2 个。

功能定位指标共有 7 个，分别是：门诊人次数与出院人次数比；下转患者人次数（门急诊、住院）；日间手术占择期手术比例；出院患者手术占比；出院患者微创手术占比；出院患者四级手术比例；特需医疗服务占比。

质量安全指标共有 8 个，分别是：手术患者并发症发生率；Ⅰ类切口手术部位感染率；单病种质量控制；大型医用设备检查阳性率；大型医用设备维修保养及质量控制管理；通过国家室间质量评价的临床检验项目数；低风险组病例死亡率；优质护理服务病房覆盖率。

合理用药指标共有 6 个，分别是：点评处方占处方总数的比例；抗菌药物使用强度（DDDs）；门诊患者基本药物处方占比；住院患者基本药物使用率；基本药物采购品种数占比；国家组织药品集中采购中标药品使用比例。

服务流程指标共有 3 个，分别是：门诊患者平均预约诊疗率；门诊患者预约后平均等待时间；电子病历应用功能水平分级。

（三）公立医院医疗质量指标改进建议

首先，应高度重视医疗质量与患者安全。由于医疗质量与患者安全是医疗服务的根本，因此医疗质量与患者安全必须是三级医院绩效考核 4 个维度中最重要的维度。卫生健康行政主管部门在三级公立医院绩效考核中应高度重视医疗质量与患者安全，进一步提高二者在三级公立医院绩效考核中的"权重"。应该认识到，如果不能确保医疗质量与患者安全的持续改进，考核运营效率、持续发展、满意度均毫无意义。从以患者为中心、提高患者获得感和满意度的角度看，主管部门的首要责任更应该是通过绩效考核帮助三级公立医院持续改进医疗质量和患者安全。

其次，应建立更为全面、系统的医疗质量考核指标体系。应参照国际医疗质量指标体系完善三级公立医院绩效考核指标中的医疗质量考核指标。医疗质量考核指标应包括：住院死亡类指标，如新生儿死亡率、重点疾病住院死亡率、重点手术住院死亡率、择期手术患者住院死亡率、高死亡风险疾病诊断相关分组住院死亡率等；非计划重返类指标，如患者出院后 2~31 天内因相同或相关疾病非计划再住院率，手术患者非计划重返手术室再次手术发生率，患者转出重症监护室 24 小时、48 小时、72 小时内重返重症监护室发生率等；患者安全类指标，如与使用呼吸机相关肺部感染发生率、留置导尿管所致泌尿系感染发生率、使用血管导管所致血行感染发生率、手术部位感染发生率（按手术风险分类）、手术患者并发症发生率等。

最后，应进一步完善医疗质量评价所需相关数据。三级公立医院绩效考核指标所使用的数据相当一部分来自患者的住院病案首页。如果需要完善三级公立医院绩效考核指标中的医疗质量考核指标，作为数据来源的住院病案首页也必须做出修订。

三、运营效率相关指标

（一）运营效率相关概念

运营效率（operational efficiency）是指在一定的市场经济条件下，企业在自主生产运营过程中能够高效配置现有资源，最大范围为市场提供所需产品，并以此获取高额利润，即实现投入产出最优的组合状态。运营效率是企业竞争力和可持续发展能力的有效衡量指标，直接反映了生产单位对其现有资源的使用情况。

医院运营管理（hospital operation management）是指对医院提供医疗服务的直接资源进行有效的整合利用，以实现投入产出过程效率、效益和效能最优化的过程。医院运营管理更关注医院日常业务和医疗服务一线的情况，并要求根据一线情况实时反馈、实时调整，以提升运营质量和运营效率，这是医院战略（长期）、战术（中期）决策的直接体现。

（二）运营效率指标的内涵

为了深入贯彻落实国家对国内公立医院的要求，保证三级公立医院绩效考核工作规范化、标准化、同质化，医院运营效率指标应包括资源效率、收支结构、费用控制和经济管理 4 个部分，共 19 个指标，主要考评医院的管理水平是否精细化，能否起到引导医院进行科学化管理的作用。每个指标都设立了不同的导向。

资源效率指标共有 2 个，分别是：每名执业医生日均住院工作负担；每百张病床药师人数。二者都是监测比较指标，旨在了解医生工作负荷及医院人力资源配备情况，同时关注药师人数，强调为患者提供合理的个性化用药指导。

收支结构指标共有 10 个，分别是：门诊收入占医疗收入比例；门诊收入中来自医保基金的比例；住院收入占医疗收入比例；住院收入中来自医保基金的比例；医疗服务收入（不含药品、耗材、检查检验收入）占医疗收入比例；辅助用药收入占比；人员支出占业务支出比重；万元收入能耗支出；收支结余；资产负债率。其中，国家重点监测指标 5 个（2 个监测比较指标、2 个逐步提高指标、1 个逐步降低指标），旨在引导医生提高技术和服务水平，调动医生的工作积极性，同时控制能源消耗，使医院达到收支平衡，保持稳定的负债率，实现可持续发展；另外 5 个监测比较指标，重点关注医院医疗收入结构变化，由于部分地区医疗收入还在调整阶段，受政策变化波动很大，因此指标导向为监测比较。

费用控制指标共有 5 个，分别是：医疗收入增幅；门诊次均费用增幅；门诊次均药品费用增幅；住院次均费用增幅；住院次均药品费用增幅。其中 4 个国家重点监测指标（均为逐步降低指标），1 个监测比较指标。《国务院关于印发"十三五"深化医药卫生体制改革规划的通知》（国发〔2016〕78 号）、《关于全面推开公立医院综合改革工作的通知》（国卫体改发〔2017〕22 号）要求，到 2017 年全国公立医院医疗费用增长幅度力争降到 10% 以下，到 2020 年增长幅度稳定在合理水平。费用控制指标的制定就是为了控制医疗费用的不合理增长，使门诊和住院次均费用增幅逐步降低。

经济管理指标共有 2 个，分别是：全面预算管理；规范设立总会计师。二者都是逐步完善指标，旨在引导完善总会计师和预算管理制度，提高医院的科学化管理水平。

（三）公立医院运营效率指标改进建议

首先，增加现金流评价指标。公立医院绩效考核重视医院收支结余指标考核，虽然收支结余能反映医院经营结果，并在财务分析中处于核心地位，但收支结余不能体现医院增加现金流量的情况，且所有财务分析无论是资产负债表分析还是利润表分析最终都是为现金流量表服务。经营现金流量就像医院的"血液"，只有医院"血液"顺畅循环，医院才能维持生存并可持续发展。现实中不少医院虽然实现正医疗盈余，并且逐年提高，但经营活动现金量持续为负数，造成现实中医院只是账面盈余，实际收不抵支，使医院陷入经营困境，甚至濒临破产的局面。为此，建议增加医疗收入现金含量和医疗盈余现金含量指标，通过加快应收医疗款回流速度，做好医疗欠款的催款和追缴工作，以及减少社保病种分值结算金额超支，提高医疗收入现金含量。

其次，增加净资产收益率评价指标。单纯资产负债率指标不能反映医院综合运营成果，虽然医院衡量经济效益的指标中有许多相关运营指标，但都只能单独反映某一领域经济运行成果。那么，什么经济指标可以综合反映医院综合运营成果，从而减少相关运营指标间的重复考核呢？建议增加净资产收益率考核指标，该指标可以单独反映医院资产运转能力、获利能力、现金净流量等相关运营质量高低。可以运用杜邦分析法，对净资产结余率指标采用下钻方式，逐层细化、深入剖析，以了解医院发展存在的掣肘。净资产结余率可用四层分析法进行指标关联分析。

最后，增加新技术收入占医疗收入比例考核指标。由于新技术应用是医院可持续发展的动力源，设置新技术收入占医疗收入比例考核指标，能促进医院加强医疗技术创新，加大医疗科研创新投入。将该指标作为监测比较指标，在考核中要求新技术收入占医疗收入比例呈逐年增长趋势，可使医院在快速发展的知识经济时代中促进医疗技术创新，增强可持续性发展能力。

四、可持续发展相关指标

医院的核心竞争力在于可持续发展，它关系着在长期运营中医院是否能够始终保持财务平衡、稳定，且具有足够的财务储备和流动性。因此，应主要从人员结构、人才培养、学科发展以及信用建设四个方面来分析考虑。

（一）人员结构

人员结构的指标共有 3 个，分别是：卫生技术人员职称结构；麻醉、儿科、重症、病理、中医医生占比；医护比。人员结构状况包括人员数量配置的合理性及人员配置的合理性。医院主要的人员类型包括医生、医技人员、护士、管理人员、后勤人员等。

数量配置合理与否主要看各类人员的构成比，相关指标有医护比、床护比、医生占卫技人员比等。医生占卫技人员比反映医生与卫技人员的比例设置是否合理，考虑医生和护士是医疗服务过程中与病人接触最为密切的两类人员，也是影响医疗服务质量和病人医疗服务体验中最为关键的两类人员，故以医生和护士配置的数量为主要衡量对象，典型指标有医护比和床护比。

医护比和床护比这两个指标代表了医院基本人才结构状况，体现了数量上配置的合理性。人员配置主要看各类人员内部的职称、学历、年龄等结构的合理性，相关指标有专业技术职称结构比例、各类人员学历结构比例、研究生学历比例、学科人才梯队结构、医院职业化领导的比例、普通门诊具有主治医生专业技术职位任职资格的本院医生比例、每百名职工中高卫技人员数、年引进及培养高层次人才指数等。典型指标有医生专业技术职称结构比例、医生学历结构比例。一般而言，医生专业技术职称结构要求两头小中间大，医生学历结构则要求高学历比例越高越好。

（二）人才培养

人才培养的指标共有 3 个，分别是：医院接受其他医院（尤其是对口支援医院、医联体内医院）进修并返回原医院独立工作人数占比；医院住院医生首次参加医生资格考试通过率；医院承担培养医学人才的工作成效。

医院接受其他医院进修（尤其是对口支援医院、医联体内医院）并返回原医院独立工作人数为逐步提高的考核指标。该指标的导向是通过加强对口支援医院和医联体内医院医学人才培养，提升基层医疗服务水平，推进分级诊疗战略的顺利实施。

医院住院医生首次参加医生资格考试通过率是将人才培养工作纳入公立医院绩效考核以及院长年度和任期目标责任考核的重要内容。应将医生和护士资格考试通过率、规范化培训结业考核通过率、专业认证结果等逐步予以公布，并作为高校和医疗卫生机构人才培养质量评价的重要内容。

医院承担培养医学人才的工作成效是始终坚持把医学教育和人才培养摆在卫生与健康事业优先发展的战略地位，将建立健全适合行业特点的医学人才培养制度，完善医学人才使用激励政策，为建设健康中国提供坚实的人才保障。建立完善毕业后医学教育制度，健全临床带教激励机制，加强师资队伍建设。推进毕业后医学教育和继续医学教育第三方评估。

（三）学科发展

学科发展的指标共有 2 个，分别是：每百名卫生技术人员科研项目经费；每百名卫生技术人员科研成果转化金额。科研成果转移转化是卫生与健康科技创新的重要内容，是加强科技创新和卫生与健康事业发展紧密结合的关键环节，对推进"健康中国"战略具有重要意义。

（四）信用建设

信用建设的指标共有 1 个，即公共信用综合评价等级。公共信用综合评价依托全国信用信息共享平台归集的公共信用信息，通过科学的评价体系，对市场主体公共信用综合水平进行评价。因此，我们需要推动医院重视信用建设，进一步增强诚信意识。

五、满意度评价相关指标

近年来，随着公立医院改革持续深入推进，并将"满意度评价"列入考核指标，对患者和医务人员两方面的满意度进行考核。这就要求医院在提供医疗服务的同时，必须在环境管理、就诊流程、安全保障和服务能力等方面下功夫，有力改善提升满意度评价考核指标，解决群众看病就医实际困难，改善医务人员的工作条件。

（一）患者满意度

患者满意度也称为病人满意度，可以理解成是否达到患者的预期及达到的期望程度，具体包括健康需求、生命质量等内容，涉及医疗与保健服务的整个流程。所以，患者满意度可以理解成患者结合个人就医情况，对整个就医过程进行系统性的评价，包括医院环境、疗效、医生态度等内容，带有极强的主观感受，患者会根据在就医整个过程中的体验而做出评价，形成个人期望值同实际之间的对比。从治疗方向划分，可将满意度的来源区分为门诊与住院两大类形式。

1. 门诊患者满意度

在门诊接受了挂号、问诊、诊疗等完整就医流程的患者，将其在环境设施、医疗技术水平、服务态度、服务效率和服务费用等服务质量维度上的经历的实际感知，与其出于自身的健康需求在就诊前产生的期望做比较，而得出自身需求是否得到满足的理性评价。为了坚持以门诊患者需求为导向，打造公立医院的服务质量特色，具体对策如下：

（1）优化功能布局，营造良好就诊环境。根据患者在门诊就诊的便利性要求以及功能区的划分要求，可以进行改造和整体搬迁、新增诊室和治疗室等工程；投放共享轮椅、共享充电宝等人性化设施，在候诊区投放电子设备，方便患者签到并对患者进行科普宣教活动，丰富患者候诊时间，维护候诊秩序；新建自助设备服务区，方便患者诊前自助挂号缴费，诊后获取检查结果和报销凭证。

（2）规范诊疗行为，严格控费。践行医生合理用药记分制考核，以制度创新、信息化支撑、临床药学服务"三轮驱动"推进药事管理改革，合理有序降低药占比，同步调整医疗服务价格以及耗材项目，规范临床诊疗行为，降低患者人均费用。借助互联网技术实现患者的医疗数据无纸化保存，打造电子信息平台，方便医生查看复诊患者的历史资料，既减少患者的经济负担也有效防止医疗资源的浪费。

（3）重视人文建设，创新服务模式。可以根据门诊患者需要，上线"互联网+护理服务"平台，为年迈、行动障碍等特需人群提供专业的上门护理服务，构建康复、母婴等居家护理管理模式和推动安宁疗护体系建设；不断创新社会医务工作和志愿者活动，在院内提供主动服务，打造"有温度"的就医环境。

（4）加大对人、财、物及制度等各方面的投入。虽然就医环境明显改善、就诊流程不断优化，但仍有很多地方有待改善，"患者抱怨"作为满意度模型中重要的后置环节，是传递患者对服务质量满意度评价的重要来源。

2. 住院患者满意度

影响住院患者医疗服务满意度的因素包括治疗效果、上级医生查房及时性、医患沟通、对患者隐私的保护、其他工作人员的服务态度等。为了发挥公立医院保卫人民健康主体地位的优势，坚持以住院患者需求为导向，具体对策如下：

（1）治疗效果好坏反映医疗技术水平高低，医疗技术是医疗服务质量的内在核心。医院的职能是治病救人，患者去医院就诊，其根本目的就是去诊断疾病，解除自己的病痛。这就需要医院培训自身医务人员的各项知识和操作技能，引进高技术人才，加速医疗技术创新以及积极引进先进的设备设施等。

（2）上级医生查房的及时性对患者满意度的影响力也至关重要，患者普遍认为及时查房是非常重要的。有患者指出医生在查房时对病人的病情不闻不问，家属有问题而医生不耐烦，这说明医生对三级医生查房工作的认识缺乏高度，医院领导对此项工作实施力度不够，规章制度落实不到位，未做到逐级负责制。这就要求医院必须加强落实三级医生查房制度。

（3）加强医患沟通，开展人性化服务。在提供医疗服务的过程中，医务工作者由于自身的知识储备，掌握了大量信息，处于主动地位，而患者由于信息的缺乏，往往处于被动地位。有效的医患沟通可以使医务工作者更好地了解患者的身体信息和使患者更好地理解医务人员对疾病的描述，可以增进双方的理解，提升患者满意度。

（4）保护患者隐私，尊重患者隐私权，不仅是医务人员的责任也是其义务。隐私权是每个公民都拥有的基本权利。对患者隐私的有效保护，可以增进患者对医务人员和医疗机构的认可度和信任感。患者对医务人员信任度的提高，可以让医务人员更好地了解患者的健康情况，开展适宜的诊疗措施；同时可以避免医疗纠纷的发生，减少医患矛盾冲突，提高患者满意度。

（二）医务人员满意度

众所周知，由于公立医院特有的管理体制、补偿机制、价格机制、人事编制、收入分配、医疗监管等方面的治理结构和治理机制，明显不同于以完全市场为导向的具有独立法人、独立经营、独立核算、自负盈亏为主要特征的企业管理，其医务人员工作满意度的概念及其内涵外延的解释不同于企业员工满意度。国内外大量研究表明，以提高医务人员工作满意度及其积极性为核心的公立医院管理，正逐渐向以政府为主导、公立医院为主体、市场和社会以及公民参与等多元系统组合的社会化网络治理体系研究及模式演变。特别在当前我国特有医患矛盾以及公立医院综合改革的大背景下，医务人员工作满意度概念及其背后必隐含着医务人员对当前医疗制度、政策举措及社会医疗环境等方面的表达及诉求，当前深化医疗体制机制改革成效和公立医院治理效果的反馈，以及医疗舆情、医患关系等综合或潜在作用的相关要素。

基于多元共治的视角，对医务人员工作满意度的概念界定为医务人员在所处公立医院内外环境及制度直接或间接影响和共同作用下，医务人员对比自身工作及其相关方面的直接体验和实际感知与期望，并对各种比较结果做出评定后所得到的满意感觉状态。根据《国家卫生计生委办公厅关于开展医院满意度调查试点工作的通知》中的医院职工满意度部分（主要包括工作内容、薪酬福利、职业发展和总体满意度等内容），将公立医院职工满意度构成划分为薪酬福利、工作环境、工作本身、内部管理4个维度。

（1）薪酬福利是每个职工都关注的问题，多项研究表明薪酬水平与医院满意度具有正相关的关系。随着时代的进步，生活压力的增大，对于公立医院职工来说，他们更加关注工资水平和个人发展的机会。因此，公立医院制定合理的薪酬制度，让职工得到应有的回报，对于吸引和留住优秀人才是十分重要的，对医院实现快速发展也是不可或缺的。福利是对固定薪酬的补充、强化，它能减少甚至消除公立医院职工的不满意感，提高职工对医院的认同度。

（2）大部分人在选择工作中，都将医院的工作环境放在重要位置，工作环境也直接影响公立医院职工满意度。因为舒适的工作环境、和谐的人际氛围、高效的团队合作，会有利于医院事业的发展，从而有助于公立医院职工自我价值的实现。人文环境主要指在医院的工作氛围，包括医院同事间人际关系、团队文化等。

（3）工作本身是工作强度、工作时间和职业发展三方面的集合。工作强度主要由主观感觉和工作量密度体现，公立医院职工在医疗工作过程中所产生的主观感觉越紧张、越疲劳、越痛苦，说明其工作强度越大。工作量密度是指公立医院职工在单位时间内所完成的工作量。工作时间是医院职工完成工作任务所需要的时间。职业发展是公立医院为职工提供的业务培训、进修学习机会等。职业发展是公立医院致力于职工个人职业道路的探索、建立，取得成功和成就的终身的职业活动，是医院开发人力资源的有效方法。

（4）创业型管理讲求重视对知识的管理，同时要兼顾机会管理。内部管理通常包括管理制度、管理流程及管理执行力等。管理制度是对医院架构、功能及目的的明确和界定，对公立医院实行管理目标所采取的组织、控制、反馈等活动所依据的规范形式的总和，是管理规范的制度化成果。管理流程是公立医院为了控制风险，降低医院成本，提高医疗服务质量、职工工作效率以及对医疗市场的反应速度，最终提高就诊患者满意度和医院综合竞争力，进而达到社会公益效应最大化的目的而制定的一系列流程。管理执行力则是把长期战略一步步落到实处的能力。执行力是医院持续、健康、和谐发展的一个必要条件，医院的发展离不开执行力。当医院的决策、目标、方案、计划已经或基本确定，这时候执行力就变得最为关键了。

第三节　DRG 与绩效考核

随着医疗改革的推进，尤其是医疗保险支付方式的改革，医院面临的压力也越来越大，迫使医院管理层通过提高绩效管理水平来挖掘内部发展力。新医改要求医院通过科学的绩效考核方法进行收入分配并不断完善考核激励机制；同时指导临床加强成本管理，在实际贡献的基础上合理分配奖金。通过绩效数据，努力达到医院级精细化绩效管理的目标，使绩效管理目标围绕医院的总体战略目标服务。为方便医院管理，使医院的行为可以被测量和评估，病例分组系统、疾病诊断相关分组（DRG）诞生。以 DRG 病种分类为核心，收集相关住院患者的病案首页及相应病案的信息，运用大数据技术核算具体 DRG 病种，进行医院成本分析，使成本分析结果全面、真实、准确地反映医院的运营状况，提高医院的经营能力、管理效率、医疗质量，强化医院的成本意识，控制医疗费用的不合理增长，实现管理规范化，使成本合理化、效益最大化，从而增强医院在医疗市场中的竞争力。

一、医疗服务绩效评价

（一）公立医院绩效评价

绩效是指工作的效果和效率，它必须与组织战略保持一致，是一个多层次的有机整体，它最终的表现形式是工作行为的结果。医院绩效指的是医院对社会发展所表现出来的行为和结果，包含服务量、诊疗活动、经济效益、服务质量等维度。医院绩效评价是指运用科学规范的管理学、财务学和数理统计学方法，对医院一定时期内的经营状况、运营效率和经营业绩等进行定量与定性的考核及分析，做出客观、公正的综合评价。医院绩效评价是医院绩效管理的一个关键环节，所有绩效管理的关键决策都是围绕绩效评价展开的。因此，建立一套适合医院发展，让各评价主体认可，充分体现战略性、平衡性、协同性、动态性的绩效评价体系，对提升医院绩效管理有重大意义。绩效评价已广泛应用于医院管理体系中，目前应用于医院绩效评价的方法有以资源消耗为基础的相对价值比率（RBRVS）、疾病诊断相关分组（DRG）、平衡计分卡（BSC）、关键绩效指标法（KPI）、目标管理法（MBO）、360 度管理法等。详见表 5-1。

表 5-1　公立医院绩效评价方法对比分析

评价方法	分析	适用范围
RBRVS	**优点**：有助于改变按收入分配、多收多得的逐利倾向，更好地体现了多劳多得、优劳优得的绩效薪酬考评分配原则 **缺点**：绩效薪酬考评分配与工作量挂钩，未考虑科室是否有收支结余；单纯以不同医疗服务项目的相对价值为基础，忽略疾病的风险、复杂程度及不同医生的能力差异；项目内涵与项目比对复杂，实施成本较高	处于生命成熟周期、以工作量为考评重点的医院

评价方法	分析	适用范围
DRG	**优点**：有助于规范临床路径；有利于宏观预测和控制医疗费用；有助于创新医生或科室的绩效评价方法 **缺点**：实施难度大，对数据质量和信息化水平要求较高；其使用范围有一定的约束性，通常只用于临床科室及医院，不适用于医技、医辅等科室	处于生命成熟周期，信息化程度高，以控费、服务效率和质量管理为考评核心的医院
BSC	**优点**：考评全面，长期战略与短期行动相结合，财务指标与非财务指标相结合；可将战略目标分解为具体指标 **缺点**：指标体系复杂，数量多；权重分配难；考评标准难以确定；系统庞杂，实施成本高；短期很难发挥对战略的推动作用；不适用于考评个人	处于生命成熟周期、大中型、具有很好执行力的医院
KPI	**优点**：分解战略目标，推动战略目标的实现；量化管理，考评客观；有助于个人目标与组织目标协调一致 **缺点**：指标考评标准制定难度大，难以量化；考评弹性小，容易形式化、机械化；不适合绩效周期较长的岗位	处于生命初始或发展周期、制定详细战略规划或年度目标的医院
MBO	**优点**：易操作，考评成本较低，短期效果明显；强调"目标管理和自我控制"，营造充分沟通的文化，满足实现自我的需要 **缺点**：容易过分注重结果而忽略过程控制；缺乏统一的战略目标，缺乏部门的协调机制；考评结果不能客观地反映各部门绩效差异，不能很好地为奖惩、晋升提供决策依据	处于生命初始或发展周期、具有明确目标的医院
360度管理法	**优点**：考评角度、反馈信息全面；员工高度参与，容易接受考评结果；有助于促进个人发展和团队建设 **缺点**：需多部门、多人员协调进行，考评成本高；定性考评较多，定量考评较少；容易流于形式，沦为"人缘考评"	处于生命发展或成熟周期、以绩效为导向的中小型医院

在"按服务项目付费"支付方式下，以医院为患者所提供的医疗服务项目来计算医疗费用，医保管理机构和患者各自在医疗服务行为发生后，按实际发生的医疗费用对医院实施补偿。医务人员在这种后付制的支付环境下，检查、检验、使用药品及高值耗材时感受不到医院成本压力的限制，从而难以有效地控制医疗费用。随着医院采用 DRG 支付方式，药品耗材收入将从医院业务收入的主要来源转变为医院提供医

疗服务的成本，并受到医保管理机构的控制。医保管理机构的工作重点会转移到医疗安全和 DRG 数据质量上来，对无法达标的医院和综合绩效末位的医院进行相应的处罚。医院应在保证医疗服务质量和安全的同时，精细化成本管理。

目前，绩效评价侧重于结果产出的衡量。国际上病种成本核算方法主要包括自下而上法（bottom-up costing）、自上而下法（top-down costing）。自下而上法要求先核算出医院开展的所有医疗服务项目的成本，然后将各病种涉及的服务项目的成本、单独收费药品和材料成本叠加，核算较为精细；但它对标准化临床路径及信息系统的依赖性较强，工作量非常大。自上而下法建立在科室全成本核算二级分摊的基础上，将病患诊疗过程发生的医疗成本（病房、手术麻醉、ICU 成本）、医技服务项目成本（检查、检验、治疗等）、单独收费药品和材料成本单独核算，其中医疗成本按照一定的方法直接分摊至患者，能充分利用现有的制度要求和核算成果，相对科学合理；但其分摊过程较为简单，单纯从成本角度开展核算，对医院内部管理参考价值不大。

纵观公立医院绩效评价维度，大多从工作效率、资源配置公平性、以患者为中心的医疗质量及满意度等方面对公立医院绩效进行评价研究。这样的评价虽然有利于提升公立医院整体形象，但会引起医院相关管理部门过多关注于结果。这样的评价不能把医院在整个医疗过程中的行为特征进行真实反映，偏重结果考核，会使得公立医院的公益属性不能真实地反映于绩效结果之中。由于医护人员的升职、奖金、福利等与绩效评价指标结果挂钩，易引诱医护人员发生开"大处方"等不良职业问题，不能将患者基本治疗放在首位，使得公立医院不能很好地履行其公益性。除此之外，医疗投入如资金、科研一般都庞大且回报周期很长，还需要整体环境等多方面支持和配合才可能得以实现目标。若只考虑注重结果，不能持续性进行评价，会打击医疗工作者的热情，不利于创新和发展。

（二）基于 DRG 的评价体系

DRG 良好的同质性是作为临床服务绩效评价标准化的基础，与传统的考核内容相比更加科学。DRG 可以作为一种管理工具，对医院内及医院间的医疗服务进行整体评价，不仅可以对比同类医院，而且可以对比同一个科室和同一个病种，具备一定的科学性、合理性和公平性，也使对比更具备可比性，可以在区域间进行医院、科室甚至某一病种的对比，可以比较客观地评价医院及学科的发展情况，可供评价重点学科时参考，也可以引导区域医疗资源向更适合的医院和科室倾斜。DRG 促使卫生行业逐步从粗放的行政化管理转向精细的信息化管理，对医院及学科由主观印象评价走向用数据说话、讲科学依据的客观评价。利用这些评价指标，可以在规范医疗行为、保证医疗质量、提升医疗服务、控制医疗费用方面做更加深入的探索和发现。

DRG 评价医院绩效的优势在于将所有指标进行量化，用数字对比大小来比较优劣，这种方式一目了然，并且有多大的差距，从数字中能直接看到；另外所有 DRG 的指标均可以用数字表达，这样 DRG 指标不仅可以用于一家医院的不同科室和病区的对比，也可以用于对比不同医院。使用 DRG 对医疗服务进行整体评价的优势包括以下四个方面。

1. 突出医务人员知识价值

DRG 考核的工作量核算体现不同项目和不同病种的技术含量、风险程度及劳动强度。DRG 将临床诊疗过程相近和资源消耗相当的病例分成若干组，对出院病例的技术难度、安全质量、服务效率等方面进行核算分析，较好地解决了医务人员工作量的科学计量与核算问题。

2. 引导医院回归公益性

绩效薪酬制度设计应充分尊重和激发医务人员的技术、知识、劳动等要素价值，使其薪酬不仅与出院病例、手术台次和诊疗项目的数量等医疗服务"产出"相关，还与医疗质量、工作效率、资源消耗、服务满意度等关键指标挂钩。同时，绩效薪酬制度还应引导大型公立医院功能合理定位，促使其将提高诊疗技术水平、保障生命安全、解决疑难重症作为核心职能，承担起作为区域内疑难急危重症救治中心的责任。

3. 坚持公平公正

在做医院绩效薪酬制度的顶层设计时，应针对临床医生、护理、医技等岗位在医疗服务过程中不同的价值贡献等要素，建立不同类别的绩效评价体系，合理设置各类岗位之间的分配级差，临床医生绩效薪酬水平要高于其他类别岗位，分配级差至少应保持在两倍以上。同时做好同类技术岗位的差异化管理，科学制定同类技术岗位的绩效薪酬二次分配办法，统筹考虑工作数量、工作质量、岗位责任、效率效能等多方面因素，既要体现多劳多得、优劳优酬，又要考虑医学专业的团队协作及亚专科发展等特点。

4. 坚持总量控制与持续发展

绩效薪酬总额按业务收入的一定比例控制，人力成本占业务支出的比重应控制在合理区间内。统筹医院发展与提高薪酬待遇的关系，一方面逐步提高职工薪酬待遇，使职工分享医院发展成果；另一方面应保障医院事业发展后劲，确保医院健康可持续发展。

二、基于 DRG 评价医疗服务绩效的常用指标

（一）DRG 和医院病案首页的关系

DRG 对疾病进行诊断分组的依据来源于病案首页中的诊断，通过对手术及操作，

疾病并发症的严重程度，患者的年龄、出生地、居住地等因素的影响进行综合分析，对定额的支付标准进行合理的设定，实现医疗成本的降低及医疗资源的合理配置和高效应用，提升医院的医疗服务质量，为病患带来更大的优惠。因此，在 DRG 实施过程中，必须要对疾病进行正确的诊断和编码，因为针对不同的疾病分组，其支付结果也会存在一定的差异性。病案首页是 DRG 统计数据的重要依据，对于 DRG 的高效实施影响重大，病案首页的准确性直接关系到 DRG 分组的准确性和数据的准确性，也直接影响对医院和科室等的绩效评价，因此需对病案首页的填写质量进行有效的控制。为了进一步规范病案首页的填写，2016 年国家卫生和计划生育委员会下发《国家卫生计生委办公厅关于印发住院病案首页数据填写质量规范（暂行）和住院病案首页数据质量管理与控制指标（2016 版）的通知》（国卫办医发［2016］24 号），提出使用 DRG 开展医院绩效评价的地区，应当使用临床版 ICD-10 和临床版 ICD-9-CM-3，并提出入院时间、诊断、主要诊断、手术、主要手术、操作、并发症等的具体填写要求，对规范病案首页填写起到了积极的作用。

病案首页的质量直接影响 DRG 的实施效果。DRG 是医保部门对医院支付的重要标准，因此病案管理工作对医院的经营发展至关重要。各医院必须采取有效的措施提升自身的病案管理质量，为医院的持续发展奠定基础。高质量病案首页数据的四个环节的工作人员应各尽其责，强化沟通。如图 5-1 所示。

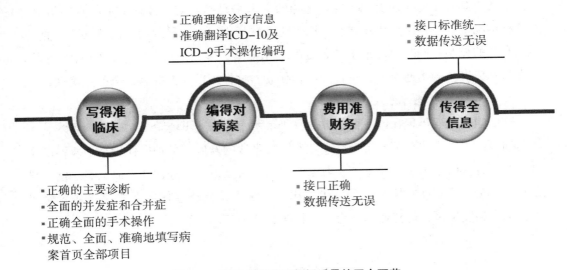

图 5-1 提高病案首页数据质量的四个环节

（二）病案首页的质量问题分析

1. 患者基本信息采集不准确

多数情况下，患者按照正常的程序办理入院手续，相关证件会准备得比较齐全，包括身份证、医疗证、转诊证明等，一般不会出现基本信息错误。然而，对于一些突发性疾病，尤其急诊入院患者，由于事态紧急，病患在入院时未能携带相关证件，或由他人代办，此时常出现病患姓名、年龄等基本信息错误的情况。同时由于工作人员的疏忽，比如医生在录入信息时输入错误等也可造成首页和病案内容相互矛盾的现象，这是不可避免的，若不及时进行更改，将会造成分组错误。

2. 主要诊断选择不当

主要诊断是指临床诊断，是病案首页最重要的信息之一。其选择原则是本次治疗中对健康危害最大、消耗医疗资源最多、费用最高的疾病。在首页填写的过程中，将入院诊断或入院前的诊断作为主要诊断的情况十分常见，而且在主要诊断填写的过程中往往会忽视合并症和并发症的情况。

3. 疾病、手术编码不合理

目前多数医院实行信息化管理，医生只需输入诊断和手术名称，即可自动生成相应的疾病分类编码，但是实际上很多医生对编码的用途却不够了解，对于编码方法更是一头雾水。临床工作中，疾病诊断和手术方式如何选择编码很让人头疼，比如相应的诊断找不到合适的疾病编码，或者选择的手术编码不能完全体现手术的真实情况。在这种情况下，一旦编码出现错误，医生也无法辨别，这就导致编码的错误率一直得不到有效的控制，同时也加重了编码员的工作强度。编码员应具备熟练的编码知识，加强与临床医生的沟通交流，有较强的责任心，这样可以大大提高编码的正确性。

4. 手术方式及操作方式书写不规范

这一问题主要体现在以下两个方面：①手术术式表述不清楚。对于一项手术，不能明确表达手术方法和手术类型。②随着医疗事业的发展，各种操作检查手段不断丰富，但是有些医生由于工作量大、习惯等原因，对操作、检查往往采取忽略态度，导致漏填、错填及空项的情况时常发生。比如纤维内镜检查或体腔及管道穿刺置管术等，都应如实填写，规范操作行为。详见图 5-2。

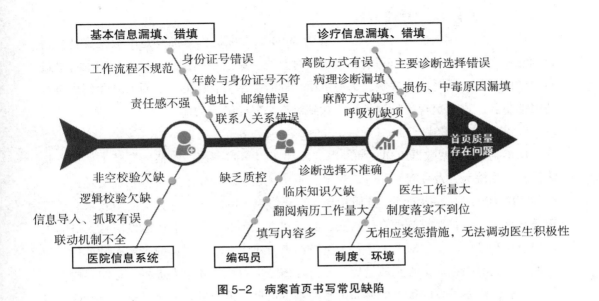

图 5-2　病案首页书写常见缺陷

（三）加强病案首页质量管理的对策

1. 提升对病案管理的重视程度

病案信息在 DRG 实施的过程中发挥着巨大的作用，很多医务人员和管理者对病案管理的重要性缺乏有效的认知，这是导致病案质量无法得到提升的重要原因之一。因此，医院应通过培训的方式向医务人员普及病案质量的重要性，提升医务人员对病案管理的重视程度，提升病案质量，为 DRG 的顺利实施打好基础。

2. 提升医务人员对病案书写的重视程度

现阶段很多医务人员对 DRG 都缺乏基本的了解，医院应该通过培训或讲座等方式使其认识到首页信息有误或不准确会导致 DRG 分组错误，从思想意识领域提升其对病案填写的重视程度，以此达到对病案首页质量的有效控制。此外，培训的内容应该涉及病案首页的填写规范、编码规则等，不断提升医务人员的业务水平，实现对病案首页填写错误率的控制。

3. 病案管理人员自我能力提升

目前，国内大多数医院的病案管理人员存在意识观念较落后、技术知识水平偏低等特点，这对病案首页质量控制是非常不利的。为了解决这一问题，医院需要加强在病案管理人员培训方面的投入，提升病案管理人员的专业水平和责任感。组织病案管理人员参加专业的培训班，不断提升其编码技能水平，保障病案管理工作的高效开展。另外，编码员要加强和医生之间的交流沟通，对病案进行严格的审查。

4. 加强病案信息化建设

将信息技术引入病案管理中，能够为 DRG 的实施提供更加充足的数据支持。通过信息系统的构建对病案填写情况进行实时监控，通过预先设定的标准对病案首页进行科学的评估，及时发现并解决书写错误。同时，结合临床的发展对 ICD 编码库进行适时的更新，避免出现诊断词条无法找到对应编码库链接的情况。

5. 完善奖惩机制

DRGs 需要大量数据以建立标准数据库和医疗编码系统，包括患者基本信息、临床诊断、住院天数及住院费用等。病案首页中包含 DRGs 分组所需的全部信息，是研究和实施 DRGs 的数据来源，其质量高低直接影响 DRGs 分组质量及使用效果。要实现病案首页质量控制措施的有效落实，必须建立完善的奖惩机制，激发医务人员的工作积极性和责任心，并对其工作行为进行约束，对多次填写错误的医务人员进行一定的惩罚，同时根据病案首页质量控制评价考核结果对科室和个人进行一定的奖励。

目前，病案首页的很多项目如患者的基本信息尚不能或未完全实现自动抓取，也存在相关信息填写不准确的问题。病理诊断结果不仅不能导入，而且常常滞后，如病案已归档，常常会导致漏填，这也会直接影响病案首页的质量。病案首页需要填写的内容越多，产生的错误就会相应越多。打通信息孤岛，实现互联互通，实现自动抓取相关数据仍是提高病案首页质量的有效方式。依托信息技术，实现病案首页信息在相关部门间的自动引用、传递，从而减少错误，提高效率，保证信息传递的正确性；通过信息系统，实现病案首页数据分享的及时性；通过信息质控，保证数据收集的完整性。同时，为实现医院间的信息交互与共享，要保证接口数据质量的一致性。

总之，要有效发挥 DRG 评价体系的作用，首先，要有统一的基础，即临床医学名词、疾病分类编码、手术和操作编码、病案首页书写规范的统一；其次，要加强住院患者的临床路径管理，提高临床路径入组率和完成率，规范临床医生的诊疗行为；再次，让临床医生都能够熟练掌握 DRG 管理工具，可以实时了解、动态评估自己的诊疗行为，从源头上抓起，不断改进自己的诊疗行为；最后，相关职能科室也应积极利用 DRG 管理工具及早发现问题、解决问题，对不准确的地方找出问题、积极纠正，使 DRG 能够成为医疗质量管控、绩效评价和费用控制等的有效管理工具。

三、DRG 绩效评价体系的各维度分析

DRG 绩效评价体系包括服务能力、服务效率、医疗安全、综合能力、学科评估五个维度。

（一）服务能力

医疗服务能力主要通过 DRG 组数、诊疗总权重与病例组合指数（CMI）体现，出院病例覆盖的 DRG 范围越广，说明这个医院能够提供的诊疗服务范围越大。总权重为统计时间段内医疗服务的"产出量"，数值越大，说明总产出越多。病例组合指数（CMI）值＝该医院的总权重数/该医院的总病例数。CMI 值是医院的例均权重，与医院收治的病例类型相关。医院收治病例权重越高，CMI 值越大。权重反映不同类型病例之间治疗成本的差别，所以通常被用来衡量收治病例的平均难度。医疗服务能力包括医疗服务广度与医疗技术整体难度。医疗服务广度的指标为 DRG 组数，一家医院，DRG 组数越多，意味着这家医院收治的疾病种类越多，其综合服务能力越高。医疗技术的整体技术难度的测量指标为 CMI 和总权重，CMI 代表医院收治病例的技术难度水平，CMI 值越高，医院整体医疗技术水平越高。

$$总权重 = \sum（某\ DRG\ 权重 \times 该院\ DRG\ 的病例数）$$

$$CMI = \frac{\sum（某\ DRG\ 权重 \times 该院该\ DRG\ 组的病例数）}{该院全体病例数}$$

（二）服务效率

服务效率的评价内容包括同类疾病的治疗费用与同类疾病的治疗时间。效率维度指标可从时间消耗指数、费用消耗指数来进行评价。此处用 DRG 分组的费用消耗指数和时间消耗指数。时间消耗指数在某特定范围内的平均水平为 1，大于 1 表明该医院治疗同类疾病所需费用或所需时间大于区域平均水平，费用效率或时间效率较低，说明该医院需要关注治疗模式，合理缩减住院费用和住院时间；指数值小于 1 则表示该院治疗同类疾病所需费用或时间低于区域平均水平，费用效率或时间效率较高。例如，属于同一 DRG 组的病情同样复杂的患者，医院甲比医院乙所花费用与时间少，那么医院甲在这一 DRG 组的效率较高。这样利用同一 DRG 组的比较，能够客观公平地对所消耗的时间与费用进行横向比较。具体计算方法为：

$$费用消耗指数（CEI）= \frac{\sum_j k_j^c n_j}{\sum_j n_j}$$

$$时间消耗指数（TEI）= \frac{\sum_j k_j^t n_j}{\sum_j n_j}$$

其中 n_j 为该医院诊治的第 j 组 DRG 的病例数。k^c 为费比，$k^c = \dfrac{c_i}{\bar{c}_i}$（$\bar{c}_i$ 为标杆医

各个 DRG 的例均费用，c_i 为该医院各个 DRG 组的例均费用）；k^l 为平均住院日比，$k^l = \dfrac{l_i}{\bar{l_i}}$（$\bar{l_i}$ 为标杆医院各个 DRG 组的平均住院日，l_i 为该医院各个 DRG 组的平均住院日）。

（三）医疗安全

在实际诊疗过程中，导致患者死亡的原因除疾病本身严重程度过高外，还有发生失误与偏差的可能性。可以利用疾病本身导致死亡的可能性较低的病例类型的死亡发生概率来判断医疗服务的安全程度，具体体现为低风险死亡率与中低风险死亡率。低风险死亡率=统计时间段内低风险组死亡患者数/该时间段内低风险组患者数。中低风险死亡率=统计时间段内中低风险组死亡患者数/该时间段内中低风险组患者数。医疗安全维度指标可通过低风险组死亡率来反映。低风险组是指疾病本身导致死亡的可能性极低的 DRG 分组。该组患者死亡的最大原因多为临床过程差错，是一个能较敏感地反映医疗质量的指标。低分险组的评定步骤为：①计算全样本每个 DRG 覆盖病例的死亡率（Mi）；②取死亡率的自然对数（$\ln Mi$），使其服从正态分布，并计算死亡率自然对数的均数和标准差；③计算死亡风险评分。各死亡风险级别的定义如下：死亡风险评分为"0"分表示归属于这些 DRG 的病例没有出现死亡病例；"1"分表示住院死亡率低于负一倍标准差，为低风险组；"2"分表示住院死亡率在平均水平与负一倍标准差之间，为中低风险组；"3"分表示住院死亡率在平均水平与正一倍标准差之间，为中高风险组；"4"分表示住院死亡率高于正一倍标准差，为高风险组（表 5-2）。低风险组死亡率越高，表明临床过程差错的可能性越大，可能存在医疗安全问题。

表 5-2　住院患者基于 DRG 的死亡风险评分

分组	评分	分值描述
无	0 分	表示归属于这些 DRG 组的病例没有出现死亡病例
低风险组	1 分	表示住院病死率低于负一倍标准差
中低风险组	2 分	表示住院病死率在平均水平与负一倍标准差之间
中高风险组	3 分	表示住院病死率在平均水平与正一倍标准差之间
高风险组	4 分	表示住院病死率高于正一倍标准差

（四）综合能力

26 个主要诊断大类（MDC）反映了不同的医学专业（表 5-3），如果某医院在某个 MDC 上没有病例, 则认为其出现 "缺失专业"。

表 5-3 用于评价综合医院学科发展均衡性的 MDC

MDC 编码	定义
MDCB	神经系统疾病及功能障碍
MDCC	眼疾病及功能障碍
MDCD	头颈、耳、鼻、口、咽疾病及功能障碍
MDCE	呼吸系统疾病及功能障碍
MDCF	循环系统疾病及功能障碍
MDCG	消化系统及功能障碍
MDCH	肝、胆、胰疾病及功能障碍
MDCI	肌肉、骨骼疾病及功能障碍
MDCJ	皮肤、皮下组织、乳腺疾病及功能障碍
MDCK	内分泌、营养、代谢疾病及功能障碍
MDCL	肾、泌尿系统疾病及功能障碍
MDCM	男性生殖系统疾病及功能障碍
MDCN	女性生殖系统疾病及功能障碍
MDCO	妊娠、分娩及产褥期
MDCP	新生儿及其他围生期新生儿疾病
MDCQ	血液、造血器官、免疫疾病及功能障碍
MDCS	感染及寄生虫病 (全身性或不明确部位的)
MDCV	创伤、中毒及药物毒性反应
MDCZ	多发严重创伤

(五) 学科评估

学科评估内容包括学科布局和医疗外科服务水平两方面, 其中学科布局从重点病种分析和病种结构分析方面进行, 医疗外科服务水平通过三、四级手术例数和占比进行。

DRG 评价指标总结见表 5-4。

表 5-4　DRG 评价指标

维度	指标	评价内容
服务能力	病例组合指数（CMI）	各学科治疗病例的平均技术难度水平
	DRG 组数	治疗病例所覆盖的疾病类型范围
	总权重	住院服务总产出
	每床位产出权重	每床位的住院服务产出
服务效率	费用消耗指数	治疗同类疾病所花费的费用
	时间消耗指数	治疗同类疾病所花费的时间
医疗安全	低风险组死亡率	疾病本身导致死亡概率极低的病例死亡率
综合能力	综合医院技术全面性测评	缺失专业和低分专业数量
学科评估	学科布局	重点病种分析和病种结构分析
	医疗外科服务能力	三、四级手术例数和占比

四、基于 DRG 进行医疗服务绩效评价的应用举例

（一）医院精细化管理

通过 DRG 考核，能实现对医院的精细化管理。医院管理者能直观量化地了解医院的综合服务能力，医院的服务广度和技术难度，时间效率和费用效率，医院各科室、病区、医生的能力，了解哪些专科是优势，利用数据合理分配资源，调整学科布局，提高医院在本地区的实力和行业地位。运用 DRG 同质化医疗资源消耗和临床诊疗的原理，比较不同医院同一学科的 DRG 组收治结构，精细化评估医院学科发展情况；比较不同医院相同学科的相同 DRG 组诊疗资源消耗，从效能和资源消耗角度全面评估不同学科的发展，为医院的学科发展提供更加精细、可比性更强的评估工具。

如图 5-3 所示，横坐标为 DRG 组数，代表医院的综合服务广度；纵坐标为 CMI，代表病例诊治难度。越往右上角，代表综合服务广度和复杂度越高；越往左下角方向，代表综合服务广度和复杂度越低。

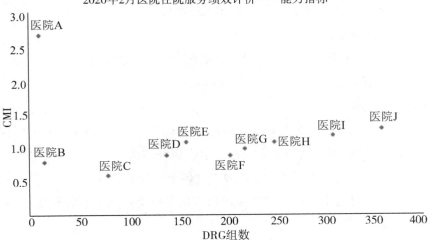

图 5-3　某地区不同医院服务广度和技术难度评价举例

图 5-4 为某地区不同医院在同月份的服务效率评价，横坐标为费用效率，纵坐标为时间效率。

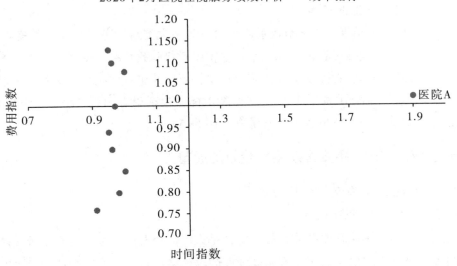

图 5-4　某地区不同医院服务效率评价举例

注：● 代表医院。

（二）科室和病区间绩效考核

利用 DRG 不仅能进行不同医院的对比，也可以进行同一医院内不同专业、科室、病区之间的对比。利用 DRG 分组，同质化、标准化医院诊疗产出，可开展不同专业科室、同专业不同病区及同专业不同主诊组之间的绩效评价。

（三）医院外科能力评估

利用 DRG 对手术进行科学的分级，根据医院的三、四级手术比例，分析比较医院外科能力的强弱。

（四）临床专科评估

医院及各个临床科室，为了更能直观地了解本院或本科室收治患者的病种分布情况，需要将各个 DRG 细分组归并为病种，生成病种结构。重点科室需要时刻关注本科室的病种结构，要符合国家重点专科要求的各个病种的病例比例。另外，医院管理人员应对专科能力进行定期评价，主要指标包括专科重点病种数量和质量，专科三、四级手术占比等。

（五）医生人均相对工作量考核

以 DRG 为切入点，把绩效管理细化到每位医务人员，从提供医疗服务的数量、质量、费用、成本核算开始进行绩效考核，计算医生人均相对工作量，临床科室主任可将学科发展和管理重心落实到每一名医生的医疗行为中，充分发挥医务人员的主观能动性，提高医务人员的职业价值观。

（六）提高医疗服务质量

基于 DRG 分组结果，可将分组后的评价分为两大类指标进行监控和考核：其一，住院死亡类指标，包括患者住院死亡率、手术患者住院死亡率、手术患者围手术期住院死亡率、择期手术患者围手术期住院死亡率、新生儿患者住院死亡率及常见恶性肿瘤择期手术患者住院死亡率；其二，重返类指标，包括患者出院 2~31 天再住院率、手术患者术后重返手术室再次手术发生率（图 5-5）。

五、应用 DRG 评估医疗服务绩效的展望

（一）构建 DRG 绩效评价的必要性

1. 高度迎合国家医改政策

公立医院是我国医疗服务体系的主体，是人民群众看病就医的主要场所，是实现医疗服务高质量发展的主力军。实施公立医院绩效考核是公立医院改革和现代医院管理制度的重要内容，是贯彻落实党中央、国务院决策部署，狠抓落实的重要手段，是检验公立医院改革发展成效的重要标尺，对进一步深化公立医院综合改革、加快建立分级诊疗制度和现代医院管理制度具有重要意义。《国务院办公厅关于城市公立医院综合改革试点的指导意见》明确要求建立以公益性为导向的考核评价机制，制定绩

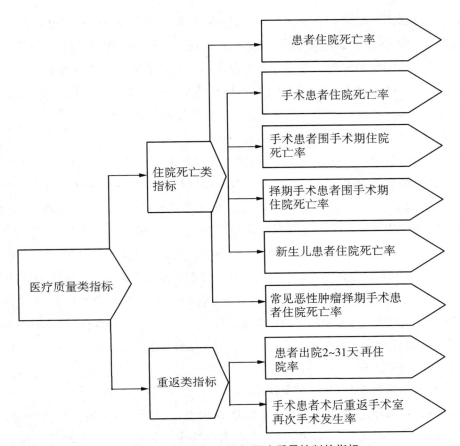

图 5-5　基于 DRG 进行医疗质量控制的指标

效评价指标体系，定期组织公立医院绩效考核，考核结果与财政补助、医保支付、绩效工资总量，以及院长薪酬、任免、奖惩等挂钩。《中共中央国务院关于全面实施预算绩效管理的意见》《深化医药卫生体制改革 2018 年下半年重点工作任务》再次对开展公立医院绩效考核工作提出要求。为加大各地推进三级公立医院绩效考核工作的力度，引导三级公立医院实现"三个转变、三个提高"，需要进一步加强顶层设计，绩效考核标准、信息化等支撑体系建设，统一绩效考核主要指标和考核方法。2019年1月，《国务院办公厅关于加强三级公立医院绩效考核工作的意见》中明确了三级公立医院绩效考核的指标体系。与此同时，我国各地的医保支付政策改革也在稳步推进中，各地均逐步推行由总额预算控制的预付制付费方式向 DRG 付费方式改变。因此，无论是绩效考评还是医保支付，DRG 都占据举足轻重的地位。

2. 破除医疗机构追逐利润的机制，满足人民群众医疗服务需求

我国医改的基本目标是破除公立医院逐利机制，构建布局合理、分工协作的医疗

服务整体，缓解人民群众看病难、看病贵的问题。分析公立医院逐利的根源，应从打破公立医院医疗收入、医务人员薪酬与患者就医花费挂钩的绩效考评机制入手。DRG医保付费主要依据病例分组结果一次性补偿医院，与患者就医花费完全脱钩。因此，医院唯有提高服务效率与医疗质量，才能获取结余，赢得发展。由此可见，DRG可有效控制国家及个人的医疗费用支出，遏制医疗费用的快速增长。

3. 助力公立医院，全面提升其核心竞争力

目前，全国范围内均在推行DRG付费方式，各地已基本实现药品零加成，患者费用压力已直接转变为医院的成本压力，医院内涵质量提升及精细化管理势在必行。DRG可引导三级公立医院将优先的医疗资源用于收治疑难危重病种，有利于分级诊疗政策的实施；使医院为了最大限度地赢得发展空间，不断强化成本控制，最大限度地增收节支、提高效率，实现良性运转。然而DRG支付在成本受到限制以后，医院对于新技术的应用及新设备的引进缺少动力，假如没有对新技术的探索，医院的学科发展必然受到限制。因此，医院必须参与制定卫生主管部门的新技术评估办法，与DRG支付方和卫生行政主管部门共同探讨新技术如何纳入DRG支付。DRG还可以横向将相近学科、诊疗小组进行对比，使医院管理者有理有据地开展内部绩效评价与管理。

（二）加速构建DRG绩效评价体系

1. 形成有中国特色的DRG付费体系

DRG各试点城市应遵循《国家医疗保障DRG分组与付费技术规范》确定的DRG分组基本原理、适用范围、名词定义，以及数据要求、数据质控、标准化上传规范、分组策略与原则、权重与费率确定等要求开展有关工作。要严格执行《国家医疗保障DRG（CHS-DRG）分组方案》，按照统一的分组操作指南，结合各地实际情况制定本地的细分DRG分组，打造试点"一盘棋"，精准"本地化"。

2. 做好数据标准和系统改造

数据的标准化和信息系统的改造是实现DRG分组和管理的基础，是各地开展DRG试点工作的硬件条件。试点城市要按照国家医保信息业务编码标准化的相关工作要求，使用医保疾病诊断和手术操作、医疗服务项目、药品、医用耗材和医保结算清单等5项信息业务编码，以规范数据采集的标准。

3. 加强人才队伍建设和业务培训

各试点城市加强建设本地DRG付费试点的工作人才队伍，涵盖医保、信息、统计、病案和临床等各方面的人才，以保障试点工作的顺利实施和推进；要建立国家—省、市—医疗机构逐级培训机制；要同步开展DRG付费国家试点监测评估工作，监测各试点城市工作进展，评估DRG付费改革成效。

（三）应用 DRG 评估医疗服务绩效的方法和前景

1. 建立以 DRG 为导向的临床路径

各临床科室从最常见的病种入手，在现有临床诊疗常规的基础上，不断细化，确定标准化的诊疗规范，使医疗服务和诊疗成本同质化。同时，在实际工作中大力推进临床路径改革，规范诊疗行为，保证医疗质量和安全，探索临床路径成本核算，控制医疗费用。在成本核算方面，综合运用管理会计理论、作业成本法、成本费用转换法等方法，在医院三级成本核算、床日成本核算、医疗服务项目成本核算的基础上核算医院 DRG 成本。在成本分析方面，多维度预测、分析医院 DRG 成本，开展成本绩效考核，科学控制医院的运行成本。

2. DRG 分组器的应用

将 DRG 分组器应用于公立医院绩效评价，对公立医疗机构的服务量、服务质量、服务效率等绩效指标进行校正，综合考虑病例整体的复杂性和困难性，以量化的结果反映出来，实现不同性质、等级医院的绩效评价，提高绩效评价的可比性和评估结果的可靠性。前期还需要结合各省、市病例数据，开展大量基础数据的细致分析和研究。此外，DRG 还可与其他参数、非参数方法相结合，如投入产出评价、生产率或生产效率的测量等，提供更多的医院绩效评价指标和评价方法，使评价结果更加科学、全面、合理。将医疗服务质量作为对医院补偿的影响因素之一。在 DRG 付费制度下，固定补偿费率的方式较其他医保付费方式易造成医疗服务质量削弱。近年来美国先后实施了医院获得性问题（hospital acquired conditions，HACs）、价值形成机制（value based payment，VBP）及再入院减少计划（hospital readmissions reduction program，HRRP）等一系列计划，对服务质量高的医院进行奖励，对服务质量低的医院进行惩罚。我国既可以学习美国的方式，在 DRG 付费制度之外，制订其他质量控制计划来弥补 DRG 付费制度的不足；也可以考虑采用一种系统化的方式将质量因素引入 DRG 付费制度之中，从而直接影响补偿费率。

3. 建立政府主导、社会多元参与的公立医院绩效评价机制和评价指标的动态调整机制

建立专门的评估机构与审查机构，确保 DRG 付费制度合理运行。1986 年美国国会成立了专门的 DRG 付费制度评估委员会，对 DRG 付费制度的实施效果进行评价，并对其更新方案提出建议，如因为医疗技术进步或通货膨胀需要提高费率，因为生产力的提高需要降低费率等。此外还有专门的同行审查组织，对入院的必要性、入院的合理性、分组准确性、医疗服务的完整性与恰当性及转诊病例和线外病例进行重点关注。评估与审查是确保 DRG 付费制度实现预期改革效果的重要保证，中国同样需要

设立专门的机构，以保证 DRG 付费制度合理运行和及时更新，同时将 DRG 付费制度的评估与审查制度化。政府可委托行业组织、研究机构或专业的社会评价机构，从医疗机构、病种、专科等各个层面，对全国范围内的各级医疗机构广泛开展绩效评价。在现阶段，为了解决可比性的问题，从病种层面开展绩效指标分析，既能引导医疗机构提高临床诊疗质量，又能为完善疾病诊断相关分组、实施按病种付费制度提供参考依据。评价指标和指标权重也应随着绩效评价工作的深入、当前医改措施的推进，以及重大项目的推广而不断调整，现阶段应考虑向基于病种影响因素分析的核心质量指标、临床研究、住院医生规范化培训等指标倾斜，加强对公益性、健康产出等指标的分解和研究。

4. 健全公立医院绩效评价信息支撑平台，加强数据挖掘分析

完整的病例信息和标准统一的临床数据是实施 DRG 分组及付费的重要支撑。美国在实施 DRG 付费制度之初，面临的一个重要问题就是病例信息的不完整和录入标准的不统一，不同的数据库之间不能实现无障碍的数据传递。为此，自 2002 年起，美国通过联邦法规强制所有医院采用国家统一的数据标准。在我国，病案首页信息的不完整与质量低下已经是一个困扰医疗卫生领域改革推动者与学术研究者多年的问题，在推进 DRG 付费方式改革的趋势下，提高病例信息数据质量势在必行。如果能够搭建全国统一的信息管理平台，将各医院病例信息、成本数据直接上传至统一的数据库，将会更便于病例成本与相对权重的计算。建立国家卫生信息平台，管理部门要提供规范统一的上报数据接口，确保数据采集的统一、及时；医疗机构要确保数据录入全面、准确，同时提高病案首页数据质量。指标的可靠性主要取决于机构层面收集的以患者为基础的数据的准确性、完整性和及时性。在全方位采集原始数据资料的基础上，要充分运用医疗大数据挖掘和分析技术，进行更细致、更深入的分析，推进医疗机构精细化绩效管理，提高评价工作效率。通过信息平台，医院可进行自身纵向比较或与其他同类医院进行横向比较，与国家标准进行比较、定位，及时了解自身的绩效水平在同行中所处的位置，明确自身的改进方向。

DRG 的充分施行必将给我国医改事业带来巨大的变革。一是促进医疗行为的规范。DRG 付费国家试点工作的实施，使以往按项目付费的模式，转向按病组付费，将药品、耗材转变为成本，促使医院、医生改变以往给病人开大处方，不合理运用贵重药品、耗材和大型检查设备等医疗行为。医生将自觉规范医疗行为，提高医疗资源利用效率，积极寻求提质增效，获取合理的收益，促使医院运行的动力机制由扩张式发展向内涵式发展转变。二是医院服务公开透明。通过 DRG 分组，将以往临床医疗行为"不可比"变为"可比"，医院收治多少病例、难度高低，一目了然，同一个病

组治疗的水平可量化比较。医保付费，患者就医公开透明。三是提升患者就医满意度。通过实行 DRG 付费，压缩检查、治疗成本，有效减少不必要的医疗支出，使广大人民群众获得更加优质、高效的医疗服务，提升就医满意度。

参考文献

[1] 张利平，于贞杰，王海振，等．公立医院绩效评价指标体系构建与若干建模方法应用的比较研究 [J]．中国卫生统计，2016，33（6）：972-975．

[2] 刘杉，关兵．医院绩效管理与运营成本控制研究 [J]．中国医院管理，2014，34（1）：74-75．

[3] 谢世堂．公立医院绩效评价对医院内部绩效管理变革的影响研究——基于京沪案例比较 [J]．中国卫生政策研究，2018，11（6）：8-13．

[4] 李国红．医院绩效管理的研究 [D]．上海：复旦大学，2003．

[5] 樊荣，王楠．三级公立医院绩效考核指标的应用探析——以运营效率指标为例 [J]．卫生经济研究，2021，38（6）：14-17．

[6] 卜胜娟，熊季霞．公立医院绩效评价体系分析及建议 [J]．中国卫生事业管理，2014，312（6）：404-406．

[7] 赵晓华．病案首页质量与医院绩效考核 [C]．中国医院协会病案管理专业委员会，2017：108-110．

[8] 马忠凯．病案首页质量控制对 DRG 的影响分析 [J]．中国卫生经济，2018，37（12）：94-95．

[9] 邓小红．北京 DRGs 系统的研究与应用 [M]．北京：北京大学医学出版社，2015．

[10] 徐民，陈国强，廉颖，等．基于 DRG 的三级综合医院医疗服务绩效评价研究 [J]．2020，21（6）：46-49．

[11] 王振宇．DRG 综合绩效评价方法在科室评价中的应用 [J]．中国卫生经济，2017，36（10）：72-75．

[12] 邵倩倩．对公立医院绩效薪酬制度改革的一些思考 [J]．现代经济信息，2019（9）：98．

[13] 朱培渊，王珊，刘丽华．DRG 支付方式改革在公立医院的实施路径探讨 [J]．中国卫生经济，2018，37（5）：32-35．

[14] 仇媛雯，贡慧，姚晶晶，等．基于 RBRVS 与 DRG 的公立医院绩效薪酬考评应用探索 [J]．中国卫生经济，2019，38（4）：72-75．

[15] 陶成琳，陈妍，林德南，等．基于 DRGs 的深圳市医疗服务质量与绩效评价研究 [J]．中国卫生质量管理，2019，26（4）：16-19．

第六章
医疗保险管理应用

　　医疗保险是为了补偿劳动者因疾病风险造成的经济损失而建立的一项社会保险制度。通过用人单位与个人缴费，建立医疗保险基金，参保人员患病就诊发生医疗费用后，由医疗保险机构对其给予一定的经济补偿。基本医疗保险制度的建立和实施集聚了单位和社会成员的经济力量，再加上政府的资助，可以使患病的社会成员从社会获得必要的支持，减轻医疗费用负担，防止"因病致贫"。21世纪初，随着我国居民医保的全覆盖、居民对医疗保健需求的增加，医疗费用快速增长，"看病难、看病贵"的问题日益突出。与此同时，各地区医保基金负担加重，医保管理者逐步展开对医保基金的合理利用、医保支付方式改革的探索，在保障参保人员权益、控制医保基金不合理支出等方面取得了积极成效，但医保对医疗服务供需双方特别是对供方的引导制约作用尚未得到有效发挥。为更好地保障参保人员权益、规范医疗服务行为、控制医疗费用不合理增长、充分发挥医保在医改中的基础性作用，2021年12月18日，在首届中国DRG/DIP支付方式改革大会上，按DRG/DIP付费改革的三年计划正式被国家医疗保险局提上议事日程，这就意味着到2025年年底DRG/DIP支付方式将会覆盖所有纳入医保统筹规划的医疗机构。

第一节　医疗保险支付方式

　　医疗保险支付方式是医疗服务提供方对医疗保险参保人提供医疗服务后，医疗保险机构作为第三方代替医疗保险参保人向医疗服务提供方支付医疗服务费用的途径和方法。医保支付方式是基本医保管理的重要手段，也是深化医改的重要环节，是调节医疗服务行为、引导医疗资源配置的重要杠杆。通过对支付原则、支付范围、支付标准、支付方式、结算办法等进行改革，可以改变医疗服务的数量、质量、效率和效果，同时也能够调控供方的行为，激励医疗机构提高医疗服务质量，引导医疗资源合理配置，为推进公立医院改革等相关卫生政策的制定提供决策依据。

一、不同类型医疗保险支付方式

目前国内外的医疗保险支付方式分为预付制（prospective payment system，PPS）和后付制（post-payment system），前者包括总额预付制（global budge）、按人头付费（capitation）、按服务单元（service unit）付费、按疾病诊断相关分组（diagnosis related group，DRG）付费、按病种分值付费（diagnosis-intervention packet ），后者主要是按服务项目付费（fee for service，FFS）。每一种支付方式各有利弊，从各国家实践经验看，医疗保险支付制度由后付制转向预付制、单一制转向混合制，定额付费和按DRG付费的混合支付成为发展趋势。

（一）按服务项目付费

FFS 是在各个国家使用最早、最广泛的一种后付制付费制度，医疗保险机构根据医疗机构向参保人提供的医疗服务的项目和服务数量，按照每个服务项目的价格向医疗机构支付费用的方式，支付单元是服务项目。具体地说，它是根据医疗机构报送的患者接受服务的项目（如治疗、检查、药品等），向医疗机构直接付费。FFS 实际操作简便，适用范围较广，医院提供医疗服务的积极性高，患者的医疗需求可以得到较好的保障。由于医院收入同提供医疗服务量挂钩，会导致医院提供过度医疗服务，缺乏成本控制意识；刺激医院引入尖端诊疗设备和推销高价格药物；逆向选择的风险增大，医疗费用难以控制，结果将会造成卫生资源的浪费和医疗费用的过度增长。另外还会造成医保经办机构审查工作量大，管理成本较高。

（二）按服务单元付费

按服务单元付费也叫按定额付费，包括每床日费用和次均门诊费用两种，是医疗保险机构按照预先规定的服务单元（每床日费或者次均门诊费）费用标准和医疗机构实际服务量支付医疗费用，是预付制和后付制结合的一种支付制度。

按服务单元付费的管理成本低，可以激励医院在定额内降低医疗成本，提高服务效率，但容易刺激医疗机构增加门诊次数，减少单日服务的数量以延长住院时间，分解住院，注重收治轻症患者而拒收重症患者，甚至出现门诊挂空号等现象。

（三）按人头付费

按人头付费是指医疗保险机构根据医院所服务的参保人数，定期支付其一笔固定费用，医疗机构需要向参保人免费提供合同内的医疗服务。这种支付方式管理方便，支付的费用多少与提供的服务数量及种类无关，只与服务的参保人数有关，能够刺激医生服务更多的患者；也会引导医生注重人群健康，减少服务数量；但也存在降低服务质量，选择性接收病情轻的患者、推诿重病患者的隐患。

英国国家医疗服务体系（NHS）为英国所有纳税人和有居住权的居民提供免费医疗服务，由全科医生（GP）担当国家的健康"守门人"，免费为注册居民提供日常保健及其他健康管理，居民可以自由选择注册医生，约 90%患者的健康问题可以由 GP 解决，需要住院或病情严重的患者由 GP 逐级转诊到二级医院，患者只需要支付处方费，其他诊疗费、住院费、产前检查费等费用均由 NHS 承担。NHS 为建立 GP 之间的竞争关系，促进 GP 更好地为居民提供健康服务，对 GP 采用按人头付费的方式，按照其所管辖人数支付费用。然而，在实践中发现，居民注册 GP 后很少发生更改家庭医生的行为，而且一旦 GP 管辖的人数达到上限就无法接收新的注册居民，并没有实现全科医生之间的有效竞争。

（四）总额预付制

总额预付制是医保部门根据参保人数、医疗机构年均接诊总人次数、次均接诊费用水平，测算区域内年度统筹补偿控制总额，经办机构定期预拨，实行总额控制、包干使用、超支分担的支付方式。这种支付方式以前期医院总支出为依据，在剔除不合理支出后按年度拨付医院费用总额。在指定年度预算时，往往考虑医院规模、医院服务量和服务地区人口密度及人口死亡率、医院是否是教学医院、医院设施与设备情况、上年度财政赤字或结余情况、通货膨胀等其中的某一个或几个因素，或综合考虑以上因素，然后确定下一年度医疗费用总预算，一般 1 年协商调整一次。

总额预付制从整体医疗费用情况考虑，降低了医疗保险机构的管理成本，同时限制了医疗机构过度医疗的行为，能够很好地控制医疗费用增长。但由于医疗机构就诊患者的流动性大、不可控因素多，使得年度预算费用与实际费用往往不一致，这样大大增加了医疗机构的经济风险。这种方式容易导致医疗机构限制处方金额、减少医保用药、年初过度医疗、年终医保费用超额后推诿病人，从而影响医疗服务的质量及医疗机构的运行效率，降低医务人员的工作积极性。

通常总额预付制与其他支付方式混合使用，可达到控制医疗费用和保障医疗质量的效果，在各个国家广泛使用。

（五）按 DRG 付费

按 DRG 付费是把一些患病相似但存在区别的住院患者按照病情严重程度、疾病预后、治疗难度、治疗方法及医疗资源消耗情况等多种因素进行分组，是应用统计控制理论将患者归类的方法，医疗保险机构根据不同分组中的不同疾病，制定出标准化的补偿额度。DRG 的支付费用与住院患者的服务量无关，只与归属病种有关，使得医疗费用透明化，能够制约医院过度医疗、减少住院天数、减轻患者医疗负担、提高医院管理水平、降低医疗成本、促进医疗资源的优化配置。但 DRGs 也存在较多不足：需要投入较大成本和较长时间制定 DRG 标准；疾病分组界定困难，会使医生倾向将患者诊断分到高补偿组；不能囊括所有疾病；医院更加重视医疗资源的控制而忽视医疗质量；不利于医院对耗费资源大的新方法、新技术的使用。目前，美国、英国、德国等国家均根据自身国情制定了 DRG 支付系统，用于新生儿、分娩、剖宫产、严重新生儿问题、心绞痛、心力衰竭、特殊脑血管疾病、肺炎、精神病、髋关节或膝关节置换等多种情况。

（六）DIP 支付

DIP 是利用大数据优势所建立的完整管理体系，发掘"疾病诊断+治疗方式"的共性特征对病案数据进行客观分类，在一定区域范围的全样本病例数据中形成每一个疾病与治疗方式组合的标化定位，客观反映疾病严重程度、治疗复杂状态、资源消耗水平与临床行为规范，可应用于医保支付、基金监管、医院管理等领域。在总额预算机制下，根据年度医保支付总额、医保支付比例及各医疗机构病例的总分值计算分值点值。医保部门基于病种分值和分值点值形成支付标准，对医疗机构每一病例实现标准化支付，不再以医疗服务项目费用支付。

以上不同支付方式的利弊见表 6-1。

表 6-1 不同支付方式的利弊

支付方式	特点	优点	缺点	经济风险	激励机制
按项目付费	依据患者在医院接受服务的整体费用，按收费单据报销	有效保证医疗服务，患者方便，简单易行	过度的医疗服务，医疗费用上涨，管理成本高，保险审查工作量大	患者、保险机构	后付制
按服务单元付费	依据患者每次住院分解成每天或其他单元来付费	操作简单，医疗费用控制有效，鼓励医院提高工作效率	诱导医院挑选患者，分解患者住院次数，延长住院日，医院或医务人员竞争意识薄弱，医疗服务质量下降	医院	预付制
按人头付费	在考虑不同地域费用水平和医疗费用上涨等因素的基础上，根据每一住院人次的费用确定付费标准	操作简单，医疗费用控制有效，管理成本低	诱导医院选择患者，分解患者住院次数，医务人员缺乏工作积极性，医疗服务质量下降	医院	预付制

支付方式	特点	优点	缺点	经济风险	激励机制
按总额付费	依据前期医院总支出，在除去不合理支出后按年度拨付医院费用总额	管理成本低，容易控制费用	对患者的医疗服务减少，节约预算成本，医务人员缺乏工作积极性	医院	预付制
按 DRG 付费	基于疾病种类、治疗费用等特征将相近的诊断组进行分类，按类别对医院进行支付	支付标准科学，控制了医疗费用，提升医疗服务质量	住院费用下降，门诊费用上涨，诱导医院选择患者，不利于新技术发展，管理成本高，保险审查工作量大	医院	预付制
按 DIP 付费	在总额预算机制下，根据年度医保支付总额、医保支付比例及各医疗机构病例的总分值计算分值点值	疾病组内差异度小；组别细化，更加真实、透明、直观；易于对比考核、精准管理	依赖历史病案数据；存在诱导医疗机构采用复杂技术、高分值治疗方式的风险；存在医疗机构争相"冲工分"导致分值贬值的风险	医院	预付制

二、不同国家的医保支付方式

目前，医保支付方式的改革趋向成熟、合理、全面，各国根据自身管理能力和医疗需求对医保支付模式进行选择使用，以期达到最佳医疗保险效果。

(一) 美国的医保支付方式

美国的医保支付方式改革经历了漫长的演变，最初美国采用以治疗项目实际成本为基础的后付制方式，导致医疗机构增加服务量，引起过度的医疗服务，造成医疗费用急剧上涨。为了遏制医疗费用的上涨，1983 年美国政府首次推行预付制支付系统（PPS）。预付制是指在治疗前预先设定支付标准，包括按人头付费、按单病种付费、按 DRG 付费等。经过 40 多年的不断探索，美国逐渐建立起以 DRG 为主要支付方式的复合支付模式，平衡了不同支付方式的利和弊。美国医保支付模式从后付制向预付制的转变是美国医改史的一个里程碑式的成功转变，尤其是 DRG-PPS 从实质上控制了医疗费用的上涨，提升了医疗服务质量，受到了医保机构的重视。

（二）德国的医保支付方式

德国是典型的社会保险型国家，其医疗保险管理较为完善，德国通过借鉴美国与澳大利亚已经成熟的 DRG 支付制度，结合本国医保，探索出 G-DRG 支付制度。20世纪 70 年代至 90 年代德国实施的是医保总额预算制度，1998 年后开始实施 G-DRG，实施过程缓慢，分为四个阶段：准备阶段、预算中立阶段、基准费率整合阶段和全面实施阶段。2000—2002 年引入全覆盖 DRG 付费体系；2003 年医院自愿选择参加 DRG制度；2004 年强制采用 G-DRG 系统；2005—2009 年州内每年调整基准率，减少DRG 造成的费用差异；2010 年各州内同一疾病基准率统一，全面实施 DRG。

德国 G-DRG 支付体系的产生得益于德国政府协调医疗保险中各方利益的平衡和政府监管与行业监管并重的思想。由法定医疗保险协会、商业医疗保险协会和医院协会共同组成的"医院支付系统研究中心"（Institut für das Entgelt syestem in Krankenhaus，InEK）是德国实施 DRG 的主要机构，由该机构建立 DRG 疾病分组规则及编码规则，确定 DRG 的费用支出权重。

（三）英国的医保方式

英国的医保支付制度随着其国家卫生服务体系（NHS）的改革而不断变革。《2012 年健康与社会保健法案》中规定，NHS 委托服务理事会和独立监管机构共同负责 NHS 服务价格的制定与支付权限。前者负责国家层面制定统一价格和支付范畴；后者负责资金和财务的监管，是独立的监管机构。各地的临床委托服务组织（clinical commissioning groups，CCGs）负责各地具体的服务和支付工作。

英国大部分的卫生保健服务是各地 CCGs 委托购买的。地方 CCGs 在为当地人口购买服务时，对不同类型的服务采取不同类型的支付方式，每一种支付方式又辅以相应的绩效考核措施来保证服务质量。对初级卫生保健服务采用按人头支付为主、按质量结果支付为辅的方式。目前按人头支付费用约占全科诊所收入的75%，绩效收入约占 20%，特殊服务费用约占 5%。社区卫生服务包括慢性病、非急性期疾病的诊治及康复等服务，对社区卫生服务的支付主要是以总额预付为主。NHS 医院服务包括专科或急诊服务，一般要通过转诊才能转入。2005 年英国全面推行以按结果支付为主的付费体系，根据病人和服务类型将费用类似的医疗活动进行编码，形成了不同的医疗服务资源组（HRG），基于医疗活动进行支付，由此形成了其特有的支付体系。同时，英国还采取按绩效支付为辅的支付方式，但由于初级卫生保健服务和社区卫生服务的支付方式激励服务提供者尽量减少服务提供，这与 NHS 将服务重点转移到社区和家庭的整体目标不一致。"康复与增能模式"的引进为解决这一问题提供了可能，即将一些住院服务患者进行急慢分治，把非急性期的服务转移到社区医院进行支付。

不同国家的医保支付方式总结见表 6-2。

表 6-2　不同国家的医保支付方式

国家	医生支付方式	医院支付方式	其余支付方式
美国	按工资、按人头、按项目的复合支付方式	以 DRG-PPS 为主的复合支付方式	按服务绩效付费，按治疗事件付费
德国	按项目付费为主的复合支付方式	以 G-DRG 为主的复合支付方式	
英国	按工资、按人头、按项目的复合支付方式	初级保健：按人头支付为主，按质量结果支付为辅。社区服务：按总额支付为主。医院服务：HRG 为主、按绩效支付为辅的复合支付方式	按服务绩效付费，按治疗事件付费
日本	按项目付费为主的复合支付方式	以 DPC-PPS 为主的定额支付方式	

三、我国的医保支付方式

新中国成立以来，中国社会保险体系经历了重建、改革、发展、转型、创新的历程，从社会制度和福利制度看，可以划分为 1949—1977 年计划经济体制时期和 1978—2020 年改革开放时期。

计划经济体制时期，中央人民政府根据东北解放区经验和苏联制度模式，迅速建立起社会主义的社会保险，奠定了社会保险的基础。1951 年 2 月 26 日，中央人民政府政务院公布了《中华人民共和国劳动保险条例》，建立了新中国社会保险与社会保险基金体系框架，这时的社会保险是参保对象为工人、职员的劳保医疗保险，这是一种福利性医疗保险，是对职工实行免费、职工家属半费的医疗保险。1952 年，政务院发布《政务院关于全国各级人民政府、党派、团体及所属事业单位的国家工作人员实行公费医疗预防的指示》，并将乡干部、大专院校在校生纳入公费医疗范围。当时劳动保险基金会计制度和劳动保险基金行政管理工作由中华全国总工会负责，经费主要来源于各级财政，是国家保险型的保险制度。计划经济时期劳动保险体系逐步覆盖城市所有国有企业的职工。

改革开放后的医疗保险可具体划分为 1978—1997 年、1998—2009 年、2010—2020 年三个不同的历史时段。1978—1997 年，以控费为中心，对公费医疗、劳保医疗制度进行改革完善，由"企业保险和单位保障"转向"社会保险与养老保险费用社会统筹"，其过渡性历史色彩鲜明，并在改革先行地区深圳开展城镇职工医疗保险制度的试点工作。1998—2009 年，全面推进医疗保险制度改革，最主要的特征是在劳动和社会保障部（2008 年改为人力资源和社会保障部）的全力推动下，初步形成社会保险与社会保险基金体系框架。1998 年 12 月国务院发布《国务院关于建立城镇职工基本医疗保险制度的决定》，要求在全国范围内建立覆盖全体城镇职工的基本医疗保险制度。2003 年启动了新型农村合作医疗，对农村地区进行医保覆盖。2007 年国务院开展城镇居民基本医疗保险试点，2009 年实现全国全民医保覆盖。2010—2019 年最主要的时代特征是人力资源和社会保障部门主管的社会保险基金体系与养老、医疗卫生服务体系形成平行的双轨结构，社会保险基金与医疗卫生服务行政主管部门之间博弈日趋激烈。2018 年 3 月，国务院出台机构改革方案，将人力资源和社会保障部的城镇职工和城镇居民基本医疗保险、生育保险职责，国家卫计委的新型农村合作医疗职责，国家发改委的药品和医疗服务价格管理职责，民政部的医疗救助职责整合，实现现有医保制度的统一管理。2018 年 5 月 31 日，国家医疗保障局正式成立，这是医保历程中具有划时代和里程碑意义的举措，它标志着社会保险基金体系中平行双轨与部门博弈时代的终结，同时开启了社会保险基金国家监管与独立医疗保险基金体系建设时代。它反映出医疗保险基金由"体外循环"转为卫生保健体系构成要素的趋势，说明所谓医疗卫生服务、社会医疗保险与医药卫生体制的"三医联动"改革进入实质性阶段。

　　2020 年 1 月，多地出现新型冠状病毒肺炎疫情，面对疫情，习近平总书记在全面深化改革委员会第十二次会议上强调要完善重大疫情防控体制机制，健全国家公共卫生应急管理体系，并提出"15 个体系、9 种机制、4 项制度"。其中 4 项制度是指全科医生培养、分级诊疗制度，重大疾病医疗保险和救助制度，医保异地及时结算制度，特殊群体、特定疾病医药费豁免制度，对我国现有医疗保险制度进行了额外补充，进一步完善了现有医疗保险体系。

　　目前，我国的社会保险制度正处于不断完善中，在长期的运行中医疗费用不断增长，这是由于社会保障制度建立时采取的是按项目付费的方式，按项目付费刺激费用增长的弊端也逐渐显现。2016 年城乡居民基本医保财政补助标准提高到每人每年 420 元，是 2008 年的 5 倍多。2009 年卫生总费用为 17 541.92 亿元，2017 年达到 51 598.8 亿元，不到 10 年的时间卫生总费用已经涨了 2 倍，导致医保基金紧张。2017 年年底，我国 21 个省份相继出台了按病种付费方式的医保支付政策文件。试点医院在实施 DRG 支付方式后，医疗服务质量各方面指标有所提高。同时，首批 DRG 试点工作亦暴露出一系列问题：30 个 DRG 试点城市中有 8 个城市未通过评估，试点城市暴露出数据质量不符合标准、医保部门工作人员的专业能力和精力无法满足试点工作要求、历史数据质量低等问题。由此可以看出，尽管作为 DRG 试点的 30 个城市的医疗信息化水平、基础设施条件已处在较高的水平，但是评估不通过率仍超过 25%，想要在全国范围内进一步推广 DRG 试点工作势必会困难重重。2020 年 11 月，国家医疗保障局办公室发布《国家医疗保障局办公室关于印发区域点数法总额预算和按病种分值付费试点城市名单的通知》（医保办发〔2020〕49 号），依据各省（区、市）医疗保障局自愿申报的情况，确定了区域点数总额预算和按病种分值付费试点城市名单，正式在 71 个城市启动 DIP 试点工作。要求 2021 年年底前，全部试点地区进入实际付费阶段，并用 1~2 年的时间，将统筹地区医保总额预算与点数法相结合，实现住院以 DIP 为主的多元复合支付方式。

（一）医保支付方式改革的政策功能定位

在新医保改革的进程中，医保支付方式的改革在其中起着引导作用，它也是国家卫计委在"十二五"期间对医改提出的重要内容。目前我国的基本医疗保险属于社会保险，医保部门是第三方支付者角色，与医院之间采用的是协议管理，医保和医院之间本质上属于简单的买方和卖方关系。医保部门代表参保人员，与以医生集团为代表的医院进行全方位的谈判。医保部门支付方式公共决策的经济学基础是外部交易成本理论，没有考虑医院内部交易成本。另外，凡是医改中不易解决的难题皆可归咎于支付方式落后的问题，使医保部门陷入有口难辩的困境。而国家医疗保障局成立，原来多部门职能整合到一个部门，能够有效缓解医改中的困境，在未来医改中，医保支付方式改革不仅起引导作用，更主要的是起基础性作用。

首先，医保支付方式将凸显其战略性购买地位。医保支付方式改革，除了更好地发挥医保部门基金代理人角色，除了替参保人员购买性价比更高的医疗服务之外，还要发挥医疗市场资源配置者作用，支付方式将直接影响医疗服务格局，省、市、县三级医疗服务市场将会因为支付方式的重大突破而重新洗牌，这一点在目前如火如荼的医共体试点中已经体现。在医共体建设中，医保基金包干给医共体后，医保的定位将会发生根本变化，在县域内由于只有一个医共体，实际医保部门不再具有和医院的议价功能，医保的第三方管理职责不再存在。

其次，医保支付方式将凸显其公益性配置作用。国家卫健委在政策目标中坚持把人民健康放在优先发展的战略位置，坚持卫生与健康事业公益性。以人民为中心是健康中国的核心理念，公益性是医改的价值方向，但是公益性不等于计划性，市场机制不等于市场化。医改领域反私有化和市场化，绝不能等同于反市场机制。医保支付方式本质上是医保部门通过市场机制解决医疗公益性问题的有效手段。

最后，医保支付方式将凸显联动性系统优势。在医疗机构改革后，国家医保局和卫健委进一步厘清部门职责和边界，"十二五"期间医改中碰到的"九龙治水"、部门扯皮难题，通过机构改革方式得到了较好的解决。但随着医改新问题迭代出新，医改领域将不断出现机制层面和体制层面的交互式改革演进。所以，从总体上看，医保管理和卫生管理你中有我，我中有你，难以分割，一体化推进倾向更加明显。

（二）医保支付方式改革的功能强化

新医改时期，我国的医改取得了显著成绩，但"三医联动"方面仍然存在较大弊端。一是"头痛医头、脚痛医脚"，医保基金入不敷出，进而锁定公立医院改革逐利性问题，将药品零差率、取消耗材加成措施当作特效手段。当实行药品零差率，公立医院补偿机制没有改善时，公立医院管理者为保证医院生存的必要利润，采取变动服务供给结构的应对手段，导致医院内部价格体系扭曲，于是又提出了医疗服务价格改革；采用以阶段性提高服务价格为主的医疗服务价格改革解了燃眉之急，却又容易导致医保过度买单、基金支出过快的问题。二是"头痛医脚、脚痛医头"，医院内部效率不高。在医保机构改革后，围绕以人民为中心的健康理念，医疗卫生领域形成了以五大基本公共卫生制度为内容的整合型医疗服务体系建设思路，支付方式改革方案立足医改全局，统筹设计，制定以总额预算管理为总框、住院实行病组和点数单值相结合、门诊实行家庭医生签约和按人头包干相结合的综合型复合式改革。

首先，强化区域管理，实行区域医保基金总额控制。"以收定支，收支平衡，略有结余"。通过总额预算管理实行区域基金支出增速和预算总额双控管理，防止区域医保基金穿底。强化医院在支付方式改革中为医保基金"腾空间"的主体责任，建立医保和医院谈判机制，让医院通过内部微观管理优化主动调整医疗和用药结构，达到控费的目的。通过区域总额控制，逐步发挥医保对区域医疗服务布局的中长期规划的指导作用，引导区域医疗资源布局更加合理，避免医疗供给产能过剩。

其次，积极推进 DRG 与 DIP 医保支付方式的融合发展模式。全面完成 DRG/DIP 付费方式改革任务，推动医保高质量发展。采取 DRG/DIP 医保支付方式的融合发展模式，引导医疗机构改变当前粗放式、规模扩张式运营机制，转向更加注重内涵式发展，更加注重内部成本控制，更加注重体现医疗服务技术，引导医疗机构提高服务质量。

第二节　DRG/DIP 支付制度

一、DRG 支付标准

（一）相对权重（RW）的计算与调整

1. RW 的计算

RW 反映不同 DRG 组资源消耗程度的相对值，数值越高，反映该病组的资源消耗越高；反之，则越低。考虑到数据的分布和其他外部影响因素，RW 的设定需考虑去除特殊数据点，剔除不合理费用，采用作业成本法校正等方法，对初步权重结果进行调整。RW 调整完成后，再由专家委员会综合评价其合理性，判断不同 DRG 组的 RW 是否能恰当反映不同 DRG 组之间技术难度、资源消耗等方面的差别及医保政策的重点。

$$\text{某 DRG 组的权重} = \frac{\text{该 DRG 组病例的例均费用}}{\text{所有病例的例均费用}}$$

RW 计算公式中例均费用的数据来源于历史数据法、作业成本法。

历史数据法是采用前三年住院病例的历史费用或成本数据计算权重，各 DRG 组权重是每一 DRG 组的平均住院费用与全部病例的平均住院费用之比。由于医疗费用数据比医疗成本数据更易获取，目前大多数 DRG 方案均采用医疗费用历史数据法计算基础权重。

由于当前医疗服务价格存在严重扭曲，医疗服务收费价格不能很好地体现医务人员技术劳务价值，实际住院费用的结构并不能真实地反映医疗服务的成本结构，因此，作业成本法按照医疗服务的过程，将住院费用按"医疗""护理""医技""药耗（药品与耗材）""管理"分为五类，对照国际住院费用不同部分的成本结构，参考临床路径或专家意见确定每个 DRG 各部分比例，进行内部结构调整，提高 DRG 权重中反映医务人员劳动价值部分的比例，并相对降低物耗部分的比例，然后再使用调整后的费用均值计算 DRG 权重，因而比历史数据法更好地反映出医疗服务的真实成本结构。

2. RW 的调整

当前医疗费用的结构是不合理的，不能准确反映医疗服务成本结构，导致了医疗费用与成本的矛盾，用医疗费用而不是医疗成本计算 DRG 相对权重，直接影响权重对医疗服务价值的表达。对根据费用计算的 DRG 基础权重进行调整是在保持总权重不变的前提下调整不同 DRG 组的权重，从而解决医疗费用支出与成本之间的矛盾，使有限的基金能够得到更好的利用，创造更大的价值，体现医保政策导向。通过提高疑难重症 DRG 组的权重值，降低轻症 DRG 组的权重值，引导三级医院提高服务能力，积极收治疑难重症病例，主动将常见病、多发病病例转诊至二级或社区医院诊治，推动分级诊疗实现。调整权重主要有三种途径：

（1）根据资源消耗结构调整：保持总权重不变，以资源为焦点重新进行成本的归属，统一出院病人费用明细项目，将费用归集到医疗、护理、医技、药品与耗材、管理五类，根据合理的成本构成调整住院医疗费用，使用调整后的住院医疗费用计算各 DRG 组的权重。

（2）根据疾病诊治难易程度调整：由卫生行政管理部门、医学会（医生协会）、医院集团等利益相关方代表，与医保付费政策制定方进行沟通、谈判，对 DRG 组测算权重难以体现医疗难度与医疗风险的部分 DRG 组权重进行调整，增加诊治难度大、医疗风险高的 DRG 组权重。

（3）根据医保政策目标调整：根据当前医保政策目标，提高医保当前重点保障的重大疾病和急危重症的权重，同时相对降低技术难度较低疾病的权重，以体现基本医保重点保障、合理分流等政策目标。

二、DRG 费率及付费标准测算与调整

DRG 费率及付费标准的测算一般以区域总额预算为基础，不突破总额，区域预算共享，试点医院通过开展医疗服务竞争预算。给出医疗费用的合理增长空间，考虑医疗机构间服务能力差异和价格差异的现状，实行全费用测算，防止费用转嫁。保证相同级别医院的付费标准一致，从多角度验证，适时调整支付标准，确保医、保、患三方利益均衡。

付费标准的测算在 DRG 分组后进行，首先根据各 DRG 组内例均住院费用与所有病例的例均住院费用之比计算并调整各 DRG 权重，然后以调整后 DRG 权重为基础，根据历史数据测算各类试点医院预计 DRG 出院患者数和总权重，并根据医保年度预算基金额度和预期支付比例推算出年度医保患者总费用，再以总权重为系数将年度患者总费用分配到每一权重上，即计算出各类医院的费率。最后根据各 DRG 组的权重和各类医院的费率可计算出各类医院某 DRG 组的付费标准（图 6-1）。

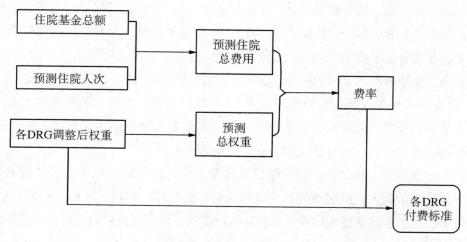

图 6-1　DRG 分组理念

（一）费率及付费标准的计算

（1）各地根据实际情况确定进行支付方式改革的医疗机构当年预留的住院基金总量，以此作为总预算。如果当地医保部门有基金预决算科室，则以其基金预算结果为准。如无预算，则用以下公式计算年度住院统筹基金预算：

年度住院统筹基金预算＝本年度基金累计筹集总额（本年度基金筹集总额＋上年度结余基金）－风险金－门诊统筹基金－其他基金（包括住院分娩、门诊大病以及门诊慢病基金等）

（2）以试点医院前三年住院人次的平均增长率预测改革当年的总住院人次。

预测住院人次＝上一年住院总人次×（1＋前三年住院人次的平均增长率）

（3）住院总费用的预测，根据不同的情况主要有两种计算方法。

1）若当地医保报销没有目录外的自费项目，则以实际的住院起付线和报销比例为依据，在住院基金总预算和预测住院人次的基础上预测改革当年的住院总费用：

当年预测住院总费用＝住院基金总预算÷报销比例＋预测住院人次×起付线

注：如果参与 DRG 付费改革的不同医疗机构报销政策不一致，则分别预测各类报销政策下医疗机构住院总费用，再将各医疗机构预测住院总费用相加得到实施区域内预测住院总费用。

2）若当地医保报销有目录外的自费项目，则根据各地的实际补偿比预测住院的总费用：

$$当年预测住院总费用＝\frac{住院基金总预算}{上一年医保住院实际补偿比}$$

（4）总权重的计算不仅要考虑各 DRG 的病例数，还要考虑各 DRG 的权重，其实际上是各 DRG 内病例数的加权求和。先计算改革当年各 DRG 的病例数：

各 DRG 预测例数＝当年预测住院人次×上年各 DRG 例数／上年总住院人次

（5）预测当年总权重：

预测 DRG 总权重＝$\sum$（各 DRG 预测例数×各 DRG 调整后权重）

（6）费率的计算：费率即为分配到每一权重上的可能消耗的住院费用。

$$当年 DRG 费率＝\frac{当年预测住院总费用}{预测 DRG 总权重}$$

（7）付费标准的计算：费率与每一 DRG 组权重的乘积即每一 DRG 组付费标准。

各 DRG 组付费标准＝当年 DRG 费率×各 DRG 组调整后权重

DRG 费率和付费标准测算以后，需要按当地前一年出院患者的实际住院费用进行模拟结算，并在考虑当年住院总费用增长率的前提下对当年费用情况进行模拟。按照 DRG 付费方案设计，根据 DRG 分组结果和测算的付费标准，模拟 DRG 患者总费用与患者实际住院费用之间应非常接近，如其总差异不超过 5%，可以认为费率和付费标准较为适宜；如该差异大于 5%，则说明当前费用和付费标准与实际情况差距较大，需要进行调整。

DRG 患者总费用＝$\sum$（某 DRG 入组患者数×该 DRG 组付费标准）

（二）付费标准的调整

由于医学科技的发展和社会经济水平的提高等因素的综合影响，医疗费用总体上呈现增长的趋势。因此，在进行 DRG 费用和付费标准计算时，需要考虑医疗费用合理增长因素，在预测下一年的费用和付费标准时，给出适当的医疗费用增长空间，以免制约定点医疗机构医疗技术的发展，合理补充其成本支出。

同时，在 DRG 正常运行以后，DRG 费用和付费标准需要在下一年度开始前进行常规调整，以使 DRG 费率水平跟上医疗机构技术发展和医疗费用增长的要求。利用前三年 DRG 分组器中的实际出院结算数据和当年可用住院统筹基金的数量进行测算，以保证费率测算数据的准确性和可靠性。

三、DRG 结算细则

DRG 结算目前仅应用于参保人在 DRG 付费试点定点医疗机构发生的由医疗保险基金支付的住院费用，由医疗保险经办机构按照 DRG 付费标准和当前支付政策对定点医疗机构进行结算。参保人的住院待遇按照既定政策结算和享受，不受 DRG 结算的影响。

DRG 试点结算所使用的标准疾病诊断分类编码（ICD-10）及手术和操作编码（ICD-9-CM-3）的版本采用国家医保局制定的疾病诊断分类编码（ICD-10）及手术和操作编码（ICD-9-CM-3）的版本。

定点医疗机构在医保患者出院后（一般 3 日内）及时完成病案审核，并及时向医疗保险经办机构上传参保人住院病案首页等相关数据信息，医疗保险经办机构实时反馈 DRG 入组情况。如有异常病案，定点医疗机构可在 10 个工作日对异常病案数据信息进行修改，数据传输及修改工作须在参保人出院结算医疗费用后 10 个工作日内完成。

（一）普通患者计算方式

对于普通 DRG 入组患者，医疗保险经办机构按照 DRG 分组结果进行定点医疗机构住院费用结算，其中全自费费用为医疗保险药品目录、诊疗项目和医疗服务设施范围外的医疗费用；先自付费用是指某些高值材料或项目，按照当地医保政策规定，须先个人支付一部分（一般为 10%），其他部分计入医保支付范围；起付线是指当地医保政策规定政策范围内先应由个人支付的部分；政策规定支付比例为当地医保规定的政策范围内的支付比例。具体计算公式为：

医保基金 DRG 应支付住院费用= $\sum$ [（参保人员住院所属 DRG 组的支付标准-全自费费用-先自付费用-起付线）×政策规定的基金支付比例]

此公式为基本结算公式，医保经办机构与医疗机构实际结算过程中不需要规定一个总体的政策支付比，而是在计算机结算程序中直接用"该患者所属 DRG 组的付费标准"替代该患者的"住院总费用"，应用给患者减免结算的所有政策与流程进行 DRG 支付金额的计算即可。

（二）特殊病例支付费用算法

为了鼓励医院收治疑难重症，防止推诿患者和低标准入院等情况的出现，DRG 结算细则对未入组病例、极高费用病例、极低费用病例、低住院时间病例等的认定标准、程序与具体结算办法做出了规定。此部分病例是医保基金监管的重点，需重点审查。

1. 未入组病例

医院初次提交病案未能入组的病例，须由医院对病案重新审核后，在规定的时间内再次提交给分组器进行分组，如仍然不能进入 DRG 分组，则需查明不能入组原因。如属于现行 DRG 分组方案暂未包括的参保人住院病案，在确定新的分组前对其住院医疗费用按项目付费方式进行结算。

2. 费用极高病例

参保病例能入组，但住院总费用高于 DRG 支付标准规定倍数的（一般规定三级医院超过 3 倍，二级医院超过 2 倍，各地可自行规定），定义为费用极高病例。为了保证急重症患者得到及时有效的治疗，鼓励医院收治危重患者，此类患者按项目付费方式进行结算。但费用超高结算人次不得超出当期本院出院人次 5%，如超过 5%，则按照住院总费用高于 DRG 支付标准的差额从高到低进行排序，取排序在前 5% 的人次所对应的费用按项目付费方式结算。

3. 费用极低病例

参保病例能入组，但住院总费用低于 DRG 支付标准规定比例的（一般规定 30%，各地可自行规定），定义为费用极低病例。为保证医保基金的使用效率，费用极低病例同样按项目付费方式结算。

4. 其他特殊申请按项目付费患者

定点医疗机构可根据临床需要，向医保经办机构申请部分特殊患者按项目付费，但须严格控制按项目付费的患者数量，按月考核按项目付费的患者数，不得超过当月总出院人次的 3%。拟按项目付费的患者，定点医院须逐例申报，医保经办机构审核通过后方可按项目付费结算。可特殊申请按项目付费结算的参保患者，仅包含以下四种情况：①急诊入院的急危重症抢救患者；②已在医保经办机构备案的新技术项目，可暂先按项目付费执行一年后，再根据数据进行测算，修订该病种分组的支付标准；③住院天数过长或住院费用过高等特殊情况；④经医保经办机构核准可申请按项目付费的其他情况。

此外，对于住院天数远低于该地平均住院日的低住院天数（一般≤4 天）患者，为提高医保基金的使用效率，各地也可自行根据天数选用按比例结算等结算方式。

（三）医保基金拨付与清算

医疗保险经办机构与定点医疗机构按照"年度预算、月度预拨、季度考核结算、年终清算"的方式进行医疗费用结算。

（1）试点定点医疗机构实行年度预算管理，按照试点定点医疗机构近年各季费用发生规律，分配各季预算额度。

（2）医疗保险经办机构每季度前两个月按定点医疗机构当年月度预算额的 90% 进行预拨。

（3）医疗保险经办机构每季度按照当地《基本医疗保险 DRG 付费考核表》，对定点医疗机构 DRG 付费运行情况进行考核。然后根据考核情况，按照支付标准和细处细则对定点医疗机构的住院费用进行结算，结算时按定点医疗机构 DRG 结算费用的 10% 预留质量保证金。具体计算公式为：

定点医疗机构 DRG 结算费用＝医疗保险基金 DRG 应支付的住院费用＋医疗保险基金项目支付的住院费用

患者定点医疗机构 DRG 质量保证金＝定点医疗机构 DRG 结算费用×10%

（4）医疗保险经办机构根据 DRG 付费季度和年度考核结果，对定点医疗机构进行年终清算，年终清算可与第四季度结算一并进行。年终清算金额可以根据考核分值按比例扣除。

四、DIP 支付标准

DIP 通过年度医保可支付基金额、医保支付比例及 DIP 病例总分值计算分值点值，再根据每一个病种组合的分值形成支付标准，结合 DIP 辅助目录，对不同级别的医疗机构建立分值点值调节机制，依据医保目录以及不同人群的医保待遇政策，通过月度预付和年度考核清算等步骤兑现医保基金支付。

DIP 的分值点值根据数据来源和适用场景分为预算点值和结算点值。DIP 预算点值在每年年初确定，基于该支付方式覆盖的住院总费用，建立医保资金的预估模型、支撑医保基金全面预算管理，是定点医疗机构落实医保过程控制的重要指标；DIP 结算点值在每年年终或第二年年初确定，以医保总额预算为前提，用于计算支付标准，与定点医疗机构进行年度清算。

（一）预算点值计算

基于前几年（通常为三年）的住院总费用，同时考虑区域服务人口、区域疾病谱以及医保总额资金可能出现的变化，计算预算阶段的分值点值均值，并以优质区间测算的方法精准测算预算点值，形成预估支付标准，作为预算编制的基础、过程控制的标准以及预付预扣的参考（图 6-2）。计算方法如下：

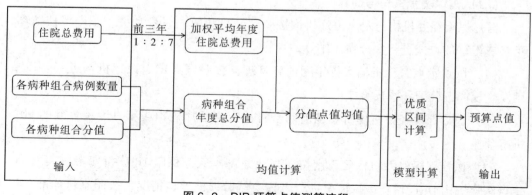

图 6-2　DIP 预算点值测算流程

1. 预算分值点值均值计算

$$预算分值点值均值 = \frac{加权平均年度住院总费用}{\sum (DIP\ 分值 \times 对应病种病例数量)}$$

其中年度住院总费用采用加权平均的方式计算，与 DIP 分值的计算过程相似，前三年住院总费用的权重仍为 1：2：7。

2. 优质区间测算预算点值

竞争市场通过供求平衡形成价格标准，而在医疗服务非竞争市场环境下，供求关系并不能决定价格。罗默法则揭示了医疗资源供给可创造需求，供方的引导易形成对资源的过度利用。DIP 可利用一维或二维工具形成对资源过度利用的矫正，减少往期病案数据中过度服务导致的不合理费用影响，形成 DIP 的对标标准，实现对医疗机构收入或成本的客观评价。

一维角度以低于每指数点值地区均值的区段作为优质区间，利用该区间的加权平均值作为预算点值；二维角度根据各医疗机构标化后的收入与成本建立比较关系，以每指数点值和每指数成本的地区均值为坐标系，以每指数点值低、每指数成本低且收入能覆盖成本的医疗机构集中的区域作为优质区间，利用该区域的几何中心（距离象限区域中所有的点的距离之和最小的点）作为预算点值。而远离优质区间加权平均值或几何中心的医疗机构，每指数点值偏高或每指数成本偏高，表明在一定程度上存在医疗行为不规范、医疗收费不合理、成本控制不理想的现象。DIP 支付标准，既考虑了医疗服务的收入，又考虑了医疗服务的成本，以几何中心凸显随机均值基于客观数据的价格形成机制，其核心是追求价格标准与医疗服务成本的最大契合度，体现医保支付标准导向。预算点值是基于医疗机构既往提供的医疗服务及费用情况而定的。除用于医疗机构落实医保过程控制外，还可探索基于预算点值的收费制度改革模式，以公开、透明的操作办法形成与医保改革的联动。

（二）结算点值计算

DIP 结算点值基于当年医保支付总额与医保支付比例核定年度住院总费用，并结合年度 DIP 总分值，计算结算阶段的分值点值均值，形成 DIP 支付标准（图 6-3）。计算方法如下：

$$结算分值点值均值 = \frac{（当年医保基金可用于 DIP 付费总额 / 医保报销比例）}{\sum （DIP\ 分值 \times 对应病种病例数量）}$$

与预算点值相同，基于结算阶段的分值点值均值需采用优质区间模型计算的方式最终确定结算点值。

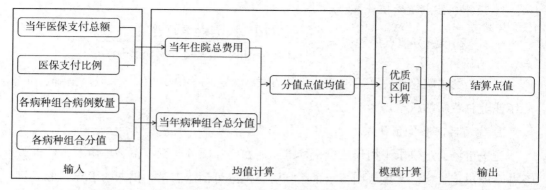

图 6-3　DIP 结算点值测算流程

结算点值通过年度总费用与总指数形成，包含医保患者、自费患者和非本地医保人群及费用，核定定点医疗机构实际医疗费用水平及结构。在此基础上建立分值点值的自费、自付等结构标准，以有效监管医疗机构对医保与非医保之间的费用转移，避免加重患者负担。

（三）探索支付标准的调整

基于 DIP 分值点值确定的病组支付标准，是对疾病与治疗方式的共性特征的反映，在临床实际应用过程中，仍需要利用辅助目录校正等方式体现诊断、治疗、行为规范等的特异性特征对费用所造成的影响，利用与疾病严重程度相对应的辅助目录，对医院收治患者的疾病复杂程度及资源消耗程度进行评估，进行适当校正后予以支付。

1. 根据个体特异变化调整支付标准

疾病的不确定性是医疗服务市场有别于竞争型市场的要素之一，通常情况下，受不确定性因素影响的个案对大数据结果影响较小，但随着其在病例数量中体量的增大，会对医疗机构的费用造成较大影响，需要基于大数据寻找一般规律进行特殊处理。其中，能对广泛人群造成影响的不确定性因素（主要包括疾病严重程度、年龄特征等特异变化），需建立基于 DIP 辅助目录的应用体系，对受影响的疾病组合进行细化分型，以最大限度地契合成本，确定规则并对主目录进行校正，具体包括：

（1）利用 CCI 指数对病种组合的并发症/合并症情况进行数值型转换，分为四种类型。

（2）利用"疾病严重程度分型"对病种组合的并发症/合并症情况进行严重程度分型。

（3）利用"肿瘤严重程度分型"对肿瘤疾病的并发症/合并症、肿瘤转移、放化疗等进行严重程度分型。

（4）利用"次要诊断病种"对疾病严重程度较轻病例的并发症/合并症进行评价。

（5）利用"年龄特征病种"对排除疾病严重程度影响之外，年龄特征较强的病例进行区分。

个体特异变化校正通过分型确定的权重系数对所对应病种组合的分值点值进行调校，以作为支付标准。个体特异变化校正的具体计算方式如下：

$$病组支付标准_{个体校正} = \frac{m_j}{M} \times 结算点值$$

其中，m_j指定病种组合下第j类分型病例的平均住院费用；M指全部病例平均住院费用；结算点值是该分型所对应病种组合的结算点值。

2. 费用异常病例调校

经过个体特异变化校正后，仍会有部分费用异常病例，需要建立基于大数据的费用异常病例筛选机制，确定合理的权重系数并对支付费用进行调整，具体如下：

（1）费用超低病例：将费用低于病种组合支付标准50%的病例作为费用超低病例，这部分病例将按照对应病种组合标准据实支付，其权重考虑如下：

$$费用极低病例病种分值点值系数 = \frac{该病例医疗总费用}{上一年度同级别定点医疗机构该病种次均医疗总费用}$$

（2）费用超高病例：将费用超过病种组合支付标准2倍以上的病例作为费用超高病例，其权重考虑如下：

$$\begin{matrix}费用超高病例病\\种分值点值系数\end{matrix} = \left(\frac{该病例医疗总费用}{上一年度同级别定点医疗机构该病种次均医疗总费用} - 2\right) + 1$$

结合上述费用超低、超高病例病种分值点值系数的计算，最终确定费用异常病例个案的支付费用，其计算公式如下：

$$病组支付标准_{费用异常病例校正} = 费用异常病例病种分值点值系数 \times 结算点值 \times 病种组合分值$$

3. 费用极端异常病例筛查与评定

费用极端异常病例是经过个体特异变化校正后，费用超过病种组合支付标准5倍以上的病例，这些病例在费用、住院天数等具体指标上特异变化极端，超过了方法常态数值规律，需要建立筛选与医疗专家集体评审机制，对个体差异、疾病严重程度等偏差原因进行分析并予以支付。通常情况下费用极端异常病例的特征包括：①住院天数大大超过该病种组合平均住院天数；②多种诊断与多种治疗方法叠加的病例；③诊断与治疗方法（紧密相关）基础上，叠加了高资源消耗的治疗方法（非紧密相关）。

（四）医保基金支付费用的计算

1. 计算公式

医保基金按 DIP 应支付给定点医疗机构的总住院费用 = $\sum$ ［（参保人员住院所属 DIP 组的病组支付标准–自费费用–特定自付费用–起付线）×医保报销比例］– $\sum$ 建议扣减费用

2. 实例说明

以国家医疗保障研究院副院长应亚珍曾举的急性阑尾炎保守治疗的例子（表6-3）进行实战演练，具体情况如下：

急性阑尾炎保守治疗病种医保支付费用 = ［病种分值（0.306）×结算分值单价（14400 元）–自费费用（900 元）–特定自付费用（0 元）–起付线（600 元）］–建议扣减费用（60 元）= 2846.4 元，如下：

表 6-3　医保支付费用示例

病种代码	病种名称	分值	该病种平均住院费用	预算分值单价均值	预算分值单价	结算分值单价均值	结算分值单价
K35.9	急性阑尾炎保守治疗	0.306	4099	15000	14900	14500	14400

注：自费费用为医疗保险药品目录、诊疗项目和医疗服务设施范围外的医疗费用；特定自付费用是指某些高值材料或项目，按照当地医保政策规定，须先个人支付一部分，其他部分才计入医保支付范围；起付线是指当地医保政策规定政策范围内先应由个人支付的部分；医保报销比例为当地医保规定的政策范围内的支付报销比例；建议扣减费用是指基于违规行为监管辅助目录所发现的异常费用。

值得注意的点：当出现极端现象，如自费费用大于病组支付标准与特定自付费用、起付线的差值，会造成 DIP 应支付结果≤0，则按 0 予以支付。

第三节　DRG/DIP 在医疗保险管理中的应用

一、DRG 在医疗保险管理中的应用

（一）各省开展 DRG 医保支付的情况

随着近来各试点城市及所在省份相关 DRG 付费工作实施政策的颁布，DRG 付费

实施工作的开展如火如荼。

2015 年，国务院办公厅发布《国务院办公厅关于城市公立医院综合改革试点的指导意见》《关于全面实施城乡居民大病保险的意见》，提出按病种付费的医改要求，同时建立复合型付费方式。2017 年 1 月，国家发改委、国家卫计委、人力资源和社会保障部三部门联合下发《关于推进按病种收费工作的通知》（发改价格〔2017〕68号），要求试点地区实行按病种收费的病种不少于 100 个。2017 年 7 月，国务院办公厅发布《国务院办公厅关于进一步深化基本医疗保险支付方式改革的指导意见》，开始全面推行按病种付费为主的复合医保支付方式。2018 年 12 月，国家医保局发布《关于申报按疾病诊断相关分组付费国家试点通知》，要求各省市推荐 1~2 个 DRG 试点城市。2019 年 5 月，国家医保局召开试点工作启动视频会，公布我国实行 DRG 付费的 30 个试点城市名单。2019 年 10 月，国家医保局下发《关于印发疾病诊断相关分组（DRG）付费国家试点技术规范和分组方案的通知》（医保办发〔2019〕36号）。自此，全国范围内对 DRG 的研究应用达到了一个热度。

2008 年，北京市以美国的 MS-DRGs 和澳大利亚的 AR-DRGs 为基础，研发出国内第一个 DRG 分组方案，是我国第一个成功开发并系统应用 DRG 的地区。2011 年，北京市率先开展支付方式的改革，试点效果较好。2018 年，北京 DRG 进一步推广到全市 36 家三级综合医院。

2004 年，上海市开始在二、三级医院中对部分病种实施按病种支付制度。2011年，按病种付费扩展到 17 个病种。2015 年，上海申康医院发展中心推出"申康版"DRG，应用于上海市属医院的绩效考核。

2020 年 1 月，天津市医保局、天津市卫健委下发《市医保局市卫生健康委关于进一步扩大基本医疗保险按病种付费和收费实施范围的通知》（津医保局发〔2019〕76 号），制定的按病种付费表中，将病种付费的病种由 167 个扩大到 207 个。

2019 年 12 月，浙江省医保局、财政厅、卫健委印发《浙江省基本医疗保险住院费用 DRGs 点数付费暂行办法》（浙医保联发〔2019〕21 号）的通知，在全省范围开展 DRG 医保支付。金华市为浙江省医改的先行者，2019 年 9 月，金华市医保局印发《金华市县域医共体医保支付方式改革实施意见》（金医保发〔2019〕41 号），在全市全面推行总额预算管理、住院医疗服务按 DRG 点数法付费，探索符合中医药服务特点的 DRG 支付方式。

2019 年 9 月，广东省医保局发布《广东省制定基本医疗保险按病种分值付费工作指南 全面深化医保支付方式改革》。2019 年 6 月，广东省佛山市作为 CHS-DRG 试点城市，下发《佛山市医疗保障局佛山市卫生健康局佛山市社会保险基金管理局关于实施基本医疗保险住院医疗费用按病组分值付费的通知》（佛医保〔2019〕62号），积极推动 DRG 医改工作。

2019 年 3 月，福建省发布《关于开展建立健全现代医院管理制度省级试点的通知》（闽卫体改〔2019〕21 号），积极推进按病种收付费改革，扩大病种数量和覆盖面，建立健全医保经办机构与试点医院公开平等的谈判协商机制，支持试点总医院实行医保打包支付，完善"统一预算、总额预付、超支不补、结余留用"机制。

2019 年 11 月，安徽省医保局下发《安徽省医保局关于印发安徽省基本医疗保险按病种分组付费病种及医保支付标准（第一批）的通知》。2019 年 12 月，淮南市医保局印发《淮南市基本医疗保险按病种分组付费病种及医保支付标准（第一批）的通知（试行）》。

2018 年 5 月，河南省人社厅、卫计委、发改委和河南省深化医药卫生体制改革领导小组办公室联合下发《关于开展基本医疗保险相关支付方式改革试点工作的通知》（豫人社办〔2018〕51 号），选择部分医疗机构开展 DRG 付费试点工作。

2019 年 9 月，江西省上饶市政府办公室发布《上饶市人民政府办公室关于印发上饶市按疾病诊断分组（DRG）试点工作实施方案的通知》。

2019 年 11 月，江苏省无锡市发布《无锡市 2020 年 DRG 付费结算办法（试行）》。

2019 年 6 月，陕西省医保局发布《陕西省医疗保障局关于加快推进基本医疗保险支付方式改革的通知》。

2019 年 6 月，广西壮族自治区梧州市人民政府办公室印发《梧州市人民政府办公室关于印发我市疾病诊断相关分组（DRG）付费方式改革国家试点工作实施方案的通知》（梧政办发〔2019〕78 号）。

2019 年 9 月，甘肃省庆阳市人民政府办公室印发《庆阳市按疾病诊断相关分组（DRG）付费国家试点工作实施方案的通知》。

2014 年，河北省邯郸市第一医院开展 DRG 前期准备。2016 年，邯郸市将所有二级以上公立综合医院作为 DRG 试点医院。2019 年 9 月，邯郸市完善医保和医疗机构信息系统配套，搭建邯郸市 DRG 运行平台。

2019 年 5 月，山西省临汾市对全市二级及以上医院近 3 年的病历资料进行规范、整理、分析，对提取的数据进行计算分组，初步完成 660 多个疾病组的分组。

2017 年，内蒙古乌海市人民医院开始推进医疗信息化进程，利用 C-DRG 做医院绩效评价。2019 年乌海市人民医院、海南区人民医院、乌海市妇幼保健院、海勃湾区中医院、蒙中医院、樱花医院通过了病案首页的审核且基本具备开展 DRG 付费试点条件。

2018 年，辽宁省沈阳市正式启动 9 家三级定点医疗机构城镇职工基本医疗和生育保险住院 DRG 试点工作，试点医院收治重症和复杂手术病例的积极性明显提高，轻症住院人次得到控制。

2019 年 1 月，吉林省吉林市 56 家二级以上医保定点医疗机构实施按 DRG 付费管理。目前全市 45 家二级以上市级医院进入分组、测算权重和费率关键阶段。

2017 年，黑龙江省哈尔滨市全面推进建立总额控制下的按病种付费为主的多元复合型医保支付方式，按病种收费的病种数达到 100 余个。

2019 年 7 月，山东省青岛市确立青岛大学附属医院、青岛市市立医院、青岛市中心医院、山东大学齐鲁医院（青岛）、青岛市第八人民医院、中国人民解放军海军九七一医院、青岛市第三人民医院、青岛市妇女儿童医院、青岛眼科医院、青岛市胶州中心医院、青岛市城阳区人民医院、青岛市黄岛区人民医院、青岛市黄岛区中心医院、青岛市即墨区人民医院、胶州市人民医院、莱西市人民医院、平度市人民医院为首批试点医院。山东省 10 个城市陆续开展 DRG 付费制度。

2018 年下半年，武汉大学中南医院、武汉市中西医结合医院、武汉市中心医院 3 家医院先行开展了医保 DRG 付费试点工作。2019 年 11 月，武汉市召开按疾病诊断相关分组（DRG）付费国家试点工作推进会，启动国家医保改革试点工作。74 家医疗机构被确定为武汉市首批国家 DRG 付费试点单位。

2019 年 7 月，海南省儋州市启动 DRG 试点，目前试点医院有海南西部中心医院、儋州市人民医院、儋州市中医院。

2019 年，重庆市确定了 9 家市级医院，在 10 个区县确定了 21 家医院，共计 30 家医院作为 DRG 支付改革的试点单位，计划 2019 年完成基础准备工作，2020 年试点医院医保费用双轨制运行完善，2021 年正式在全市推广运行。

2017 年，贵州省六盘水市人民医院医疗收入增长幅度下降至 9.82%，耗占比为 20% 左右，药占比下降至 29%。2019 年 6 月，实施 DRG 付费方式管理 54982 人次，覆盖率为 92.5%；DRG 入组 53832 人次，入组率达到 98.5%；设 593 个病组，病组使用率 91.6%，初显改革成效。

2017 年，云南省昆明市率先开展 DRG 付费相关尝试。2018 年，在云南省第一人民医院、昆明市延安医院、昆明市延安医院呈贡医院、宜良县人民医院和石林县人民医院 5 家医院进行结算试点。2019 年试点医院已扩大到 38 家，结算的金额相当于统筹基金的 60% 左右，全省按病种付费个数达到 144 个，昆明市、玉溪市等 8 个州市开展 DRG 付费试点，占全省统筹区的一半。

2019 年 12 月，青海省西宁市医保局举行疾病诊断相关分组（DRG）付费国家试点业务培训。

2010 年起，新疆乌鲁木齐市尝试对住院治疗腰椎间盘突出症、急性阑尾炎等病种执行单病种限额结算，超过限额标准以上的部分由医疗机构负担。截至目前，执行单病种付费的病种有 136 个。

（二）CHS-DRG 的应用

DRG 付费国家试点是贯彻国务院 2017 年发布的《关于进一步深化基本医疗保险支付方式改革的指导意见》，进一步深化医保支付方式改革的一项重要工作，对推动医保精细化管理，提高医保基金使用效率，充分发挥医保在医改中的基础性作用，切实维护参保人健康权益，具有重要意义。

CHS-DRG 要求各试点城市及所在省份按照"顶层设计、模拟测试、实际付费"三步走的思路，完成各阶段的工作任务，确保 2020 年模拟运行，2021 年启动实际付费。国家医保局印发了《关于印发疾病诊断相关分组（DRG）付费国家试点技术规范和分组方案的通知》，公布了《国家医疗保障 DRG 分组与付费技术规范》和《国家医疗保障 DRG（CHS-DRG）分组方案》两个技术标准，提供规范和科学分组标准，并成立国家及地方 DRG 专家组，为各地市开展 DRG 试点提供技术指导。

通过 CHS-DRG 的试点实现"五个一"的目标，即"制定一组标准"，实现包括 DRG 分组、病例信息采集、费率和权重测算在内的技术标准，付费制度框架全国基本统一；"完善一系列政策"，完善与 DRG 付费相适应的医保支付、医院管理等一系列政策；"建立一套规程"，建立相应的医保经办规程和协议管理流程；"培养一支队伍"，培养一支业务能力强、管理水平高的医保经办队伍和熟悉医保政策、了解医保管理目标的专家支持队伍；"打造一批样板"，把试点城市打造成 DRG 付费的样板，为下一步以点带面全面推行 DRG 付费打好基础。

从国家的 ADRG 到试点地区自己的 DRG，各试点城市将根据本地实际数据，在确保国家版 ADRG 统一的基础上，按照统一的技术路径对分组做进一步细化，形成本地的 DRG 分组。

（三）美国 DRG 支付

美国是使用 DRG 最早的国家，也是将 DRG 用于医保支付时间最长的国家，对我国医保支付的实施具有较强借鉴意义。

从支付范围来看，美国 DRG 涵盖了每次住院的全部服务期，具体包括 90 天疾病发病期和 60 天的额外护理期，支付包括 3 天内因住院所做的门诊检查服务。

从支付标准合理性来看，美国 CMS 要求所有治疗 Medicare 患者的医院每 3 年提供 1 次年度成本报告，同时用每两年提供申请报销的数据测算病种权重。方法上包括建立全国统一的成本收费比率（cost-to-charge ratios）和使用相对点值（relative value units，RVUs）等进行成本估计和权重确定。美国的基础费率主要包括两部分：一部分是操作成本，另一部分是资本成本。基础费率调整因素包括地区的工资指数、教学医院或继续教育项目、贫困患者占比、绩效评价结果、额外再住院情况、住院天数缩短及不正常的转院等；对于异常高值的病例、昂贵新技术使用等给予额外补偿支付。

针对 DRG 应用中容易出现的弊端，如患者逆向选择（指医院或医生不愿接收重症患者）、治疗质量降低、新技术应用受限等，设计出不同质量监管和激励约束项目计划。如 Medicare 2012 年 10 月实施的医院基于价值的支付项目（hospital value-based payment，VBP），通过开展质量绩效评估给予一定的激励。医院再住院减少项目（hospital readmissions reduction program，HRRP）对再入院率高于全国平均水平的减少支付，2014 年主要针对 3 种疾病，分别为急性心肌梗死、心力衰竭和急性肺炎；2015 年又增加髋关节和膝关节手术、慢性阻塞性肺疾病。2015 年 10 月施行了医院获得性条件（hospital-acquired conditions，HAC）减负计划，对于绩效排在第四分位的医院给予 99% 支付额。

除了发展急性住院病例 DRG 外，对于不适合 DRG 分组的门诊、康复等情况，美国分别研发了门诊版的 DRGs（ambulatory payment classification，APC）、护理之家版的 DRGs（resource utilization groups，RUG）、居家照护版的 DRGs（home health resource groups，HHRG）、长期护理 DRGs 等。将肾移植手术等纳入 Pre-MDC，分别对创伤及 HIV 新设 MDC 组别，建立错误 DRGs 组，把信息缺失或逻辑错误的分组放入错误 DRGs 组等。

（四）DRG 付费存在的问题

在医保支付总额控制下，医院之间是竞争的关系，一个医院过高的诊疗费用会降低其他医院分配的份额，哪家医院的诊疗方案最合理、效率最高、费用最少，才能在 DRG 支付中胜出。

DRG 指导并规范医院和医务人员合理利用医疗卫生资源，控制医疗服务中的不合理消费，从而达到控制医疗费用过快增长的目的。但是在国内外实施 DRG 的过程中，其问题也逐渐暴露出来。

1. 错误编码

低码高编，是医生在填写病案首页诊断时，为了增加医院收入，对疾病编码支付费用就高不就低的现象。这种行为会导致卫生统计数据的歪曲和筹资体系的滥用。在实行 DRG 定额支付后，面对强加的预算限制，医院可能倾向于错误编码。

由于医疗诊断中存在医学问题的合理多变及不确定性，诊断上的细微差别及措辞上的轻微不精确都可能造成 DRG 补偿的重大后果。这些医学问题上的合理多变和不确定性造成了医院（医疗专业人员）与对医疗费用进行补偿的保险公司的信息不对称。因此，从这个意义上说，高编码问题在理论上不可避免，不管怎么做，都会发生。美国在实施 DRG 的最初 10 年，每当对 DRG 系统做一次修订之后，就会出现新一轮的高编码。研究发现，在 25% 的非营利性医院和 32% 的营利性医院中存在高编码风险问题。许多国家正在研究抑制这类现象的办法，例如建立奖励制度以鼓励医院正确编码。

也有研究显示许多医院发生错误编码的现象主要集中在"编码过低"，为此导致医院费用补偿不足，医院对这方面比对"编码过高"更为关心。因此，应加强编码准确性，对编码人员进行持续教育和培训。

2. 医疗质量下降

由于 DRG-PPS 作为一种支付机制的设计，并没有对于医疗质量的正向激励作用，一些医疗机构和医务人员为了控制成本，缩短平均住院日，可能会忽略医疗质量。

对美国和欧洲国家的文献及实践的梳理发现，不同国家引入 DRG 之后，质量的变化呈现两种相反的情况：一方面，由于 DRG 支付加剧了供方之间的竞争，从而刺激医疗机构为了吸引更多患者而提高质量；另一方面，医疗机构也确实存在可能通过降低提供给患者的服务质量的办法来达到控制成本的目的。

有些医院存在减少服务数量、安排住院患者提前出院的问题。德国的赔付系统研究中心对一个月内同一 DRG 的患者再次入院做了明确的规定，却没有对安排患者提前出院做出过多考虑。因此，有部分医院在患者恢复初期就安排其出院，虽然这种安排对患者健康没有造成恶劣的影响，却严重影响了患者的生活质量并增加了患者康复的难度。

另外，部分医院还会因为收入减少，被迫取消某些开销大、社会又确实需要的临床服务项目，导致医疗资源使用不足的问题，该用的贵重特效药不用，该用的贵重检查治疗手段不用，贻误了最佳治疗时机，影响了疗效，医患纠纷增加。

因此，各国在实施 DRG 支付时都会通过引入医疗质量监管的措施规避可能由于 DRG 付费引发的医疗质量下降的风险。

3. DRG 费用转移

有的医院为了缩短病人的实际住院日，将 DRG 打包的医疗服务拆分至其他部门（门诊、其他医院或急性期后的服务机构）。有的医院甚至为了增加住院次数，设法让患者出院后再入院，分解住院人次，以获得更高的补偿。如德国 DRG 支付模式仅针对住院患者进行设计，对门诊患者没有进行考虑，这直接导致了医院将大量本应住院的患者安排到门诊进行诊疗，导致了门诊费用的直线上升。另外，也有许多研究表明患者被"快速和安全"地出院也容易增加"家庭病床"需求快速增加的额外负担。

4. 医院选择就诊患者

DRG 支付标准的具体实施方法是按照每位患者所属的 DRG 类型，而不是按患者的住院实际费用统计。因此，如果一个患者的住院实际费用低于该患者所属 DRG 类型的支付标准，医院就能从中获得利润，否则就会亏损。这种机制的设计本身会诱导医院拒绝收治危重患者而选择轻症患者。同时，这种付费模式本身不区分依赖性高低的病例，使得医院避免接受依赖性强的患者，进而影响健康服务的公平性。

5. 不利于临床创新与技术进步

DRG 支付制度对患者的治疗成本进行控制，本身就抑制了医院采用资源耗费大的新诊断方法、新治疗方法和新服务项目，一定意义上不利于临床医学的创新发展，阻碍技术进步。因此，在实施 DRG 医保支付时需将此类先进治疗手段进行特殊分类。

综上所述，如何有效地管理和控制面向 DRG 的医疗服务成本，是当前医院所需面临和思考的重要问题。而对监管部门来说，如何对治疗质量和推诿患者等行为进行监控，也需要制定出相应的举措。

（五）DRG 支付的监管

根据国际经验，各国 DRG 支付成功的必要条件是准确的临床和成本数据。因此，各国在实施 DRG 支付体系构建时都会成立专门的部门，负责对数据的搜集、处理及监管和审核等工作。

以德国为例，德国 DRG 支付制度改革的一个很重要的经验就是数据基础建设。德国有 InEK 专门进行 DRG 的改革与开发工作。InEK 的主要职责之一就是对医疗机构的数据进行收集与分析，并下设数据中心对医疗机构等提交的数据进行整理与汇总。而用于诊断分类系统和程序分类系统的临床数据则由 InEK 的数据中心收集汇总后提交给 DIMDI（联邦医疗数据文献及信息研究院）进行诊断和程序编码（InEK 数据中心对临床数据的处理与汇总审核是确保 DIMDI 正确编码与分组的重要保障）。

多数医院的 DRG 编码工作是由医生或专业编码人员来做。每一家医院皆设有医疗控制中心负责编码的正确性与优化，医疗控制中心同时也负责在专业审查过程中与 MDK（医疗审查委员会）联络。

为了有效规避质量风险，各国在开展 DRG 支付制度改革的时候必须有质量监测、评价和控制措施相配套。

1. 加强临床路径管理

实施 DRG 后能否有效保障患者的权益，关键是能否制定一个科学的、相对客观的临床诊疗规范。要制定出每一组合的诊断标准、入院及出院标准、治疗规范等临床诊疗规范，以利于对医疗服务进行全过程管理，保证医疗服务质量，防止医疗服务提供方减少必要的服务，保障患者的权益。为此，美国、澳大利亚等国家在实行 DRG-PPS 之后，引入了临床路径的管理方式来加强对患者治疗过程的标准化管理。

临床路径（clinical pathway，CP）是指以循证医学为基础，以预期的治疗效果和成本控制为目的，制订有严格工作顺序和准确时间要求的程序化、标准化的诊疗计划，以规范医疗服务行为，减少康复延迟及资源浪费，使患者获得最佳的医疗护理服务。

临床路径更加强调过程控制，它使得医院能够从临床的诊疗过程入手，规范医生的诊疗行为，提升医疗质量，是医院实现精细化管理的重要手段。因此，与 DRG 结合可以很好地规避 DRG 付费对质量监管的盲点。它鼓励多部门、跨学科的支持与互动，能更有效地提高管理与质量水平；使流程能够实现标准化，及时纠正临床医生的随意性和不规范行为；将不确定的医疗行为变为相对确定，费用相对固定，从而能够更好地起到成本管控和质量监管的双重作用。

在美国，临床路径的产生和发展经历了 20 多年的时间，由于施行临床路径能切实有效地控制医疗费用及改善医疗品质，所以在最近 5 年得到了更广泛的普及，被应用于各级各类健康服务机构。临床路径工作的开展代表着医院的精细化医疗管理水平和信息化水平，是 DRG 管理的有效实现工具。

但是由于各国的 DRG 系统分组器不尽相同，有些疾病（如胸痛）还存在临床分类不明确的情况。因此，并不是所有的疾病分组都适合开展临床路径管理，少数比较复杂的疾病不适宜进行临床路径管理。

2. 信息化与监管指标的实时监控

各国经验表明，DRG 系统为监管机构奠定了数据库基础，使其可以运用信息化系统对质量进行实时监控，这在某种程度上提高了服务质量。基于数据库，很多国家在利用 DRG 进行支付或者筹资时，常配合一些监管指标来保证医疗质量。

德国规定，如果医院不提交质量数据，将会扣减支付额。2017 年德国还颁布了最新规定，"对高质量治疗予以额外支付，对低质量治疗予以扣减"。

英国对质量没有达标的医院会扣掉总费用的 1.5%。而美国也是有选择性地针对急性心肌梗死、心力衰竭、肺炎、妊娠及相关情况、外科手术护理、儿童哮喘护理、静脉血栓栓塞、卒中、急诊住院等规定了相应的指标。

我国国家医保局按照党中央、国务院对医保信息化建设的部署和要求，为加快形成全国医保信息化"一盘棋"格局，积极谋划，深入调研，印发《关于医疗保障信息化工作的指导意见》（医保发〔2019〕1号），明确建设全国统一的医保信息系统，搭建国家医保信息平台和省级医保信息平台，提高全国医保标准化、智能化和信息化水平，重点推进公共服务、经办管理、智能监管、分析决策四类医保信息化应用的总体目标。回顾"十三五"期间全民医疗保障工作，截至2020年年底，我国已建成全世界最大、覆盖全民的基本医疗保障网，基本医疗保险覆盖13.6亿人，覆盖率稳定在95%以上。除了覆盖率提升，我国在机制体制建设、多层次医保制度建设、医保支付方式改革、医保基金监管和医保信息化建设5个方面也成效显著。推广按疾病诊断相关分组付费，医疗康复、慢性精神疾病等长期住院按床日付费，门诊特殊慢性病按人头付费的支付方式，实现对医疗机构和患者的精准管理，提高医保基金使用效率。2020年12月通过《医疗保障基金使用监督管理条例》，规定了医疗保障经办机构、定点医药机构和个人医保欺诈等违规行为法律责任。至2020年年底，国家医保局共检查定点医疗机构171万家次，累计追回医保基金348.7亿元。截至2021年上半年，已有315个统筹地区开通了普通门诊费用跨省直接结算，覆盖了全国70%的统筹地区，已有2.37万家医疗机构开通了普通门诊费用跨省联网，覆盖了全国近50%的县区。

3. 国家医疗保障局飞行检查

2019年2月26日，国家医保局发布《关于做好2019年医疗保障基金监管工作的通知》（医保发〔2019〕14号），建立覆盖各类医疗机构的飞行检查工作机制，逐步完善飞行检查工作流程和操作规范，不定期通过飞行检查督促指导地方工作。国务院医疗保障行政部门负责组织实施全国范围内的飞行检查，省级医疗保障行政部门负责组织实施本行政区域内的飞行检查。

探索建立医保"黑名单"制度。结合诚信体系建设试点，探索建立严重违规定点医药机构、医保医生和参保人员"黑名单"制度，探索完善"黑名单"向社会公开的方式方法。积极推动将医疗保障领域欺诈骗保行为纳入国家信用管理体系，建立失信惩戒制度，发挥联合惩戒的威慑力。

2019年5月国家医保局、财政部下发《国家医保局 财政部关于做好2019年城乡居民基本医疗保障工作的通知》（医保发〔2019〕30号），要求各省严格落实医保基金监管责任，通过督查全覆盖、专项治理、飞行检查等方式，保持打击欺诈骗保高压态势。健全监督举报、智能监控、诚信管理、责任追究等监管机制，提升行政监督和经办管理能力，构建基金监管长效机制。加强医保基础管理工作，完善制度和基金运行统计分析，健全风险预警与化解机制，确保基金安全平稳运行。

二、DIP 在医疗保险管理中的应用

（一）DIP 的应用

按照《国家医疗保障按病种分值付费（DIP）技术规范》的要求，医疗保险参保人员在定点医疗机构住院发生的医疗总费用，由医保经办机构按照"预算管理、总额控制、病种赋值、月预结算、年度清算"的原则，与定点医疗机构按 DIP 方式结算。

1. 基金预拨付

医保经办机构按照总额控制指标一定比例设立周转金，对于两年内未违反医疗保险有关管理规定及考核结果较好的定点医疗机构，在年初按照上年度该定点医疗机构全年医保支付总额的一定比例预付给该定点医疗机构。比例由各应用地区根据本地区的实际情况确定，比例多设定为 1~2 个月。

2. 月度预结算

从按病种分值付费的定义上看，医保机构是年终与医疗机构统一结算。但为了缓解医疗机构的垫付压力，医保经办机构会预先给医疗机构结算一部分费用。由于每年的分值价格只能在年底医疗服务活动结束后才能算出，每月是根据当月的情况预估费用，既支付了费用又告知医疗机构分值情况，一举两得。月度预结算分为三个阶段实施：

（1）数据汇总阶段（次月 7 日前完成）：医保经办机构的主要工作内容是在确认纳入 DIP 结算范围病例发生的统筹基金记账数额、汇总出各定点医疗机构的月度统筹基金记账费用的前提下，设定合适的比例确定各医疗机构的月度预结算资金总额。

（2）预结算数据核对阶段（次月 15 日前完成）：医保经办机构的主要工作内容是在完成月度清算工作前提下，利用 DIP 辅助目录，对月度预结算数据进行调校，同时将数据反馈给各定点医疗机构进行核对。

（3）确定月度预结算结果阶段（次月 25 日前完成）：医保经办机构完成月度预结算的一系列指标的计算，形成最终的月度预结算结果。数据汇总后提交给相应部门，按照应付款项向医疗机构拨付。

我们用一张图（图6-4）来进行总结。

3. 年预清算

年预清算主要是指与医疗机构核对数据及正式清算前进行的数据预处理，包括

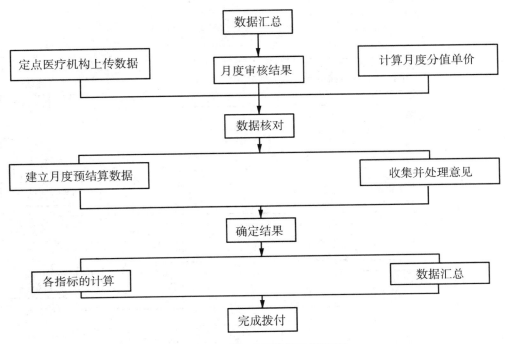

图 6-4　确定月度预结算结果流程

DIP 各项指标的计算以及对医疗机构医保考核情况的评估。年预清算具体实施流程见图 6-5。

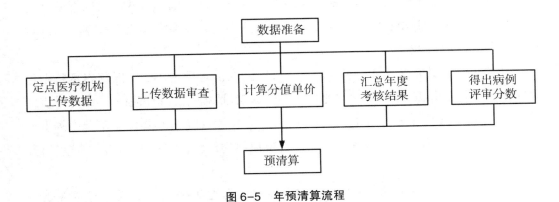

图 6-5　年预清算流程

4. 年度清算

年度清算是医保经办机构根据年预清算的结果，最终拨付给医疗机构。年度最终拨付金额是年终清算金额与全年月度预结算金额以及预拨付金额之差。具体流程图如

图 6-6 所示。

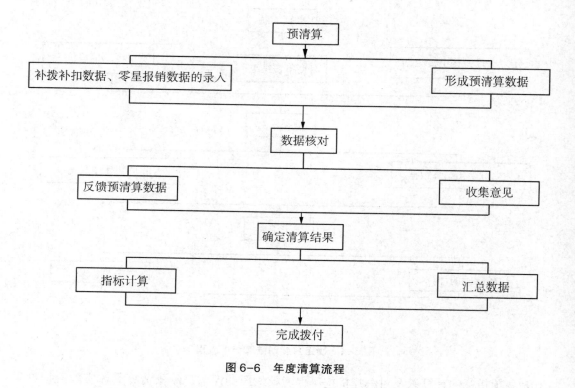

图 6-6　年度清算流程

（二）部分地区 DIP 实施情况

与 DRG 相比，DIP 则是基于临床实践，是从下往上的改革方式。目前医院编码基础普遍较差，信息化能力有待加强，管理能力不足，很难完成成本核算、精准调整，推进 DRG 难度较大。

DRG 对数据要求较严格，本身也是一个医院内部管理工具，对医院内部精细化管理有所要求，北京、上海等大城市的大三甲医院可以适应，地市级、县级医疗机构未必具备这种基础性条件，推行过程中可能遇到一些困难。DIP 更多是基于中国本土的实践情况，是医保在长期探索中形成的比较成熟的经验，相对于 DRG，简单易行，便于推广。

DIP 在中国有较长时间的实践和扎实的基础，早在 2002 年牡丹江市就率先试行点数法付费改革，此后各地方不断探索，取得了良好的效果，不仅能较好地实现医保控费，还能激发医疗机构提供医疗服务的积极性。

2000 年到 2003 年 9 月，淮安市采用按项目付费，仅仅两三年时间，参保职工次均住院医疗费用年均增幅达到了 39.6%，2003 年医保基金赤字 300 多万元，医保患者同期平均医疗费用、住院天数是非医保患者的 2.5 倍以上，迫切需要进行支付方式改革。

2003 年 10 月，淮安市率先启动医保付费方式改革，实行总额控制下的按病种分值付费，是全国实施按病种分值付费方式最早的城市之一。在综合研究了按人头付费、按服务单元付费等办法优劣性的基础上，为最大限度地避免推诿患者、分解住院、降低医疗服务质量、单病种受限等缺陷，淮安市选择将模糊了具体金额的分值（点数）运用到医保的病种费用支付之中，即通过病种分值（权重）代表不同病种治疗的资源消耗差异，取代以往各个病种的结算金额。各医疗机构根据出院病种构成和相应的出院人次得到的总分值，获得医保基金的支付。

为得到具有代表性的病种及分值，淮安市对定点医疗机构前三年实际发生的病种及费用进行广泛调查统计，将常见病病种汇总、筛选，并根据各病种平均费用的比例关系，测算出分值。此外，淮安市还制定了一系列配套政策，以应对难以完全避免的分解住院、挂床住院、疾病诊断低码高编等问题。淮安市实施按病种分值结算 17 年来，将次均医疗费用年均增幅控制在 2.94% 左右，远低于全国和江苏省的同期数据，医保统筹基金当期结余率始终维持在 2%~3% 的合理水平。

淮安市医保中心通过按病种分值付费，捆绑市内多家医疗机构的利益，鼓励医疗机构开展控费管理，进行良性竞争，改革效果显著。之后，按病种分值付费制度经过不断的完善，在 2020 年形成具有淮安特色的"淮安版 DIP"，即总额控制下的按病种分值付费为主，包括按病种、床日支付在内的等多元复合的支付方式。多年来，淮安市医疗机构积累了丰富的医保管理经验，医保经办机构练就了较高的医保管理水平。2020 年，淮安市在全国医保基金创新中期评估中取得全国第 3 名的好成绩，基金监管各项指标居全省前列。国家推行 DIP 试点，江苏省 3 个城市位列其中，淮安市作为具备按病种分值付费经验多年的城市，积极申报并成为试点城市之一。

2010 年，中山市借鉴淮安市的经验，根据全市各定点医疗机构前两年出院病历资料，参考出院临床第一诊断病种发生频率、医疗费用情况，结合治疗方法，计算出各病种分值，并建立了病种分值动态调整机制。此后，南昌、宿迁、芜湖、东营、银川、长沙、厦门、成都等地也纷纷引入按病种分值付费制度。其中广东省步伐迈得最大，除中山市外，清远、汕头、珠海等市也加入试点行列。

2017 年 9 月，广东全省启动了按病种分值付费改革，21 个市均出台了按病种分值付费办法。2018 年，广东省全面实施 DIP，除深圳、佛山试点 DRG 外，其余 19 个市均试行按病种分值付费。

和以往探索不同的是，广东将大数据、智能化管理手段充分运用于按病种分值付费，即基于"随机"与"均值"的经济学原理和大数据理论，通过海量病案数据发现疾病与治疗之间的内在规律与关联，对数据特征进行提取组合，并将区域内各病种治疗的资源消耗均值与全样本资源消耗均值进行比对，形成病种组合分值，集聚为DIP 病种组合目录库。基于大数据病种分组的方法，上海与广州均快速建立了适应本地临床业务发展的 DIP 目录库，并用于医保支付及针对公立医院的监管。两地 DIP目录库除个别地方病种差异外，核心内容高度一致，这被认为充分体现了 DIP 目录库的稳定性及兼容性。

（三）DIP 付费存在的问题

1. 费用下降出现反弹，DIP 的长期影响尚待观察

医保基金统筹增长率、患者个人自付比等有小幅上升波动，且不同类型的医院和疾病对 DIP 政策的响应可能不同。由于医院可能会从根本上改变其提供医疗服务的方式，并发展其在效率方面的优势领域，该政策的中期和长期影响尚不清楚。

2. 病种分组不完整与不合理并存，医院系数划分仍待调整

因历史数据不完整、病历填报不规范和信息技术薄弱，出现歧义病例、病种分值一样但治疗操作难度不同、分值倒置的病种等情况。此外，医院间权重系数的划分尚未考虑到医院具体科室和病种，单纯从不同医疗机构水平进行划分，对于医院内部发展优势学科不利。

3. 区域医疗机构间博弈多于合作，控费效果模糊

总额预付的按病种分值付费支付方式使医疗机构在一个基金盘子里"挣工分"抢蛋糕，医院利益此消彼长。个别医院为保护医疗收益，减少成本支出和损失，通过擅自篡改病历、高套编码、骗保等来获取更高分值，使得采取规范医疗行为的医疗机构因实际分值偏低而获得较少的补偿金额，产生逆选择效应。且在总额预算前提下，总分值越高，每分值的价值越低。由于分值单价需在年度清算时结合全市所有医院总分值数据才能得出，因而医院控费效果的不确定性风险大，可能存在"充分值"现象，出现医院服务住院患者增多但收入不增加的情况。

4. 分级诊疗意识薄弱，分级就诊机制还需建设与改进

从改革效果看，医保统筹基金趋向于流向三级医疗机构，分级诊疗效果不明显。如南昌市数据显示三级医院发生的统筹费用明显高于一级、二级医院。银川市职工医保参保人员在三级定点医院住院人次占各级医疗机构住院人次的 77.53%，产生的统筹费用占实际总发生额的 82.18%，统筹基金和住院人次流向三级医院趋势明显。

三、DRG 与 DIP 医保支付方式的融合发展模式

（一）DRG 与 DIP 融合发展模式的应用与问题

无论是 DRG 还是 DIP，都是为了变革现有医保支付方式的弊端，使医改向更好地保障人民健康的方向推进。由上文论述可知，DRG 和 DIP 在试点过程中面临着诸多困难和弊端。DRG 和 DIP 的推行需要医院统筹兼顾、各个环节参与才能达到医改目标的最优化。但现实中，医院尚不能满足事前、事中和事后的全过程及一体化管理。探究 DRG 和 DIP 的融合发展模式，避免各自在推行过程中的缺陷和不足，充分发挥各自优点，可为我国医保支付方式改革提供参考。

目前，DRG 和 DIP 的融合发展模式仍处于探究阶段，DRG 点数法是整合 DRG 和 DIP 两套医保付费体系的探究模式之一。DRG 点数法是指根据各 DRG 权重的大小，建立不同病组的医疗费用和权重间的相对比价关系，进而得出每个 DRG 组的点数，并按疾病组的点数分配医保基金的支付方式。DRG 和 DIP 的融合发展模式可以追溯到浙江省金华市，金华市按照 DRG 分组技术确定 DRG 病组，在 DRG 的基础上引入点数法。金华市实施 DRG 点数法付费方式后，减轻了参保人的医疗负担，提高了医疗服务管理的质量和效率。目前，DRG 点数法已覆盖近 40 个城市，包括发达地区、欠发达地区和新老工业区等，并被浙江省全面推广，为 DRG 支付方式改革积累了丰富和宝贵的地方探索经验。

DRG 点数法固然能够兼顾 DRG 和 DIP 的优势，并取得了阶段性的成果，但在推进过程中仍暴露出一些缺陷和不足：病种分组时未能剔除急危重症类疾病；医疗机构增加了诊疗药品和耗材费用；病种的分组需要医保和医院协商制定，而出于各自自身利益的需求，病种分组出现不公平现象，不利于成本管控和医疗资源的合理配置。

（二）探究 DRG 与 DIP 融合发展模式的构建

1. 分组融合发展模式

在上述 DRG 点数法分析的基础上，为弥补 DRG 点数法的分组缺陷问题，产生了 DRG 和 DIP 的融合模式。首先，根据病例组合思想，参照疾病诊断病案首页数据和国际疾病分类（ICD-10）方法对疾病诊断结果进行分组并逐层细分。其次，对不同的疾病类型进行操作后赋予每个疾病组相应的权重，病组分值分别代表不同疾病的治疗费用等级。例如，重症或住院时间长的，疾病分值高；轻度或住院时间短的，疾病分值低。DIP 根据疾病诊断分类结果和 ICD-10 编码对病种进行组合，病种分值的历史病案数据测算后归入相应的 DRG 分值组。以大数据为基础，统筹区域间试点医院的相关医疗信息，建立 DRG 和 DIP 分组融合的智库平台，将相似病例归入同一疾病

组，纳入临床专家的评审和经验，并考虑高、低倍率和特殊病例的分组，使 DRG 和 DIP 的分组融合方式更加符合临床诊疗的规则和要求（图 6-7）。

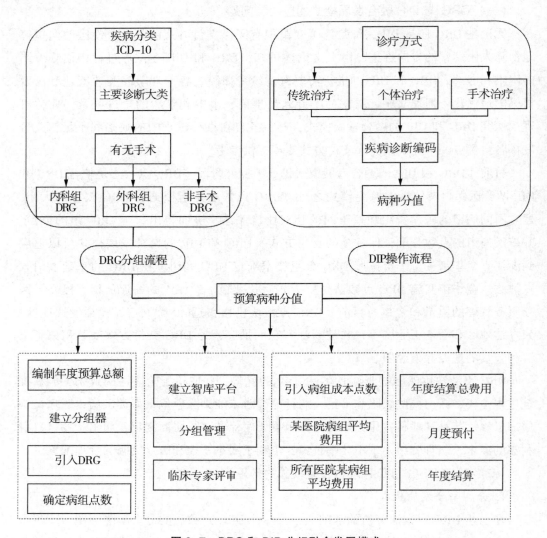

图 6-7　DRG 和 DIP 分组融合发展模式

2. 编码差异融合发展模式

DRG 和 DIP 分组融合过程中 ICD 编码上存在的差异会导致医疗机构疾病分类和分组上的差异，而 ICD 编码连接着临床诊断结果和疾病分组结果，可以通过临床专家和病案编码专家综合考虑 DRG 和 DIP 分组编码的特点，共同完成编码的整合。基于不同级别医院的疾病按诊断分组后医疗服务费用和成本间的差异，引入病组成本点数，即某医院某病组的平均治疗费用与所有医院某病组的平均治疗费用之比；不同疾病的住院患者对应不同病组的点数，各个病组点数之和构成了医疗服务总量，可根据临床规律颁布分组标准，对各疾病进行编码后上传至相应的智库平台，进而与医保定点机构进行医保费用的结算。

3. 支付标准融合发展模式

DRG 作为医保支付的"管理工具"，是根据病案首页的填写情况，考虑医疗机构资源消耗情况确定病组的基准点数，根据权重按照"同病同价"的原则进行预付费。此种支付方式主要适用于疾病的诊疗和操作方式对医疗资源消耗以及疾病的诊断结果影响较大的病例，但不适用于门诊病例或住院时间长的病例。DIP 依据临床历史数据形成病种分值后，根据疾病诊断结果和操作方式进行分组，对一定区域内的试点医疗机构进行医保基金总额预算控制，属于后付制。此种支付方式不利于解决诱导需求问题，难以控制医疗资源的浪费。因此，需结合 DRG 和 DIP 各自付费方式的权重和病组分值，以弥补各自支付标准的缺陷，即 DRG 权重的测算可以考虑临床历史病案数据，基于大数据信息，参照 DIP 医保支付方式，试点统筹区域实行总额预算管理。

（三）优化 DRG 与 DIP 融合发展模式的建议

DRG 和 DIP 支付方式融合发展是一项长期而又复杂的系统工程，涉及医院的医保部门、信息部门、财务部门和临床科室等。各部门应各司其职、相互协作，加强对 DRG 和 DIP 融合发展模式的管理工作，共同推进 DRG 和 DIP 医保支付方式改革。

1. 医保部门

医保部门应制定科学、合理的 DRG 支付政策，加强对医保基金的预算管理，完善医疗机构和医保医师协议，将医保绩效考核纳入医疗机构协议范畴。医保部门根据现实需要和卫生健康管理部门统筹，共同制定疾病分组标准，以统筹医保基金预算总额和各地区 DRG、DIP 医疗服务付费总量，统一区域内疾病组分组付费权重，进而预算出统筹地区医疗服务控制付费的标准，降低医疗机构风险。

2. 医疗机构

医疗机构通过疾病病种的权重指标给予各病种相应的分值；完善绩效考核制度，优化疾病的诊治方式，提高重症病例的入院率；加强病种核算体系建设，严格按照疾病诊断标准填写诊断等级，提高病案首页的填写质量；加强 DRG 和 DIP 的成本核算路径管理，开展日间手术诊疗，缩短平均住院日，提高床位的周转率，降低医疗诊治成本。

第四节　基于 DRG/DIP 应用对医疗保险管理的展望

DRG 和 DIP 支付有利于推动医疗保障和医疗体系的高质量发展，从而建成医保基金预算合理、医疗资源配置更加有效的医保支付体系。DRG 和 DIP 医保支付改革虽已取得了阶段性的成果，但同时也暴露出一系列难点和痛点：在临床实施过程中出现了病例"高套"、科室亏损等问题，阻碍了医保支付改革的推进。医保作为保障社会平等与人民健康的"基石"，其支付改革要充分考虑公平与效率的有机结合。因此，应建立 DRG 和 DIP 支付公平与效率评价体系，同时兼顾 DRG 和 DIP 在病种覆盖、绩效管理、运营管理和疾病监测等方面的融合发展，弥补现阶段 DRG 和 DIP 支付过程中对于"公平"和"效率"评价规则和体系的缺失，促进医保支付体系不断完善。

1. 成本核算体系的完善性

医院开展各项医疗业务活动都要发生相应的成本，成本核算管理主要是指对成本核算对象进行合理的归集和分配，计算相关成本核算对象的成本。医院可以根据成本核算管理来对行业间差距和发展规律进行分析，以实现降低成本费用、优化成本结构的核算目的。

医院管理者要认识到成本核算体系的完善性要依靠信息化技术，通过先进的信息化技术可以归集、整理、梳理相关临床业务数据和运营管理数据，因此医院要结合实际情况灵活应用医保结算系统、HIS 系统、人力资源系统、病案信息系统等。医院构建成本核算体系涉及病案填写、临床业务、信息系统的支持等，需要在内部组建包括病案室、信息部门、绩效部门、财务部门等人员共同参与的成本核算团队，对医疗科室的相关成本进行细化，这样可以为 DRG/DIP 支付方式提供准确的财务数据信息，为医院实现成本精细化管理提供支持。

2. 临床路径管理

医院在 DRG/DIP 支付方式下，对各个病种的打包收费都是确定的，一部分医院会出于提高利润的目的，控制医疗业务成本支出，这样不仅会影响医疗服务的质量水平，也不利于治疗效果的提升。因此医院在运营过程中加强对临床路径的管理，实现医院护理、化验、药耗、治疗等医疗行为的规范化，为患者提供高质量的诊疗服务。另一方面，促进医院合理使用药品耗材、合理检验检查，加强住院流程环节控制，提高病床周转率，提升医院运行效率，在保障医疗质量和安全的前提下避免在治疗上花费过高的成本，从而合理控制医疗费用。

3. 医疗服务水平

在 DRG/DIP 支付方式下，医院除了要注重成本核算体系的构建，还要注重医疗服务水平的提升，精细化分析和管理 DRG/DIP 病组结构状况，为调整病种结构提供具体的决策参考依据。在开展绩效管理工作的过程中，医院管理者要对绩效评价的重点进行调整，一方面把绩效考核与成本管理结果挂钩，对 DRG/DIP 付费标准与医患实际治疗成本之间的差距进行考核。如果医疗科室可以很好地控制医患实际人均费用、诊疗成本等，就要给予这些科室和医生一定的奖励，并在职工大会上公布与成本管理绩效考核的结果，这样可以调动科室员工参与成本控制的积极性，减少一些不必要的化验检查成本。

同时医院要将能够影响 DRG/DIP 付费方式监管考核的相关指标纳入绩效考核之中，如病案质量、医患流向、医疗质量等，通过及时有效的引导，有效解决推诿重患、分解住院、医疗不足的问题，大大减少成本管控风险的发生，也可以大大提升医院的诊疗水平。

4. 资源配置工作

医院在 DRG/DIP 支付方式下，要详细分析相关医疗工作的成本效益，努力使医疗资源效益最大化，从医院整体角度出发，科学合理地对医疗资源进行配置。现阶段由于医院资源是有限的，因此在购置医疗设备和业务决策等方面要加强对成本控制的综合考虑，这样才能提升医院获利能力和医疗服务水平。在 DRG/DIP 支付方式下，为不同诊疗科室主诊组之间的对比提供有利的条件，结合不同的主诊组治疗来对比调整所需要的医疗成本。在采购医疗设备的过程中，要分析医疗常规设备能够产生的成本效益，特别是对于应用设备较多的病组，要合理制定出与设备相关的使用率指标，并对这些指标进行动态的管理和监控。在使用医疗资源的过程中，需要进行持续性的改进，要充分发挥医院调配中心的职能性作用，通过各个医疗科室的协同，制订最优的医疗方案，缩短医患的诊疗过程，这样可以节约诊疗资源。

5. 基于医疗质量的智能监管

医疗质量是患者就医的根本需求，也是医院的生存与发展之本。DRG/DIP 具有打包支付的特性，医疗机构很可能会出现因尽量压缩服务成本而导致的医疗质量下降。医保支付是保障群众获得优质医药服务、提高基金使用效率的关键机制，有关部门在对 DRG/DIP 付费方式下基金的使用情况进行监管时，也必须重视医疗服务质量问题。目前，DRG/DIP 付费下的监管更多集中在对高套病组、低标入院、分解住院等违法违规行为的监管，需要同步建立健全包括医疗服务能力、质量、安全、效率等在内的医保监管指标体系，将医疗质量纳入 DRG/DIP 付费下的医保智能监管范围。

6. 知识图谱等新技术的应用

鉴于医保监管人员普遍缺乏丰富的临床医学知识，加之 DRG/DIP 付费下临床诊疗行为更具特殊性和隐蔽性，常规的医保监管手段很难挖掘出潜在的问题，建议通过与学术机构、专业信息技术公司加强合作，在借鉴国内外 DRG/DIP 付费监管先进做法的基础上，应用知识图谱和无监督机器学习等方法，探索建立以循证医学和国家临床指南等权威医学知识、医保支付政策、医保监控规则为基础的知识图谱，构建基于知识图谱的规则逻辑风控预警模型，通过智能监管系统自动发掘数据之间的深层关系，降低审核过程对专业人员的依赖，为医保监管工作提供有力支撑。

参考文献

［1］王琬，吴晨晨. 医疗保险支付方式改革的国际经验及其启示［J］. 中国医疗保险，2017（12）：69-72.

［2］雷涵. 按病种付费模式下的医保谈判机制研究［D］. 南昌：江西中医药大学，2019.

［3］李诗晴，褚福灵. 社会医疗保险支付方式的国际比较与借鉴［J］. 经济问题，2017（12）：51-55，71.

［4］姚奕，陈仪，石菊. 医疗保险支付方式改革：实践与研究进展评述［J］. 中国卫生经济，2017，36（4）：36-39.

［5］郭传骥，郭启勇. 国内外医保支付方式和医疗服务体系的现状分析及启示［J］. 现代医院管理，2018，16（1）：66-72.

［6］Centers for Medicare and Medicaid Services. Acute care hospital inpatient prospective payment system［M］. Payment System Fact Sheet Series. Washingon，DC：Department of Health and Human Services，2012.

［7］Rimler S B，Gale B D，Reede D L. Diagnosis-related groups and hospital inpatient federal reimbursement［J］. RadioGraphics，2015，35（6）：1825-1834.

［8］Averill R F，Goldfield N I，Wynn M E，et al. Design of a prospective payment patient classification system for ambulatory care［J］. Health care financing review，1993，15（1）：71-100.

［9］樊挚敏. 我国 DRG 收付费方式改革的愿景［J］. 中国卫生经济，2018，37（1）：21-23.

［10］闫宣辰，姚进文，路杰，等. DRG 在分级诊疗制度评价中的应用研究［J］. 甘肃医药，2019，38（3）：269-271.

［11］国家医疗保障局办公室. 关于印发国家医疗保障按病种分值付费（DIP）技术规范和 DIP 病种

目录库（1.0 版）的通知：医保办发〔2020〕50 号〔EB/OL〕.〔2020-11-20〕. http：//www. nhsa. gov. cn/art/2020/11/20/art_ 37_ 3987. html.

［12］刘文生 . DIP：支付改革的现实与理想〔J〕. 中国医院院长，2021，17（6）：34-41.

［13］褚蕾 . 南昌市城镇职工基本医疗保险支付方式改革研究〔D〕. 南昌：江西财经大学，2016.

［14］Qian M，Zhang X，Chen Y，et al. The pilot of a new patient classification-based payment system in China：The impact on costs，length of stay and quality〔J〕. Social Science & Medicine，2021（289）：114-415.

［15］吴烨，周典，田帝，等 . DRG 与 DIP 医保支付方式的融合发展模式探究〔J〕. 中国医院管理，2022，42（10）：9-12.

第七章
病案首页数据采集与质量控制

　　住院病案首页信息是医疗卫生信息的重要组成部分，是各级卫生行政部门进行宏观决策、核拨卫生经费、评价医院医疗工作的重要依据。DRG/DIP 分组是建立在住院病案首页数据项基础上的。通过何种方式采集数据、如何保证数据质量，直接影响到 DRG/DIP 入组的准确性。

第一节　病案首页数据采集

　　2019 年 1 月，《国务院办公厅关于加强三级公立医院绩效考核工作的意见》（国办发〔2019〕4 号）文件下发，三级公立医院绩效考核工作启动，要求三级公立医院通过医院质量监测系统（HQMS）进行病案首页上报工作。

　　目前，我国应用的是 2011 年版住院病案首页，采集内容包括六方面：①患者的基本情况：包括患者的姓名、性别、年龄、职业、现住址等基本信息，以及入院科别、住院次数、病案号、入院时间、出院时间等入院和出院基本信息。②疾病诊断信息：包括出院主要诊断、其他诊断、损伤中毒诊断信息、病理诊断信息等。③手术/操作信息：包括手术操作编码及名称、术式、主刀医生、麻醉医生、手术时间等。④反映个体差异及疾病严重程度的项目：包括颅脑昏迷情况、新生儿情况等。

⑤患者转归信息：包括医嘱离院、医嘱转院、医嘱转社区医疗机构、非医嘱离院、死亡和其他。⑥费用信息：包括床位费、护理费、手术费、西药费、放射费、化验费等共 38 项。

病案首页 2011 版具体内容见表 7-1。

表 7-1　病案首页 2011 版

医疗机构＿＿＿＿＿＿＿＿＿＿＿＿＿＿＿＿　（组织机构代码：＿＿＿＿＿＿＿）

医疗付费方式：□

住 院 病 案 首 页

健康卡号：　　　　　　　　　第　　次住院　　　　　　病案号：

姓名＿＿＿＿＿＿　性别□ 1. 男 2. 女　出生日期＿＿＿年＿＿月＿＿日　年龄＿＿＿＿国籍＿＿＿＿

（年龄不足 1 周岁的）年龄＿＿＿＿月　新生儿出生体重＿＿＿＿克　新生儿入院体重＿＿＿克

出生地＿＿＿＿省（区、市）＿＿市＿＿县　籍贯＿＿＿省（区、市）＿＿市　民族＿＿＿＿

身份证号＿＿＿＿＿＿＿＿＿＿＿＿＿＿职业＿＿＿＿　婚姻□ 1. 未婚 2. 已婚 3. 丧偶 4. 离婚 9. 其他

现住址＿＿＿＿省（区、市）＿＿市＿＿县　电话＿＿＿＿＿＿邮编＿＿＿＿

户口地址＿＿＿＿省（区、市）＿＿市＿＿县＿＿＿＿＿＿邮编＿＿＿＿

工作单位及地址＿＿＿＿＿＿＿＿＿＿＿＿＿＿单位电话＿＿＿＿＿＿邮编＿＿＿＿＿

联系人姓名＿＿＿＿关系＿＿＿＿地址＿＿＿＿＿＿＿电话＿＿＿＿＿

入院途径□ 1. 急诊　2. 门诊　3. 其他医疗机构转入　9. 其他

入院时间＿＿＿＿年＿＿月＿＿日＿＿时　入院科别＿＿＿＿病房＿＿＿　转科科别＿＿＿＿

出院时间＿＿＿＿年＿＿月＿＿日＿＿时　出院科别＿＿＿＿病房＿＿＿　实际住院＿＿＿天

门（急）诊诊断＿＿＿＿＿＿＿＿＿＿＿＿＿＿＿　疾病编码＿＿＿＿＿＿＿

出院诊断	疾病编码	入院病情	出院诊断	疾病编码	入院病情
主要诊断：			其他诊断：		
其他诊断：					
入院病情：1. 有；2. 临床未确定；3. 情况不明；4. 无					

损伤、中毒的外部原因＿＿＿＿＿＿＿＿＿＿＿＿＿＿ 疾病编码＿＿＿＿＿＿＿＿＿

病理诊断：＿＿＿＿＿＿＿＿＿＿＿＿＿＿＿＿＿＿ 疾病编码＿＿＿＿＿＿＿＿＿
　　　　　　　　　　　　　　　　　　　　　　　　病理号＿＿＿＿＿＿＿＿＿

药物过敏□1. 无　2. 有, 过敏药物：＿＿＿＿＿＿＿＿＿＿ 死亡患者尸检 □ 1. 是　2. 否

血型 □ 1. A　2. B　3. O　4. AB　5. 不详　6. 未查　Rh □　1. 阴 2. 阳 3. 不详 4. 未查

科主任＿＿＿＿＿　主任（副主任）医生＿＿＿＿＿＿　主治医生＿＿＿＿＿＿　住院医生＿＿＿＿＿＿
责任护士＿＿＿＿＿　进修医生＿＿＿＿＿＿　　　实习医生＿＿＿＿＿＿　编码员＿＿＿＿＿＿

病案质量 □ 1. 甲　2. 乙　3. 丙　质控医生＿＿＿＿＿　质控护士＿＿＿＿＿
质控日期＿＿＿＿年＿＿月＿日

手术及操作编码	手术及操作日期	手术级别	手术及操作名称	手术及操作医生			切口愈合等级	麻醉方式	麻醉医生
				术者	Ⅰ助	Ⅱ助			
							/		
							/		
							/		
							/		
							/		
							/		
							/		
							/		

离院方式□ 1. 医嘱离院　2. 医嘱转院, 拟接收医疗机构名称：＿＿＿＿＿＿＿＿＿＿
3. 医嘱转社区卫生服务机构/乡镇卫生院, 拟接收医疗机构名称：＿＿＿＿＿＿ 4. 非医嘱离院 5. 死亡 9. 其他

是否有出院 31 天内再住院计划 □ 1. 无　2. 有, 目的：＿＿＿＿＿＿＿＿＿＿＿

颅脑损伤患者昏迷时间：入院前＿＿＿ 天＿＿＿ 小时＿＿＿ 分钟　　入院后＿＿＿ 天＿＿＿ 小时＿＿＿ 分钟

续表

住院费用（元）：总费用＿＿＿＿＿＿＿＿＿＿＿＿＿（自付金额：＿＿＿＿＿＿＿＿）

1. 综合医疗服务类：（1）一般医疗服务费：＿＿＿＿＿　（2）一般治疗操作费：＿＿＿＿＿　（3）护理费：＿＿＿＿＿

（4）其他费用：＿＿＿＿＿

2. 诊断类：（5）病理诊断费：＿＿＿＿＿　（6）实验室诊断费：＿＿＿＿＿　（7）影像学诊断费：＿＿＿＿＿

（8）临床诊断项目费：＿＿＿＿＿

3. 治疗类：（9）非手术治疗项目费：＿＿＿＿＿＿＿＿＿＿　（临床物理治疗费：＿＿＿＿＿）

（10）手术治疗费：＿＿＿＿＿＿＿＿＿　（麻醉费：＿＿＿＿＿　手术费：＿＿＿＿＿）

4. 康复类：（11）康复费：＿＿＿＿＿

5. 中医类：（12）中医治疗费：＿＿＿＿＿

6. 西药类：（13）西药费：＿＿＿＿＿　（抗菌药物费用：＿＿＿＿）

7. 中药类：（14）中成药费：＿＿＿＿＿　（15）中草药费：＿＿＿＿＿

8. 血液和血液制品类：（16）血费：＿＿＿＿＿　（17）白蛋白类制品费：＿＿＿＿　（18）球蛋白类制品费：＿＿＿＿＿

（19）凝血因子类制品费：＿＿＿＿＿　（20）细胞因子类制品费：＿＿＿＿＿

9. 耗材类：（21）检查用一次性医用材料费：＿＿＿＿＿＿＿＿＿　（22）治疗用一次性医用材料费：＿＿＿＿＿

（23）手术用一次性医用材料费：＿＿＿＿＿

10. 其他类：（24）其他费：＿＿＿＿＿

说明：（一）医疗付费方式 1. 城镇职工基本医疗保险　2. 城镇居民基本医疗保险　3. 新型农村合作医疗

4. 贫困救助　5. 商业医疗保险　6. 全公费　7. 全自费　8. 其他社会保险　9. 其他。

（二）凡可由医院信息系统提供住院费用清单的，住院病案首页中可不填写"住院费用"。

病案首页 2011 版采集内容见表 7-2。

表 7-2　病案首页 2011 版采集内容

分类轴心	信息/数据
病情严重程度及复杂性	主要诊断、合并症和伴随病、个体因素（如年龄、性别、婴儿的出生体重等）
医疗需要及使用强度	手术室手术、非手术室手术和操作、其他辅助的医疗和护理服务（如呼吸机使用等）
医疗结果	出院状态（死亡、医嘱出院、非医嘱出院、转院）
资源消耗	医疗费用、住院时间
编码系统	诊断（ICD-10 临床版）、手术和操作（ICD-9 临床版）
数据来源	出院病历的病案首页

第二节　病案首页填写要求及说明

一、病案首页填写要求

（1）住院病案首页是医务人员使用文字、符号、代码、数字等方式，将患者住院期间的相关信息精炼汇总在特定的表格中，形成的病例数据摘要。住院病案首页包括患者基本信息、住院过程信息、诊疗信息、费用信息。

（2）住院病案首页填写应当客观、真实、及时、规范，项目填写完整，准确反映住院期间诊疗信息。

（3）住院病案首页中常用的标量、称量应当使用国家计量标准和卫生行业通用标准。

（4）住院病案首页应当使用规范的疾病诊断和手术/操作名称。诊断依据应在病历中可追溯。

（5）疾病诊断编码应当统一使用 ICD-10，手术和操作编码应当统一使用 ICD-9-CM-3。使用疾病诊断相关分组（DRGs）开展医院绩效评价的地区，应当使用临床版 ICD-10 和临床版 ICD-9-CM-3。

（6）医疗机构应当建立病案质量管理与控制工作制度，确保住院病案首页数据质量。

二、病案首页填写说明

（1）"医疗机构"：指患者住院诊疗所在的医疗机构名称，按照《医疗机构执业许可》登记的机构名称填写。组织机构代码目前按照 WS 218—2002《卫生机构（组织）分类与代码》填写，代码由 8 位本体代码、连字符和 1 位检验码组成。

（2）医疗付费方式：1. 城镇职工基本医疗保险；2. 城镇居民基本医疗保险；3. 新型农村合作医疗；4. 贫困救助；5. 商业医疗保险；6. 全公费；7. 全自费；8. 其他社会保险；9. 其他。应当根据患者付费方式在"□"内填写相应阿拉伯数字。其他社会保险指生育保险、工伤保险、农民工保险等。

（3）健康卡号：在已统一发放"中华人民共和国居民健康卡"的地区填写健康

卡号码，尚未发放"健康卡"的地区填写"就医卡号"等患者识别码，或暂不填写。

（4）"第 N 次住院"：指患者在本医疗机构住院诊治的次数。

（5）病案号：指本医疗机构为患者住院病案设置的唯一性编码。原则上，同一患者在同一医疗机构多次住院应当使用同一病案号。

（6）年龄：指患者的实足年龄，为患者出生后按照日历计算的历法年龄。年龄满 1 周岁的，以实足年龄的相应整数填写；年龄不足 1 周岁的，按照实足年龄的月龄填写，以分数形式表示：分数的整数部分代表实足月龄，分数部分分母为 30，分子为不足 1 个月的天数，如"$2\frac{15}{30}$月"代表患儿实足年龄为 2 个月又 15 天。

（7）从出生到 28 天为新生儿期。出生日为第 0 天。产妇病历应当填写"新生儿出生体重"；新生儿期住院的患儿应当填写"新生儿出生体重""新生儿入院体重"。新生儿出生体重指患儿出生后第 1 小时内第 1 次称得的重量，要求精确到 10 克；新生儿入院体重指患儿入院时称得的重量，要求精确到 10 克。

（8）出生地：指患者出生时所在地点。

（9）籍贯：指患者祖居地或原籍。

（10）身份证号：除无身份证号或因其他特殊原因无法采集者外，住院患者入院时要如实填写 18 位身份证号。

（11）职业：按照国家标准《个人基本信息分类与代码第 4 部分：从业状况（个人身份）代码》（GB/T 2261.4—2003）要求填写，共 13 种职业：11. 国家公务员；13. 专业技术人员；17. 职员；21. 企业管理人员；24. 工人；27. 农民；31. 学生；37. 现役军人；51. 自由职业者；54. 个体经营者；70. 无业人员；80. 退（离）休人员；90. 其他。根据患者情况，填写职业名称，如：职员。

（12）婚姻：指患者在住院时的婚姻状态。可分为：1. 未婚；2. 已婚；3. 丧偶；4. 离婚；9. 其他。应当根据患者婚姻状态在"□"内填写相应阿拉伯数字。

（13）现住址：指患者来院前近期的常住地址。

（14）户口地址：指患者户籍登记所在地址，按户口所在地填写。

（15）工作单位及地址：指患者就诊前的工作单位及地址。

（16）联系人"关系"：指联系人与患者之间的关系，参照《家庭关系代码》国家标准（GB/T 4761—2008）填写：1. 配偶；2. 子；3. 女；4. 孙子、孙女或外孙子、外孙女；5. 父母；6. 祖父母或外祖父母；7. 兄、弟、姐、妹；8/9. 其他。根据联系人与患者实际关系情况填写，如：孙子。对于非家庭关系人员，统一使用"其他"，并可附加说明，如：同事。

（17）入院途径：指患者收治入院治疗的来源，经由本院急诊、门诊诊疗后入院，或经由其他医疗机构诊治后转诊入院，或经其他途径入院。

（18）入院时间是指患者实际入病房的接诊时间；出院时间是指患者治疗结束或终止治疗离开病房的时间，其中死亡患者出院时间是指其死亡时间。记录时间应当精确到分钟。

（19）转科科别：如果超过一次以上的转科，用"→"转接表示。

（20）实际住院天数：入院日与出院日只计算一天，例如：2023 年 2 月 12 日入院，2023 年 2 月 15 日出院，计住院天数为 3 天。

（21）门（急）诊诊断：指患者在住院前，由门（急）诊接诊医生在住院证上填写的门（急）诊诊断。

（22）出院诊断：指患者出院时，临床医生根据患者所做的各项检查、治疗、转归以及门急诊诊断、手术情况、病理诊断等综合分析得出的最终诊断。诊断名称一般由病因、部位、临床表现、病理诊断等要素构成。出院诊断包括主要诊断和其他诊断（并发症和合并症）。

（23）入院病情：指对患者入院时病情的评估情况。将"出院诊断"与入院病情进行比较，按照"出院诊断"在患者入院时是否已具有，分为：1. 有；2. 临床未确定；3. 情况不明；4. 无。根据患者具体情况，在每一出院诊断后填写相应的阿拉伯数字。

1. 有：对应本出院诊断在入院时就已明确。例如，患者因"乳腺癌"入院治疗，入院前已经钼靶、针吸细胞学检查明确诊断为"乳腺癌"，术后经病理亦诊断为乳腺癌。

2. 临床未确定：对应本出院诊断在入院时临床未确定，或入院时该诊断为可疑诊断。例如，患者因"乳腺恶性肿瘤不除外""乳腺癌？"或"乳腺肿物"入院治疗，因缺少病理结果，肿物性质未确定，出院时有病理诊断明确为乳腺癌或乳腺纤维瘤。

3. 情况不明：对应本出院诊断在入院时情况不明。例如，乙型病毒性肝炎的窗口期、社区获得性肺炎的潜伏期，因患者入院时处于窗口期或潜伏期，故入院时未能考虑此诊断或主观上未能明确此诊断。

4. 无：在住院期间新发生的，入院时明确无对应本出院诊断的诊断条目。如围术期心肌梗死。

（24）损伤、中毒的外部原因：指造成损伤的外部原因及引起中毒的物质，如意外触电、房屋着火、公路上汽车翻车、误服农药。不可以笼统填写车祸、外伤等，应当填写损伤、中毒的标准编码。

（25）病理诊断：指各种活检、细胞学检查及尸检的诊断，包括术中冰冻病理结果。病理号：填写病理标本编号。

（26）药物过敏：指患者在本次住院治疗以及既往就诊过程中，明确的药物过敏史，并填写引发过敏反应的具体药物，如青霉素。

（27）死亡患者尸检：指对死亡患者进行剖验，以明确死亡原因。非死亡患者应当在"□"内填写"–"。

（28）血型：指在本次住院期间进行血型检查明确，或既往病历资料能够明确的患者血型。根据患者实际情况填写相应的阿拉伯数字：1. A；2. B；3. O；4. AB；5. 不详；6. 未查。如果患者无既往血型资料，本次住院也未进行血型检查，则按照"6. 未查"填写。"Rh"根据患者血型检查结果填写。

（29）签名：

1）医生：签名要能体现三级医生负责制。三级医生指住院医生、主治医生和具有副主任医生以上专业技术职务任职资格的医生。在三级医院中，病案首页中"科主任"栏签名可以由病区负责医生代签，其他级别的医院必须由科主任亲自签名，如有特殊情况，可以指定主管病区的负责医生代签。

2）责任护士：指在已开展责任制护理的科室，负责某患者整体护理的护士。

3）编码员：指负责病案编目的分类人员。

4）质控医生：指对病案终末质量进行检查的医生。

5）质控护士：指对病案终末质量进行检查的护士。

6）质控日期：由质控医生填写。

（30）手术及操作名称：指手术及非手术操作（包括诊断及治疗性操作，如介入操作）名称。表格中第一行应当填写本次住院的主要手术和操作名称。手术及操作名称一般由部位、术式、入路、疾病性质等要素构成。

（31）手术级别：指按照《医疗技术临床应用管理办法》（卫医政发〔2009〕18号）要求，建立手术分级管理制度。根据风险性和难易程度不同，手术分为四级，填写相应手术级别对应的阿拉伯数字：

1）一级手术（代码为1）：指风险较低、过程简单、技术难度低的普通手术。

2）二级手术（代码为2）：指有一定风险、过程复杂程度一般、有一定技术难度的手术。

3）三级手术（代码为3）：指风险较高、过程较复杂、难度较大的手术。

4）四级手术（代码为4）：指风险高、过程复杂、难度大的重大手术。

（32）切口愈合等级，按以下要求填写（表7-3）：

表 7-3 切口愈合等级标准及内涵

切口分组	切口等级/愈合等级	内涵
0 类切口		有手术，但体表无切口或腔镜手术切口
I 类切口	I/甲	无菌切口/切口愈合良好
	I/乙	无菌切口/切口愈合欠佳
	I/丙	无菌切口/切口化脓
	I/其他	无菌切口/出院时切口愈合情况不确定
II 类切口	II/甲	沾染切口/切口愈合良好
	II/乙	沾染切口/切口愈合欠佳
	II/丙	沾染切口/切口化脓
	II/其他	沾染切口/出院时切口愈合情况不确定
III 类切口	III/甲	感染切口/切口愈合良好
	III/乙	感染切口/切口欠佳
	III/丙	感染切口/切口化脓
	III/其他	感染切口/出院时切口愈合情况不确定

1）0 类切口：指经人体自然腔道进行的手术以及经皮腔镜手术，如经胃腹腔镜手术、经脐单孔腹腔镜手术等。

2）愈合等级"其他"：指出院时切口未达到拆线时间，切口未拆线或无须拆线，愈合情况尚未明确的状态。

（33）麻醉方式：指为患者进行手术、操作时使用的麻醉方法，如全麻、局麻、硬膜外麻醉等。

（34）离院方式：指患者本次住院出院的方式，填写相应的阿拉伯数字。主要包括：

1）医嘱离院（代码为1）：指患者本次治疗结束后，按照医嘱要求出院，回到住地进一步康复等情况。

2）医嘱转院（代码为2）：指医疗机构根据诊疗需要，将患者转往相应医疗机构进一步诊治，用于统计"双向转诊"开展情况。如果接收患者的医疗机构明确，需要填写转入医疗机构的名称。

3）医嘱转社区卫生服务机构/乡镇卫生院（代码为3）：指医疗机构根据患者诊疗情况，将患者转往相应社区卫生服务机构/乡镇卫生院进一步诊疗、康复，用于统计"双向转诊"开展情况。如果接收患者的社区卫生服务机构明确，需要填写社区卫生服务机构/乡镇卫生院名称。

4）非医嘱离院（代码为4）：指患者未按照医嘱要求而自动离院。例如，患者疾病需要住院治疗，但患者出于个人原因要求出院，此种出院并非由医务人员根据患者病情决定，属于非医嘱离院。

5）死亡（代码为5）：指患者在住院期间死亡。

6）其他（代码为9）：指除上述5种出院去向之外的其他情况。

（35）是否有出院31天内再住院计划：指患者本次住院出院后31天内是否有诊疗需要的再住院安排。如果有再住院计划，则需要填写目的，如：进行二次手术。

（36）颅脑损伤患者昏迷时间：指颅脑损伤患者昏迷的时间合计，按照入院前、入院后分别统计，间断昏迷的填写各段昏迷时间的总和。只有颅脑损伤的患者需要填写昏迷时间。

（37）住院费用：总费用指患者住院期间发生的与诊疗有关的所有费用之和，凡可由医院信息系统提供住院费用清单的，住院病案首页中可不填写。已实现城镇职工、城镇居民基本医疗保险或新农合即时结报的地区，应当填写"自付金额"。

住院费用共包括以下10种费用类型：

1）综合医疗服务类：各科室共同使用的医疗服务项目发生的费用。①一般医疗服务费：包括诊查费、床位费、会诊费、营养咨询费等费用。②一般治疗操作费：包括注射、清创、换药、导尿、吸氧、抢救、重症监护等的费用。③护理费：患者住院期间等级护理费用及专项护理费用。④其他费用：病房取暖费、病房空调费、救护车使用费、尸体料理费等。

2）诊断类：用于诊断的医疗服务项目发生的费用。①病理诊断费：患者住院期间进行病理学有关检查项目的费用。②实验室诊断费：患者住院期间进行各项实验室检验的费用。③影像学诊断费：患者住院期间进行透视、造影、CT、磁共振、B超、核素扫描、PET等影像学检查的费用。④临床诊断项目费：临床科室开展的其他用于诊断的各种检查项目的费用，包括有关内镜检查、肛门指诊、视力检测等项目的费用。

3）治疗类：①非手术治疗项目费：临床利用无创手段进行治疗的项目（包括高压氧舱、血液净化、精神治疗、临床物理治疗等）产生的费用。临床物理治疗费用指临床利用光、电、热等外界物理因素进行治疗的项目产生的费用，如放射治疗、放射性核素治疗、聚焦超声治疗等项目产生的费用。②手术治疗费：临床利用有创手段进行治疗的项目产生的费用，包括麻醉费及各种介入、孕产、手术治疗等产生的费用。

4）康复类：对患者进行康复治疗产生的费用，包括康复评定和治疗费用。

5）中医类：利用中医手段进行治疗产生的费用。

6）西药类：包括有机化学药品、无机化学药品和生物制品费用。①西药费：患者住院期间使用西药所产生的费用。②抗菌药物费用：患者住院期间使用抗菌药物所产生的费用，包含于"西药费"中。

7）中药类：包括中成药和中草药费用。①中成药费：患者住院期间使用中成药所产生的费用。中成药是以中草药为原料，经加工制成的各种不同剂型的中药制品。②中草药费：患者住院期间使用中草药所产生的费用。中草药主要包括植物药（根、茎、叶、果）、动物药（内脏、皮、骨、器官等）和矿物药等。

8）血液和血液制品类：主要包括以下 5 种费用。①血费：患者住院期间使用临床用血所产生的费用，包括输注全血、红细胞、血小板、白细胞、血浆的费用。医疗机构对患者临床用血的收费包括血站供应价格、配血费和储血费。②白蛋白类制品费：患者住院期间使用白蛋白类制品的费用。③球蛋白类制品费：患者住院期间使用球蛋白类制品的费用。④凝血因子类制品费：患者住院期间使用凝血因子类制品的费用。⑤细胞因子类制品费：患者住院期间使用细胞因子类制品的费用。

9）耗材类：当地卫生、物价管理部门允许单独收费的耗材的费用。按照医疗服务项目所属类别对一次性医用耗材进行分类，"诊断类"操作项目中使用的耗材均归入"检查用一次性医用材料费"；除"手术治疗"外的其他治疗和康复项目（包括"非手术治疗""临床物理治疗""康复""中医治疗"）中使用的耗材均列入"治疗用一次性医用材料费"；"手术治疗"操作项目中使用的耗材均归入"手术用一次性医用材料费"。①检查用一次性医用材料费：患者住院期间检查检验所使用的一次性医用材料费用。②治疗用一次性医用材料费：患者住院期间治疗所使用的一次性医用材料费用。③手术用一次性医用材料费：患者住院期间进行手术、介入操作时所使用的一次性医用材料费用。

10）其他类：患者住院期间未能归入以上各类的费用总和。

第三节　病案首页质量控制

一、质量管理常用方法

（一）PDCA 循环

PDCA 循环最早由美国戴明博士所倡导，故又称"戴明环"，是全面质量工作的基本程序，共分为四个阶段、八个步骤。

1. 计划阶段（plan）

在制订计划前应认真分析现状，找出存在的质量问题并分析产生质量问题的各种原因或影响因素，从中找出影响质量的主要因素，制订有针对性的计划。此阶段分为四个步骤：第一步，分析现状，找出问题；第二步，找出造成问题的原因；第三步，找出其中的主要原因；第四步，针对主要原因制订计划与措施。

2. 执行阶段（do）

按预定计划和措施具体实施，此阶段为第五步。

3. 检查阶段（check）

把实际工作结果与预期目标对比，检查在执行过程中的落实情况，此阶段为第六步。

4. 总结处理阶段（action）

在此阶段，将执行检查的效果进行标准化处理，完善制度条例，以便巩固。在此循环中出现的特殊情况或问题，将在下一个管理计划中完善。此阶段分为两个步骤，即第七步，采取巩固措施，对检查结果按标准处理，制定制度条例，以便巩固；第八步，对不能做标准化处理的遗留问题，转入下一轮循环，或做标准化动态更新处理。

这四个阶段循环不停地进行下去，称为 PDCA 循环。质量计划工作运用 PDCA 循环法（计划—执行—检查—总结），即计划工作经过四个阶段为一次循环，然后再向更高一步循环，使质量步步提高。

（二）"零缺陷"管理

"零缺陷"管理是由著名质量专家菲利普·克劳士比（Philip Crosby）于 1961 年提出的，他指出"零缺陷"是质量绩效的唯一标准。其管理思想内涵是"一次就把事情做好"，强调事先预防和过程制度。"零缺陷"管理的工作哲学的四个基本原则是"质量的定义就是符合要求，而不是好""产生质量的系统是预防，而不是检验""工作标准必须是零缺陷，而不是差不多就好""质量以不符合要求的代价来衡量，而不是指数"。企业应树立以顾客为中心的企业宗旨，创造以"零缺陷"为核心的企业质量环境。

1. "零缺陷"病案质量管理原则

"零缺陷"作为一种新兴的管理模式，首先用于制造业，逐渐受到更多的管理层的关注，被多个领域所借鉴引用。我国很多医疗机构将其用于医疗服务质量的控制和管理。"零缺陷"的内涵是通过对生产各环节、各层面的全过程管理，保证各环节、各层面、各要素的缺陷等于"零"。病案质量管理是医疗质量的重要组成部分，"零缺陷"管理模式是病案质量管理的目标，是促进病案管理先进性和科学性的有效途径。

要将"工作标准必须是零缺陷，而不是差不多就好"的原则应用于质量管理体系的建立，制定可行性强的病历书写规范、病案质量管理标准、质量管理流程、各岗位职责等，加大质量控制的力度。强化全员、全过程质量意识，实施病案质量各个环节的全过程控制，从建立病历、收集患者信息开始，要求病历质量形成的各个环节的医务人员以"患者为中心"，在每个环节、每个层面建立管理制度和规范，使医务人员知晓所执行任务的内容、标准、范围和完成时限，增强工作的主动性和责任感，规范医疗行为，认真书写病历，同时严格按规定程序实施管理，并将责任落实到位，使病历形成的每一基础环节都符合质量要求，而不是"差不多"；使医疗质量符合要求，彻底消除失控的漏洞，建立良好的质量环境。

2. 病案质量不能以检查为主要手段

病案质量管理要强化预防意识，"一次就把事情做好"，而不是通过病历完成后的检查发现缺陷、修改病历来保证质量。要求医务人员从一开始就本着严肃认真的态度，把工作做得准确无误，不应将人力物力耗费在修改、返工和填补漏项等方面。病案质量管理在医疗质量管理中占有重要的地位，病案质量已经成为医院管理的重点和难点。20 世纪 50 年代以来，病案质量管理将重点放在终末质量监控上，将大量的医疗资源耗费在检查病历、修改病历、补充病历方面，质量管理是被动的和落后的。利用先进的管理模式替代传统的质量控制模式势在必行。实行"零缺陷"管理方法，病历质量产生的每个环节、每个层面必须建立事先防范和事中修正措施，保证差错不延续，并提前消除。病历质量管理中实施的手术安全核查制度，要求手术医生、麻醉医生和巡回护士三方在麻醉实施前、手术开始前和患者离开手术室前，共同对患者身份、手术部位、手术方式、麻醉和手术风险、手术使用物品清点等内容进行核对、记录并签字。这项措施有利于保证患者安全，降低手术风险的发生率。

(三) 六西格玛 (6σ) 数据质量管理方法

现代意义上的质量管理活动是从 20 世纪初开始的，历经百年发展，积累了各种各样的方法，其中六西格玛管理是质量管理在 20 世纪末最具魅力的新发展之一。六西格玛管理的起源、发展正是在质量概念演进和质量管理发展的大背景下进行的。

六西格玛概念于 1986 年由摩托罗拉公司的比尔·史密斯提出，此概念属于品质管理范畴。西格玛 (Σ, σ) 是希腊字母，在这是统计学里的一个单位，表示与平均值的标准偏差。六西格玛是一套系统的、集成的业务改进方法体系，旨在持续改进企业业务流程，实现客户满意。它通过系统地、集成地采用业务改进流程，实现无缺陷的过程设计，并对现有过程进行过程界定 (define)、测量 (measure)、分析 (analyze)、改进 (improve)、控制 (control)，简称"DMAIC 流程"，消除过程缺陷和无价值作业，从而提高质量和服务、降低成本、缩短运转周期，达到客户完全满意，增强企业竞争力。

DMAIC 是六西格玛管理中最重要、最经典的管理模型，主要侧重在已有流程的质量改善方面，关注数据流环节，持续改进业务流程。下面结合北京市每年住院病案首页数据质量督导工作的案例进行阐述。

1. 界定 (define)

界定是六西格玛 DMAIC 方法的第一个阶段，也是非常重要和关键的一步。通常是按照随机方法抽取一定比例的住院病案首页进行督导检查，但是由于北京市每年采集 200 余万份病历数据，经费与人力均无法支持合理比例抽取的督导检查工作量；同时，随机的、无针对性的待检病历抽取，往往不能反映真实情况，不利于发现问题和持续改进。因此，如何能够准确聚焦到问题病案首页数据成为亟待解决的首要问题。

DRGs 分组系统主要应用病案首页中的疾病诊断和手术/操作信息，因此，聚焦点应界定为主要诊断 (主要手术/操作)，对涉及该数据的各个工作环节构建病案首页上报质量追踪体系。追踪数据问题的发生是在医生书写病历阶段主要诊断选择错误，还是在病案编目阶段工作人员录入诊断编码和手术编码错误，还是在标准维护阶段工作人员日常维护数据字典出现了错误，还是信息技术人员在根据统一标准技术文档导出接口文件时发生了问题。

2. 测量 (measure)

测量阶段是 DMAIC 过程的第二个阶段。从测量阶段起就要开始收集数据并着手对数据进行分析。通过测量阶段的数据收集和评估工作，可以获得对问题和改进机会的定量化认识，并在此基础上获得项目实施方面的信息。制定统一的检查表，记录每一份被检病案首页数据的问题，是该环节尤为重要的一项工作。

检查人员在医院现场检查每一份被抽样的病案首页时，将每一份病案首页所发现的问题记录在一张检查表中，检查多少份病案首页就应有多少份检查表。现场检查结束后，这些检查表会统一由相关人员进行数据的录入、整理和汇总，成为下一步数据分析的重要基础数据。

3. 分析（analyze）

通过上一阶段数据的收集、整理和汇总，可以应用统计学方法展示出被检病案首页问题的构成和发生频度等；同时，通过这些问题的展示，分析其发生的原因、发生的环节，以及数据流中存在的漏洞。

4. 改进（improve）

通过前面三个阶段的工作，对发生的问题及导致该问题的原因有了比较准确的把握后，就进入了关键性的"改进"阶段。

本阶段最重要的措施就是根据数据流的方向，对以往不合理的业务流程进行改造和优化，减少不必要的步骤，优化流程顺序；尽可能合并流程中的一些功能；尽可能使用标准化的操作方法，如表格、文件和软件。

5. 控制（control）

作为 DMAIC 过程的最后一个阶段，控制阶段的目的在于保持项目取得的成效并实现持续改进，避免回到旧的习惯和程序。要保持改进的成果，需要将改进阶段对流程的修改或新的流程作业指导书纳入作业标准和受控的文件体系，对人们的工作方式形成长期影响并得以保持。为此，不仅需要测量和监视结果，还要不断宣传贯彻理念，两者都是必要的。

在一家医院里涉及填报病案首页数据的部门和工作人员大致有四类：①临床医生，负责主要诊断的选择及手术/操作的完整填写；②相关医务工作人员，负责住院登记时患者基本信息的准确与完整填写、费用信息的准确导出；③病案编目人员，负责准确编目疾病诊断与手术、操作，日常维护相关数据字典；④信息系统开发及维护人员，负责病案首页数据按照统一规范的标准接口文档导出病案首页数据。针对不同岗位用简洁明确的语言制定岗位说明书，并建立长期的、可持续的培训计划。例如，对临床医生要重点培训主要诊断的选择问题、其他诊断及手术与操作是否填写完整等；对病案编目人员，要培训主要诊断及主要手术、操作的判定，对于医生写的诊断及手术、操作的正确理解等。最后，要建立持续的过程检查控制机制，对于重点环节进行日常监控，可建立由临床医生和病案工作人员共同组成的质控小组，每日对归档后的病案首页数据进行督导检查等。

二、病案首页质量评分标准

按照《国家卫生计生委办公厅关于印发住院病案首页数据填写质量规范（暂行）和住院病案首页数据质量管理与控制指标（2016 版）的通知》（国卫办医发〔2016〕24 号）文件要求，住院病案首页质量评分标准如下（表7-4）：

表7-4　住院病案首页数据质量评分标准

医院名称：　　　　　　　　　　　患者姓名：　　　　　　　　　　　病案号：

检查项目	项目类别	项目数	评分项	分值	减分
患者基本信息（18分）	A类	2	新生儿入院体重	4	
			新生儿出生体重	4	
	B类	1	病案号	2	
	C类	4	性别	1	
			出生日期	1	
			年龄	1	
			医疗付费方式	1	
	D类	20	健康卡号，患者的姓名、出生地、籍贯、民族、身份证号、职业、婚姻状况、现住址、电话号码、邮编、户口地址及邮编、工作单位及地址、单位电话及邮编，联系人姓名及其与患者的关系、地址、电话号码。	0.5分/项，减至4分为止	
住院过程信息（26分）	A类	1	离院方式	4	
	B类	5	入院时间	2	
			出院时间	2	
			实际住院天数	2	
			出院科别	2	
			是否有31天内再住院计划	2	
	C类	3	入院途径	1	
			入院科别	1	
			转科科别	1	

续表

检查项目	项目类别	项目数	评分项	分值	减分
诊疗信息（50分）	A类	6	出院主要诊断	4	
			主要诊断编码	4	
			其他诊断	1分/项，减至4分为止	
			其他诊断编码	1分/项，减至4分为止	
			主要手术或操作名称	4	
			主要手术或操作编码	4	
	B类	8	入院病情	2	
			病理诊断	2	
			病理诊断编码	2	
			切口愈合等级	2	
			颅脑损伤患者昏迷时间	2	
			其他手术或操作名称	0.5分/项，减至2分为止	
			其他手术或操作编码	0.5分/项，减至2分为止	
			手术及操作日期	2	
	C类	3	门（急）诊诊断	1	
			门（急）诊诊断疾病编码	1	
			麻醉方式	1	
	D类	12	损伤（中毒）外部原因、疾病编码、病理诊断及编码、病历号、药物过敏史、尸检记录、血型及 Rh 标识、手术级别、术者、第一助手	0.5/项，减至3分为止	
费用信息（6分）	A类	1	总费用	4	
	D类	10	综合医疗服务类、诊断类、治疗类、康复类、中医类、西药类、中药类、血液和血制品类、耗材类、其他类	每项 0.5 分，减至2分为止	

总分 100 分

减分：

实际得分：

检查时间：

三、病案首页质量控制

有效地组织医院的病案质量管理，落实工作流程，是完成工作目标的基础。医院各类人员均对病案首页质量负有责任。

(一) 岗位职责

1. 医院领导

根据当地政府对医院的区域规划、性质、任务、门诊患者流量、开放床位数等要求来规划医院病案科的设置，包括任务范围、功能定位、人员配置、设备配备、场地要求等。定期召开医院病案管理委员会会议，协商并决定加强医院病案信息管理、持续改进病案质量等内容。

2. 医务处（科）

根据医疗管理、信息管理的要求，对病案科工作进行协调、监督、推动，并按照要求组织全院医生进行病案首页书写的规范化培训，组织对环节病历进行督察考核以提高病案首页质量，协助推进病案科信息管理工作。

3. 病案科（室）

做好医院病案首页信息标准化的培训工作，推动、落实好标准化工作以保障病案首页信息的准确性、有效性和时效性；做好病案库房管理工作以保障病案的安全；做好病案服务以满足医疗、科研、教学和医院管理的需要，满足医疗保险等工作的需要。

4. 信息中心（处/科）

在各个环节为医院病案信息、医疗管理信息搭建并维护好相关网络设施，根据医务处（科）、病案科的要求及临床科室的要求完成相关软件开发、数据接口等工作。

5. 医护人员

严格执行《住院病案首页数据填写质量规范（暂行）》标准，认真填写病案首页，做好主要诊断的选择，准确书写疾病名称、手术/操作名称，以保证病案首页书写质量。

(二) 病案首页数据质优标准

（1）严格执行《住院病案首页数据填写质量规范（暂行）》标准，填写诊断、手术编码符合规范要求。

（2）病案首页信息完整。对病案首页要进行完整度质控，同时进行全面查漏补缺。

（三）病案质量管理流程

病案质量管理流程是病案质量管理实施的基本内容，是医院病案质量管理的核心内容之一。医院病案质量管理流程主要包括以下四个方面。

1. 环节质量监控

病案质量控制人员对从入院到出院前的病案首页质量进行检查、考核以发现存在的问题，及时反馈给临床医务人员并督促其改进，是病案质量控制最重要的环节。应将特殊病历作为重点对象实施监控，尽量把问题解决在终末质量控制之前。

2. 终末质量监控

病案质量控制人员对出院归档的病案首页质量进行检查、考核以发现存在的问题，反馈给临床医务人员并督促其改进，是病案首页质量控制的另一个重要环节。

3. 专项质量监控

重点关注影响 DRG 或影响医疗服务绩效评价指标准确性的病历数据。具体情况如下：

（1）未入 DRGs 组病历。未入 DRGs 组病历分为出院主要诊断与主要手术操作不符，疾病诊断编码、手术/操作编码与 DRGs 分组系统要求不符两种情况。这两种情况均能直接追踪到疑似病历。

（2）每个 DRGs 组中离散度高的病历。例如，每个 DRGs 组中住院费用离散度高的病历，住院费用小于 5 元、大于 200 万元，住院天数大于 60 天。

（3）复杂及特殊病历。对病案首页数据库中显示住院情况较为复杂或特殊的病历进行抽查，具体核查病历包括以下五类：①转科的病历；②主要诊断"入院病情"为"无"的病历；③手术（不含操作）条数≥2 的病历；④诊断条数≥10 的病历；⑤住院日期为 40~60 天的病历；⑥重返病例。

（4）低风险组死亡病历。低风险组死亡病历是一项能反映医疗质量安全的指标，泛指本不应该发生死亡的患者发生了死亡，直指医疗过程环节中可能存在质量安全问题；同时，数据质量也是非常容易出错的环节。因此，这类病历也是重点聚焦的。

（5）明显与"出院主要诊断选择原则"不符的病历。病案首页中出院主要诊断明显与主要诊断选择原则相悖的病历，也是重点筛选关注的对象。

（6）危、急、重症病组和高频编码病历。危、急、重症病组是医政管理部门评价医疗机构危、急、重症抢救能力的重要基础数据，在按上述筛选原则抽取的病历数量不够的情况下，可抽取危、急、重症病组病历和各医院的高频编码病历进行补充。

4. 电子病案首页的质量监控

病案首页质量控制人员按照《住院病案首页数据填写质量规范（暂行）》提出

病案首页校验审核条件，由计算机技术人员建立组合检测模块，嵌入电子病案系统中，对病案首页部分信息实现自动质量控制，但疾病诊断、手术/操作内涵方面的质量控制仍需病案质量控制人员人工监控。电子病案首页质量监控需要医院医务管理人员、病案管理人员对计算机工作人员提出质量控制考核要点，真正将每一个细小的病案质量控制要点都做到电子病案系统中，并规定好质量控制功能要求，这样才能有效实现电子病案首页的质量监控。

（四）病案首页诊疗信息填写常见问题

1. 主要诊断问题

主要诊断问题分为与主要手术/操作不符、与核心治疗不符、缺少重要诊断依据、疾病编码选择错误和其他五类。

案例1：与主要手术/操作不符。某患者主要诊断：肺部感染。主要手术：膀胱切开取石术。其他诊断：N39.000-泌尿道感染，E78.500-高脂血症，I63.900-脑梗死，K21.001-反流性食管炎，I25.203-陈旧性前壁心肌梗死，Z98.800x108-胃术后，N13.301-肾盂积水，J44.802-慢性喘息性支气管炎，I25.103-冠状动脉粥样硬化性心脏病，N21.000-膀胱结石，N18.900x005-慢性肾功能不全等。应将主要诊断改为：N21.001-膀胱结石。

案例2：与核心治疗不符。某患者主要诊断：煤尘肺。主要手术：无。主要治疗：抗感染治疗。西药费：抗菌药物费。其他诊断：J98.414-肺部感染，J43.904-阻塞性肺气肿，I25.103-冠状动脉粥样硬化性心脏病，I20.801-稳定型心绞痛，I50.903-心功能Ⅱ级，I10.x05-高血压Ⅲ期，J44.802-慢性喘息性支气管炎。应将主要诊断改为：J98.414-肺部感染。

案例3：主要诊断选择错误。如急性冠状动脉综合征（I24.901）。"急性冠状动脉综合征"一般不应出现在出院主要诊断中，入院后短时间内应明确患者是否存在急性心肌梗死或其他冠状动脉问题，若排除心肌梗死，则应诊断为不稳定型心绞痛。若此诊断出现，应仅见于入院后很快转、出院，未能在院内取得任何进一步诊断资料的患者。原主要诊断为I24.901急性冠状动脉综合征；经检查阅读病历后，改为I21.401非ST段抬高型心肌梗死。

案例4：缺乏重要诊断依据。首页填写主要诊断：慢性支气管炎合并肺部感染。浏览病历及各项检查报告单后，发现肺部感染诊断依据不足。正确主要诊断：慢性支气管炎、上呼吸道感染。

案例5：疾病编码选择错误。首页填写主要诊断：消化道出血。阅读病历发现患者因呕血来院就诊，经胃镜确诊为肝硬化伴食管-胃底静脉曲张破裂出血，消化道出血原因明确，应考虑采用合并编码。

2. 其他诊断问题

其他诊断也是非常值得重视的一个病案首页数据质量问题，大致分为诊断依据不足、低编码、未联合编码、高编码、多编码、漏报及其他类型的问题。其中，其他诊断漏报和多编码是较为普遍的错误，而且是对 DRG 分组影响较大的两类错误，应给予足够的重视。

案例1：其他诊断存在漏报。已有其他诊断：C77.103-纵隔淋巴结继发恶性肿瘤，J98.414-肺部感染，I50.900x002-心功能不全，R74.000x001-转氨酶升高，D64.900-贫血，E80.600x003-非新生儿高胆红素血症，J96.900-呼吸衰竭，I31.800x004-心包积液。通过查阅病历，从临床医生的出院诊断中发现，漏报其他诊断：I10x00x002-高血压Ⅱ期，I63.905-多发性脑梗死，I25.103-冠状动脉粥样硬化性心脏病。

案例2：未采用合并编码。诊断中同时出现：J42.x00-慢性支气管炎，J43.904-阻塞性肺气肿。正确编码：J44.803-慢性气肿性支气管炎。

案例3：过度编码——高编、多编。急性阑尾炎 K35.900，高编到急性阑尾炎伴弥漫性腹膜炎 K35.000。

案例4：编码不足——低编。急性化脓性阑尾炎伴穿孔 K35.003，低编到急性阑尾炎 K35.900。

3. 主要手术问题

主要手术问题又分为未与主要诊断对应、缺少手术/操作记录报告、手术编码过于简单（不能满足术式）和漏报四类。其中，错误较为集中的问题是未与主要诊断对应和手术编码过于简单两类错误。

案例1：手术/操作编码选择错误。当"剖腹探查术"是手术的一个步骤时，应选择与主要诊断相对应的主要术式作为主要手术，而不能将"剖腹探查术"作为所有腹部手术的主要术式。例如，将"B超引导下肝病损射频消融术"错误填报为"剖腹探查术"；腹腔镜下进行手术，主要手术错误填报为"腹腔镜检查"。

案例2：主要手术编码过于简单（编码不能满足术式要求）。例如，将"宫腔镜下诊断性刮宫术"只编码为"宫腔镜检查"，将"冠状动脉药物洗脱支架置入术"只编码为"冠状动脉支架置入术"。

4. 其他手术/操作问题

其他手术/操作问题分为编码选择错误、缺少手术/操作记录或报告单、错报和漏报四类。其中错误非常集中的是漏报。

案例1：其他手术/操作错报。例如，双侧输卵管-卵巢切除术、盆腔淋巴结根治性切除术，应为腹腔镜下双侧输卵管-卵巢切除术、腹腔镜下盆腔淋巴结根治性切除术；胰腺恶性肿瘤的其他手术名称错报为淋巴结扩大性区域性切除术；白内障摘除伴人工晶体一期置入术，误编为人工晶体置入术。

案例2：其他手术漏报。例如，心脏瓣膜置换术漏编体外循环，呼吸机治疗漏报，腹腔镜下阑尾切除术、会阴裂伤缝合术、单侧腹股沟斜疝修补术等漏报。

案例3：缺手术/操作记录/报告。例如，静脉造影、磁共振、CT检查等已填报，病历中未找到报告单。阑尾炎手术中往往同做"肠粘连松解术"，查阅手术记录实际为阑尾周围渗出、炎症反应导致的黏着，有诊断依据不足的嫌疑。

5. 其他项目问题

重点关注的其他项目问题为新生儿出生体重和入院体重、重症监护时间、呼吸机使用时间、入院前昏迷时间、入院后昏迷时间共六项指标。而其错误也无外乎这六个项目的漏报或错报。但这些看似少量的错误，对于DRG分组的影响却很大，尤其是重症监护时间、呼吸机使用时间、颅脑损伤者昏迷时间，这些项目是影响医疗资源消耗的重要因素，因此也需要继续加强培训，提高此部分的数据质量。

（五）建议

病案数据质量是客观公正地评价各级医疗机构住院医疗服务绩效的关键，如果在失真的数据基础上进行绩效评价，不仅没有任何意义，还会误导决策者，产生不良影响。在一家医疗机构中，信息上报是一项需要多部门协同合作的工作，涉及医院的临床、医务、病案、统计、物价、药品部门等多个部门，每个中间环节的操作人员所具备的专业知识、业务水平及岗位能力对其上报的信息质量都有着重要的影响。因此，医院管理者要明确各部门职责，加强组织协调，确保上报信息流的通畅；同时，卫生管理部门也应加强对医院相关人员的培训及对病案信息上报质量的督导工作。

1. 加强组织管理

（1）医院管理者应提高对病案首页填报工作的重视，并采取相关措施加强对病案首页数据上报质量的监管。

（2）加强相关科室的人员配置和责任分工。目前，尚有部分二级医院缺少专职编码员，大部分编码员还同时负责门诊或住院病案的管理工作，编码时间不能保证，无法详细阅读病案，导致主要诊断选择、编码不准确；部分医院物价和临床药学部门也没有专职人员，从而造成工作责任分工不明，数据报送质量无法保证。

（3）加强病案、临床、医务、物价部门及信息中心等多部门之间的协作与沟通，将病案首页信息质量控制责任落实到人。

2. 提高工作人员业务能力

（1）加强对临床医生的病案首页填报培训工作，使其掌握好主要诊断选择的原则，比如主要诊断的选择既要遵循与核心治疗相符的原则，又要避免诊断依据不足的问题，其他诊断要避免漏报漏填的现象。主要手术/操作应该与主要诊断相对应，其他手术/操作要做到不漏报、不错填。

（2）加强病案科编码员的技术培训与对外沟通交流，使其熟练掌握 ICD 编码原则和主要诊断的选择原则，不能完全按照医生所写的诊断顺序编码录入；不断学习临床专业知识，学会阅读病历，结合病历内容进行编码，对临床医生填写的报告和记录能起到审核的作用，减少编码漏报、错报。

（3）对监护室病案应重视呼吸机使用时间及重症监护时间的填写，做到不漏报、不错报。

3. 做好信息系统建设与标准维护工作

（1）加强对收费分类和药品分类标准的维护。

（2）提高病案统计部门的电脑和网络配置条件，使相关工作人员能够定期查阅统计信息平台，及时升级更新字典库和了解最新需求。

（3）加强病案部门与信息技术部门的沟通，对上传数据进行抽样检查，如发现标准对照错误、项目漏报等情况应及时联系，进行接口改造。医院信息系统管理部门也应及时做好支持配合工作，及时跟踪并解决数据上报过程中出现的问题。

（4）大型检查如磁共振、CT 检查等操作偶有遗漏，建议医院信息技术部门采取相关措施，用自动化的方式避免出现类似问题。

四、主要诊断和手术选择

（一）主要诊断选择原则

主要诊断一般是患者住院的理由，原则上应选择本次住院对患者健康危害最大、消耗医疗资源最多、住院时间最长的疾病诊断。

1. 主要诊断选择的一般原则

（1）病因诊断能包括疾病的临床表现，则选择病因诊断作为主要诊断。

例：尿潴留

前列腺增生

主要诊断：前列腺增生

（2）以手术治疗为住院目的的，则选择与手术治疗相一致的疾病作为主要诊断。

（3）以疑似诊断入院，出院时仍未确诊，则选择临床高度怀疑、倾向性最大的疾病诊断作为主要诊断。

例1：只有一个疑似诊断

肠梗阻？

主要诊断：肠梗阻

例2：有一个临床表现，后面跟了几个可疑的诊断

腹痛

肠梗阻？

肠痉挛？

主要诊断：腹痛

例3：几个都是可疑诊断

横结肠不全肠梗阻？

肠结核？

主要诊断：横结肠不完全肠梗阻

（4）因某种症状、体征或检查结果异常入院，出院时诊断仍不明确，则以该症状、体征或异常的检查结果作为主要诊断。

例1：发热

主要诊断：发热

例2：血红蛋白尿

主要诊断：血红蛋白尿

（5）疾病在发生发展过程中出现不同危害程度的临床表现，且本次住院以某种临床表现为诊治目的，则选择该临床表现作为主要诊断。

例：冠状动脉粥样硬化性心脏病

急性前壁侧面心肌梗死

主要诊断：急性前壁侧面心肌梗死

疾病的临终状态原则上不能作为主要诊断。

例：死亡病例，主要诊断应该是病因，临死的方式（呼吸循环衰竭、全身衰竭、多脏器衰竭等）不能填写在主要诊断栏。

（6）本次住院仅针对某种疾病的并发症进行治疗时，则该并发症作为主要诊断。

例：高血压

高血压性心脏病伴心力衰竭

主要诊断：高血压性心脏病伴心力衰竭

2. 特殊原则

住院过程中出现比入院诊断更为严重的并发症或疾病时，按以下原则选择主要诊断。

（1）手术导致的并发症，选择原发病作为主要诊断。

例：结肠息肉行肠内窥镜手术造成肠穿孔

　　主要诊断：结肠息肉

　　其他诊断：内窥镜手术造成肠穿孔

（2）非手术治疗或出现与手术无直接相关性的疾病，选择本次住院对患者健康危害最大、消耗医疗资源最多、住院时间最长的疾病诊断。

例：患者在做胆囊切除术时，突发前壁急性透壁性心肌梗死，放入支架

　　主要诊断：前壁急性透壁性心肌梗死

3. 肿瘤类疾病主要诊断原则

（1）本次住院针对肿瘤进行手术治疗或进行确诊的，选择肿瘤为主要诊断。

（2）本次住院针对继发肿瘤进行手术治疗或进行确诊的，即使原发肿瘤依然存在，也选择继发肿瘤为主要诊断。

（3）本次住院仅对恶性肿瘤进行放疗或化疗的，选择恶性肿瘤放疗或化疗为主要诊断。

（4）本次住院针对肿瘤并发症或肿瘤以外的疾病进行治疗的，选择并发症或该疾病为主要诊断。

4. 产科的主要诊断原则

产科的主要诊断应当选择产科的主要并发症或合并症。没有并发症或合并症的，主要诊断应当由妊娠、分娩情况构成，包括宫内妊娠周数、胎数（G）、产次（P）、胎方位、胎儿和分娩情况等。

例：宫内孕 G_1P_1 手术产 LOA（剖宫产）

　　前置胎盘

　　失血性休克

　　单一活产

　　主要诊断：前置胎盘伴出血

5. 多部位损伤，以对健康危害最大的损伤或主要治疗的损伤作为主要诊断

例 1：胸部穿刺伤伴有血气胸

　　　主要诊断：创伤性血气胸 S27.2

例 2：颅骨和面骨骨折伴随有颅内损伤

主要诊断：颅内损伤作为主要编码

例3：颅底骨折伴有大脑挫裂伤

主要诊断：大脑挫裂伤 S06.3

例4：颅内出血伴随有头部其他损伤

主要诊断：颅内出血。

例5：创伤性硬脑膜下出血伴有头部挤压伤

主要诊断：创伤性硬脑膜下出血 S06.4

6. 多部位灼伤的主要诊断原则

多部位灼伤，以灼伤程度最严重部位的诊断为主要诊断。在同等程度灼伤时，以面积最大部位的诊断为主要诊断。

7. 中毒的主要诊断原则

以治疗中毒为主要目的的，选择中毒为主要诊断，临床表现为其他诊断。

例：昏迷

催眠药中毒

主要诊断：催眠药中毒

2023年2月24日，国家卫生健康委员会发布《2023年国家医疗质量安全改进目标》（国卫办医政函〔2023〕45号），将"提高病案首页主要诊断编码正确率"作为病案管理专业质控工作改进目标之一。主要诊断是病种质量管理、临床路径管理的数据基础，也是应用DRGs这一评价工具对医院进行绩效评估的重要依据。提高主要诊断编码正确率是提升病案首页质量的重要内容，对正确统计医院及地区疾病谱、进行DRGs分组、评价医疗质量安全水平和技术能力等具有重要的基础性支撑作用。各医疗机构要充分发挥病案管理委员会作用，明确管理、临床、病案等部门在病案首页及病历全程质量管理中的职责和任务，使之成为提高医疗质量的重要抓手。不断加强培训工作，持续提高医务人员规范填写病案首页、准确编码和数据质控的能力。强化临床医生临床基本功训练，提高临床工作能力，确保首页诊治信息与病历内容一致。不断完善本机构制度化、常态化、多部门协作的监测及评价机制，按季度、分科室进行数据分析、反馈，并将目标改进情况纳入绩效管理，建立激励约束机制。运用质量管理工具，查找、分析影响本机构实现该目标的因素，提出持续改进措施并落实。

该目标的实现需要卫生健康行政部门、医疗机构、质控组织和行业协会密切合作、共同推进。各级卫生健康行政部门要把"提高病案首页主要诊断编码正确率"作为年度工作重点，指导辖区内各级各类医疗机构和质控组织开展改进工作。各级各类医疗机构承担年度目标改进工作的主体责任，要积极创新工作机制和方式方法，推动机构内多部门、多学科协同工作，按照各目标核心策略制定符合本机构实际的管理组织架构、相关制度、工作机制和实施路径，建立激励约束机制，充分调动相关管理人员和医务人员的积极性，以点破面，提升整体医疗质量安全水平。各省辖市病案质控中心和质控组织要将病案管理专业质控工作改进目标作为年度核心工作，细化相关改进策略，加强宣传培训，做好技术支撑，保障措施落地。相关行业组织要利用自身优势，围绕目标积极开展研究和交流，共同构建政府主导、行业自律、机构自治、多方参与的医疗质量安全管理格局，培育全员关注、全员参与的医疗质量安全行业理念与文化。

（二）其他诊断填写原则

其他诊断是指除主要诊断以外的疾病、症状、体征、病史及其他特殊情况，包括并发症和合并症。并发症是指一种疾病在发展过程中引起的另一种疾病，后者即为前者的并发症。合并症是指一种疾病在发展过程中出现的另外一种或几种疾病，后发生的疾病不是由前一种疾病引起的。合并症可以是入院时已存在的，也可以是入院后新发生或新发现的。填写其他诊断时，先填写主要疾病并发症，后填写合并症；先填写病情较重的疾病，后填写病情较轻的疾病；先填写已治疗的疾病，后填写未治疗的疾病。

下列情况应当写入其他诊断：入院前及住院期间与主要疾病相关的并发症；现病史中涉及的疾病和临床表现；住院期间新发生或新发现的疾病和异常所见；对本次住院诊治及预后有影响的既往疾病。

由于各种原因导致原诊疗计划未执行且无其他治疗出院的，原则上选择拟诊疗的疾病为主要诊断，并将影响原诊疗计划执行的原因（疾病或其他情况等）写入其他诊断。

例：青年女性，因早孕入院欲行人流，但因家人劝阻，未行任何治疗出院

主要诊断：医疗性流产 O04.9

其他诊断：病人决定不进行操作

（三）手术及操作填写原则

手术及操作名称一般由部位、术式、入路、疾病性质等要素构成。

当有多个术式时，主要手术首先选择与主要诊断相对应的手术。一般是技术难度最大、过程最复杂、风险最高的手术，应当填写在首页手术/操作名称栏中第一行。

既有手术又有操作时，按手术优先原则，依手术、操作时间顺序逐行填写。

仅有操作时，首先填写与主要诊断相对应的、主要的治疗性操作（特别是有创的治疗性操作），后依时间顺序逐行填写其他操作。

参考文献

[1] 邓小虹. 北京 DRGs 系统的研究与应用 [M]. 北京：北京大学医学出版社，2015.

[2] 刘爱民. 病案信息学 [M]. 2 版. 北京：人民卫生出版社，2014.

[3] 曹荣桂. 医院管理学·病案管理分册 [M]. 2 版. 北京：人民卫生出版社，2014.

[4] 薛明. 住院病案首页数据质量控制体系建设 [J]. 中国卫生统计，2019，36（3）：348-350.

[5] 杨帆，王磊，张睿，等. 基于 PDCA 循环法的病案首页数据质量控制研究 [J]. 中国医疗管理科学，2018，8（2）：29-34.

[6] 冷艳，钱邦富. 病案首页数据质量控制实践 [J]. 中国病案，2014，15（12）：9-11.

[7] 周仲炜. 浅谈疾病编码人员对病案首页的质量控制 [J]. 中国卫生产业，2017（27）：154-155.

[8] 戴建军. 浅析病案首页质量管理的重要性 [J]. 中国现代医学杂志，2003，13（17）：157-158.

[9] 闫龑. 我国新型健康服务模式已现端倪 2016 实现临床诊疗数据规范化管理的"四统一"[J]. 中老年保健，2017（01）：6.

[10] 王宇. 病案首页中信息填写完整的价值与意义分析 [J]. 临床医药文献电子杂志，2019，6（22）：183.

[11] 崔丽君. 编码员素质对 ICD 编码准确性的影响 [J]. 中国病案，2004（12）：39.

[12] 胡桂周，鲁鸿. 病案质控是减少医疗纠纷的重要因素 [J]. 中国病案，2009，10（1）：16-17.

[13] 谢敏，唐建中. 对提高我院外科病历书写质量的探讨 [J]. 中国医疗管理科学，2017，7（2）：37-40.

[14] 焦建军，王妍艳. 基于病案首页加强对医院获得性问题的管理 [J]. 中华医院管理杂志，2017，33（10）：761-763.

[15] 卢娜，郑艳，赵可晓. 病历书写基本规范及解读 [M]. 沈阳：辽宁科学技术出版社，2018.

第八章
DRG/DIP 入组分析

2021 年 6 月印发的《国务院办公厅关于推动公立医院高质量发展的意见》（国办发〔2021〕18 号）提出，推行以按病种付费为主的医保支付方式，开展按疾病诊断相关分组付费国家试点，开展区域点数法总额预算和按病种分值付费试点，探索按床日付费、门诊按人头付费等多元复合式的医保支付方式。

为继续推动医保高质量发展，促进供给侧结构性改革，维护参保人权益，要深入贯彻落实《中共中央 国务院关于深化医疗保障制度改革的意见》，加快建立管用高效的医保支付机制，在三年试点取得初步成效的基础上，加快推进 DRG/DIP 支付方式改革全覆盖，制定 DRG/DIP 支付方式改革三年行动计划。2022 年 1 月，DRG/DIP 支付方式改革三年行动计划明确了到 2024 年年底，全国所有统筹地区全部开展 DRG/DIP 支付方式改革工作；到 2025 年年底，DRG/DIP 支付方式覆盖所有符合条件的开展住院服务的医疗机构。随着国家试点城市模拟付费的逐步推开，DRG 和 DIP 两种医保支付方式平行推进已成大趋势。DRG/DIP 付费不仅仅是医保部门一家的事情，涉及千家万户，需要充分发挥社会各界监督的功能，逐渐向价值医疗迈进，一切从人民的健康大局考虑，让人们获得更加满意的医疗服务。

本章主要基于剖析 DRG 和 DIP 入组原理，梳理 DRG 和 DIP 的内涵与异同点，分析 DRG 和 DIP 推行过程中的缺陷与不足，提出 DRG 和 DIP 入组分析的方案，探索针对性的解决方案，对弥补 DRG 和 DIP 各自缺陷的融合发展模式进行探究，以期为我国医保支付方式改革提供参考。

第一节　DRG 与 DIP 入组原理

DRG 医保付费不仅有助于避免按项目付费存在的诱导风险，还被广泛应用于医疗服务质量评价、绩效评价、医院精细化管理等方面。2019 年，国家医保局确定了 30 个城市作为 DRG 付费国家试点城市，并相继出台了国家医疗保障疾病诊断相关分组（CHS-DRG）细分组方案、分组与付费技术规范。DRG 付费是目前我国医疗保险支付方式改革的重要发展方向。在 DRG 支付制度改革过程中，医疗机构各类人员的参与和支持程度是 DRG 支付制度改革的重要影响因素，更是在 DRG 正确分组中扮演着关键角色。

DIP 利用大数据技术，以疾病诊断为前提，将病案数据依据相关的标准划分为多个类别，各个类别在特定条件下有着高度的相似性，但在特定区域内，全样本病例数据中可形成对每一疾病与诊疗方式组合的定位，从而更为客观地反映出每一类疾病的严重程度、治疗复杂性、资源消耗等。DIP 付费模式是医疗领域的新概念，这一付费模式在公立医院中的实施，可使医院在运营过程中更加重视对成本的节约与控制，从而使医院增加收入。在 DIP 付费模式下，医疗收入结构发生了显著的变化，即医院收入为各单病种分值与分值单价的乘积。传统的付费模式下，住院费用为单独计费，而在现行模式下，为按病种计费，这使得医院收入来源发生了显著的变化。利用 DIP 付费模式时，医疗收入与医院的实际收入水平不能直接画等号，导致很多医院经常发生医疗收入偏高但医院处于亏损状态的情况。在 DIP 付费模式下，同一地区同一病种的分值相同，但由于医院的级别有所差异，同一病种治疗的过程中耗费的时间、精力和成本等也存在一定的差异，出于这一方面的因素考虑，就需要在尽可能保障治疗好疾病的基础上，开展各种成本管理与控制，以使医院在运营过程中获得更高的收入。

本节主要剖析 DRG 和 DIP 入组原理，为接下来的 DRG 和 DIP 入组分析方案提供思路。

一、DRG 入组原理

DRG 是一种典型的预付制按病例打包支付方式，继美国 1983 年首次在联邦医疗保险 Medicare 中使用以来，迅速在世界范围内广泛发展与应用，成为目前国际上医院住院服务中最主要的支付方式。DRG 的本质是一个患者分类系统，其依据临床相似性、资源消耗相似性，将住院患者划分为若干 DRG 组，并按组制定支付标准，以此将多样的医疗卫生服务产出转化为一种相对可衡量的模式，相比于此前国际上占主导地位的按项目付费有本质性的变革。DRG 支付体系是一整套复杂而庞大的系统，需要使用一套标准的疾病诊断及其分类、手术操作及其分类作为工具，制定出 DRG 分组方案，进而制定每个 DRG 组的相对权重，最后在实施支付之前还需测定每个权重点数的基础费率和一系列支付政策等。其中，DRG 分组方案是体系中的核心技术内容，反映了一个国家或地区住院医疗服务疾病谱、疾病诊疗特征和资源消耗特征等重要信息。许多国家并不自行研究本国的 DRG 分类系统，而是直接使用他国较成熟的系统或稍加改进。CHS-DRG 是基于我国患者分类和临床诊疗实际情况研制的医院住院患者收付费方案。

DRG 分组过程如图 8-1 所示。

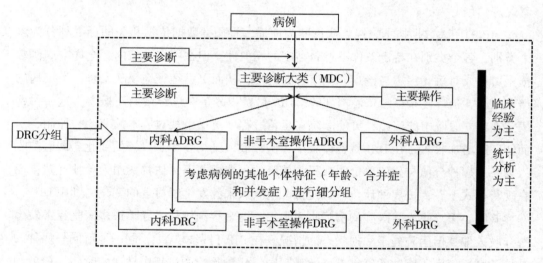

图 8-1　DRG 分组过程

（一）分组的适用范围

CHS-DRG 几乎覆盖所有住院疾病。未被纳入 CHS-DRG 支付的疾病包括：罕见病、需长期住院治疗的精神类疾病和其他经过评定不能被纳入 CHS-DRG 住院支付范畴的病种。未被纳入 CHS-DRG 支付的医疗服务类型包括：美容类医疗服务及其他经过评定不能被纳入 CHS-DRG 住院支付范畴的医疗服务。此外，还有一些政策限制类支付清单，比如打架、斗殴、第三方负责的交通和意外伤害以及部分列入政府公共支付类的医疗服务等。

（二）分组的基本原则

CHS-DRG 分组的基本原则：临床相似性疾病优先；兼顾资源消耗的相似性；将临床经验与数据校验进行有机结合；组数具有较好的管理性。

（三）CHS-DRG 分组框架与方法

CHS-DRG 设计为四级分类。第一级为主要诊断类别（major diagnosis category, MDC），表示一大类系统疾病；第二级为诊疗方式；第三级为基本组；第四级为细分组。以消化系统主要诊断为例，显示一个病例如何通过四级分类进入一个 DRG 组。首先，根据主要诊断将病例分入一个 MDC 中，如"消化系统疾病"；继而，根据患者接受的主要诊疗方式分到某一类诊疗方式下，例如以手术治疗为主的病例划入"手术诊疗"类基本组；在消化系统疾病的手术诊疗组下包含了肝移植、胰腺移植等十余个基本组，根据病例接受的主要诊断和主要手术操作，病例被分入唯一基本组，如肝移植组；此时，再根据患者的年龄、住院天数、其他诊断情况、使用其他医疗资源的情况等资源消耗信息进一步将病例分到最终一级的细分组，即 DRG 组。

从第一级 MDC 到第三级基本组分类，主要考虑患者出院的主要诊断及主要操作或治疗方式，以临床相似性为主要依据，数据校验为辅，称为"临床分组"过程，是依托 700 余名国家级临床专家根据疾病类型和诊疗方式确定的。第四级细分组划分则考虑除主要诊断和主要操作之外的其他资源消耗影响因素，以数据测算为主，主要依托"全国医疗服务价格和成本监测与研究网络"的费用和成本数据进行测算。

1. MDC 分类

CHS-DRG 共包含 26 个 MDC，包括：神经系统疾病，内分泌代谢及营养疾病，眼和附属器疾病，耳、鼻、咽、喉、口腔颌面疾病，呼吸系统疾病，循环系统疾病，血液、造血器官及免疫系统疾病，消化系统疾病，泌尿系统疾病，男性生殖系统疾病，女性生殖系统疾病，妊娠、分娩和产褥期疾病，新生儿疾病，肌肉骨骼系统和结缔组织疾病，以及皮肤、皮下组织、乳腺疾病。MDC 17 到 MDC 23 为全身性和特定疾病的分类，包括烧伤疾病，精神和行为障碍，感染与寄生虫疾病，损伤、中毒和药物毒性反应及肿瘤疾病；MDC 24 是其他疾病或操作；MDC 25 是 HIV 及相关操作；MDC 26 是多发严重创伤。每个 MDC 包含 4~76 个基本组不等，每个基本组细分为 1~4 个细分组不等。对每一个 MDC 的范围需从临床诊疗角度进行清晰界定，使每一个主要诊断只能归于唯一 MDC，除非有特殊界定，否则不允许同一诊断在多个 MDC 中同时存在。比如对 MDC 03 眼和附属器疾病的界定为：眼球、眼周围及内部结构、眼附属器、眼部神经、眼部血管、眼部肌肉、眼眶疾病，以及视觉障碍、视路疾患等眼部疾病，并依据此定义列出该 MDC 的所有具体主要诊断列表。

2. 诊疗方式分类

每一个 MDC 下设"手术诊疗""其他手术诊疗"和"非手术诊疗"3 种基本组，这样设置的假设是认为相似诊断采取了不同的诊疗方式，会显著影响其最终的资源消耗。其中，"手术诊疗"指在手术室内完成的直视手术，包括腔镜手术。"其他手术诊疗"指在手术室以外区域（包括治疗室、内镜室、抢救室等）完成的内镜诊疗、介入治疗和除放疗以外的物理设备手术治疗（如激光、微波及射频等）。"非手术诊疗"指对患者采取的保守治疗，如药物治疗。根据诊疗方式的范围界定，将手术操作项目按照定义进行了严格的划分，保证在不同的类别之间不会出现交叉重复。

3. 基本组分类

本组分类充分基于我国临床实践制定而成，由全国 37 个临床专业的 700 余名临床专家根据 CHS-DRG 的原理和原则制定而成。每一个基本组均有一个明确的内涵描述，由一组满足临床相似性的疾病诊断及其相应的诊疗操作或内科治疗方式构成，换言之，即每一个"手术诊疗"组和"其他手术诊疗"组都需一一列出满足该基本组条件的所有"主要诊断"和"主要诊疗操作"清单，"非手术诊疗类"则列出"主要诊断"和"主要治疗方式"清单。目前，一个基本组内的"主要诊断"列表内容和"主要诊疗操作"列表内容为整组诊断和整组操作匹配的关系，随着 CHS-DRG 的逐步推广实施以及数据的逐步积累，未来将进一步实现主要诊断和主要诊疗操作的一一匹配。

基本组分类的主要研究方法是临床专家咨询法，但是，由于临床医生对于资源易缺少直观的判断，在专家初步分组后，需依据分组情况提取病例数据资料，测算各基本组平均成本，提供给专家参考校正分组结果，经多轮临床论证和数据验证达成一致结果后得出最终的基本组分组结果。分组结果的数据验证指标共有三类：第一类为绝对数值判断，除特殊基本组外，规定各基本组内最小病例数为 100 例，最小成本值为 100 万元；第二类指标为组内差异度判断，各基本组变异系数（coefficient of variation，CV）最大值不能超过 1.0；第三类指标为组间差异度判断，使用离差递减量（reduction in deviance，RID），最小阈值为 30%。除特殊基本组外，上述三类指标都必须满足，如果第二类指标和其他指标冲突，优先采用第二类指标进行判定。

4. 细分组分类

本组分类解释了病例大部分的住院资源消耗，但仅以主要诊断和主要操作作为依据，组内资源消耗差异性仍然很大，需进一步根据资源消耗程度进行细分，才可最终与支付关联，细分组分类研究方法如下。

（1）数据准备：进行细分组分类研究的数据资料来自全国近千家公立医院

2012—2015 年住院病案首页，共 6859.29 万份。排除标准为：①病例信息存在逻辑错误；②病例诊断名称及编码、手术操作名称及编码、住院费用和住院天数信息缺失；③诊断、操作编码错误；④病例住院天数小于 1 天；⑤离群值病例。

（2）住院资源消耗的主要影响因素：运用广义线性模型，研究除主要诊断外影响资源消耗的其他主要因素，如其他诊断、年龄、性别以及出院状态等。影响因素中最重要的是临床因素，最主要的指标是消耗资源的有效诊断，除主要诊断之外最主要的因素是对合并症、并发症的诊疗，即综合考虑多种疾病状态下进行诊疗消耗的资源总量。上述病案首页数据分析结果显示，随着患者诊断个数的增加，总资源（住院成本或者住院天数）消耗相应增加，但住院资源消耗与诊断个数之间呈边际递减关系，即每增加一个有效诊断数，其增加的资源消耗越来越少。除了临床因素外，还有管理因素、人口学因素、资源使用因素与编码准确性等。

（3）细分组分类测算：基于以上分析，在进行细分组分类研究中，首先考虑计算出主要诊断和其他有效诊断在不同系统、不同诊疗方式病例中对资源消耗的平均贡献，继而用病例复杂性指数（patient complexity index，PCI）表示病例的综合诊疗复杂程度。再利用决策树，以成本（或费用）为因变量，将多种影响因素（包括 PCI）作为自变量，确定细分组分组阈值，将每个基本组分为若干细分组，作为最终收付费的 DRG 组。采用变异系数评价组内一致性，采用 R^2（拟合优度）和 RID 判断分组模型的效能，并结合定性资料，对统计分析结果进行解释和评价。

（4）对基本组分组结果的判定：将基本组拆分成细分组结果的主要判别指标主要有 5 类。第一类是绝对数值判断，除了特殊基本组外，规定各基本组内最小病例数和最小成本值分别为 200 例和 100 万元。第二类是相邻细分组间平均费用相对变化的最小比值，为 20%。第三类是各细分组占基本组病例的最少百分比，为 10%。第四类是组内差异度判断，其一为细分组 CV 最大值，阈值为 1.3，其二是细分组 CV 相较于基本组 CV 的最大相对增加比例，阈值为 30%。第五类指标是组间差异判断，使用最小 RID，阈值为 40%。除特殊基本组外，上述指标都必须满足，如果第四类指标"细分组 CV 最大值"和其他指标冲突时，优先保证"细分组 CV 最大值"的判定。

（四）CHS-DRG 的更新与维护

CHS-DRG 的基础是临床诊疗的实际情况和成本发生的实际情况。因此，CHS-DRG 是一个动态更新的过程。随着医学科学的进步，临床诊疗手段、诊疗模式的改进，新药、新技术的出现，都将使疾病诊疗的资源消耗不断发生变化，医疗服务成本亦会随着社会发展自身产生结构性变化。唯有对 CHS-DRG 进行定期、及时、持续地更新与维护，才能保证 CHS-DRG 真实反映我国的临床诊疗实际，并具有灵活性和可操作性，才能最大限度地发挥 CHS-DRG 在临床管理、成本管理与政策决策中的作用。

二、DIP 入组原理

（一）数据获取

从医院上传给医保局的医疗保障基金结算清单中将包含诊断编码、手术操作编码、年龄、离院方式等在内的分组字段提取出来。

（二）数据组装

1. 剔除不参与分组的手术操作编码

不参与分组的手术操作编码如 99.1700 注射胰岛素、17.912A0 电针治疗、89.5200 心电图等。这部分手术操作一般满足以下条件之一：①首页填报规范中无须填报和编码；②与疾病关联性不强，使用范围广泛，医疗资源消耗较小。

注：①各地的剔除手术操作编码库会存在差异；②有的地方不执行这一步骤。

2. 诊断与治疗方式组合

将疾病诊断与治疗方式进行组合，形成主要诊断亚目+全部手术操作编码的分组基础数据源。

注：还有的地方在提取手术操作编码时，会出于历史数据质量缺陷的考虑，以手术操作编码前四位（如：81.51）作为分组数据。

（三）匹配核心病种

1. 完全匹配入组核心病种

将主要诊断亚目+全部手术操作编码与本地核心病种目录库进行匹配，如果完全一致（不多也不少，不大也不小，一模一样），则入组该一致病种；不完全一致，则进入下一步流程。举例如下（表8-1）：

表8-1 完全匹配入组核心病种举例

	主要诊断编码	主要诊断名称	操作编码	操作名称
实际案例	M87.002	股骨头无菌性坏死	00.7600	髋轴面，陶瓷与陶瓷
			77.1500x006	股骨钻孔减压术
			81.5100	全髋关节置换术
	诊断编码	诊断名称	操作编码	操作名称
完全匹配核心病种	M87.0	特发性无菌性骨坏死	00.7600	髋轴面，陶瓷与陶瓷
			77.1500x006	股骨钻孔减压术
			81.5100	全髋关节置换术

2. 部分匹配入组核心病种

在主要诊断亚目不变的情况下，匹配手术操作数量最多的病种。在手术操作数量一致而实际编码存在差异时，按最接近的原则进行分组。举例如下（表8-2）：

表 8-2　部分匹配入组核心病种——手术操作数量举例

	主要诊断编码	主要诊断名称	操作编码	操作名称
实际案例	M87.002	股骨头无菌性坏死	00.7600 77.1500x006 81.5100	髋轴面，陶瓷与陶瓷 股骨钻孔减压术 全髋关节置换术
	诊断编码	诊断名称	操作编码	操作名称
本地目录库	M87.0	特发性无菌性骨坏死	77.1500x006 81.5100	股骨钻孔减压术 全髋关节置换术
	M87.0	特发性无菌性骨坏死	81.5100	全髋关节置换术
最终入组	M87.0	特发性无菌性骨坏死	77.1500x006 81.5100	股骨钻孔减压术 全髋关节置换术

注：①由于核心病种分组较综合病种而言"更细"，入组核心病种更符合这一部分"手术操作编码多于核心病种"的病例的临床诊疗过程与医疗资源消耗。②手术操作病例不能部分（不能无限制减少手术操作信息至没有）匹配入组至保守治疗核心病种。③有的地方不执行部分匹配入组核心病种这一步骤。

由于主要手术操作填报的意义是强于其他手术操作编码的，有的地方还会设置"实际病例的主要手术操作编码必须在核心病种目录内"的条件（表8-3）。由此可见，在实行 DIP 付费的地方，主要手术操作填报正确性也会影响 DIP 分组结果。

表 8-3　部分匹配入组核心病种——主要手术操作举例

	主要诊断编码	主要诊断名称	操作编码	操作名称
实际案例	M87.002	股骨头无菌性坏死	00.7600 77.1500x006（主手术） 81.5100	髋轴面，陶瓷与陶瓷 股骨钻孔减压术 全髋关节置换术
	诊断编码	诊断名称	操作编码	操作名称
本地目录库	M87.0	特发性无菌性骨坏死	77.1500x006	股骨钻孔减压术
	M87.0	特发性无菌性骨坏死	77.1500x006 81.5100	髋轴面，陶瓷与陶瓷 全髋关节置换术
最终入组	M87.0	特发性无菌性骨坏死	77.1500x006	股骨钻孔减压术

在进行以上部分匹配入组以后，有时病例还会出现匹配多个"手术操作编码数量一致、主要手术操作都包含"核心病种的情况。此时，一般会设置条件来实现唯一入组。入组住院总费用与 DIP 病种例均费用最接近的核心病种（此种观点认为以医疗资源消耗相近优先）。举例如下（表 8-4）：

表 8-4　部分匹配入组核心病种——费用最接近举例

	主要诊断编码	主要诊断名称	操作编码	操作名称	总费用
实际案例	M87.002	股骨头无菌性坏死	00.7600 77.1500x006 （主手术） 81.5100	髋轴面，陶瓷与陶瓷 股骨钻孔减压术 全髋关节置换术	52000 元
	诊断编码	诊断名称	操作编码	操作名称	例均费用
本地目录库	M87.0	特发性无菌性骨坏死	00.7600 81.5100	髋轴面，陶瓷与陶瓷 全髋关节置换术	60000 元
	M87.0	特发性无菌性骨坏死	77.1500x006 81.5100	股骨钻孔减压术 全髋关节置换术	50000 元
最终入组	M87.0	特发性无菌性骨坏死	77.1500x006 81.5100	股骨钻孔减压术 全髋关节置换	案例总费用与该病种例均费用只相差 2000 元，与另外一病种例均费用相差 8000 元

入组分值/例均费用最高的核心病种（此种观点以临床诊断实际出发，手术做得越多，一般消耗医疗资源越多）。

表 8-5　部分匹配入组核心病种——分值/例均费用最高举例

	主要诊断编码	主要主诊断名称	操作编码	操作名称	总费用
实际案例	M87.002	股骨头无菌性坏死	00.7600 77.1500x006（主手术） 81.5100	髋轴面，陶瓷与陶瓷 股骨钻孔减压术 全髋关节置换术	52000 元
	诊断编码	诊断名称	操作编码	操作名称	例均费用
本地目录库	M87.0	特发性无菌性骨坏死	00.7600 81.5100	髋轴面，陶瓷与陶瓷 全髋关节置换术	60000 元
	M87.0	特发性无菌性骨坏死	77.1500x006 81.5100	股骨钻孔减压术 全髋关节置换术	50000 元
最终入组	M87.0	特发性无菌性骨坏死	77.1500x006 81.5100	髋轴面，陶瓷与陶瓷 全髋关节置换术	60000 元

（四）匹配综合病种

在进行以上核心病种匹配入组步骤后，还是会出现一些病例无法入组核心病种的情况，此时将会进行综合病种入组。首先，会根据手术操作诊疗信息是否存在被认定的手术操作区分为保守治疗与手术操作治疗两类。

若病例未填报手术操作或填报的手术操作信息未被认定为有效的手术操作，则会入组保守治疗病种（表8-6）。根据 DIP 技术规范，一般是以 ICD-10 的第一位进行入组。但有的地方在制定本地综合病种目录库时，也会根据 ICD-10 类目（如 M87）、ICD 编码章、ICD 编码节收拢保守治疗综合病种的情况。此时，保守治疗综合病种的诊断入组优先顺序为：ICD-10 类目、ICD 编码节、ICD 编码章。

表 8-6　保守治疗综合病种入组举例

实际案例	主要诊断编码	主要诊断名称	操作编码	操作名称
	J94.201	血气胸		
最终入组	诊断编码	诊断名称	手术操作分级	
	J94	其他胸膜情况	保守治疗组	
	J（或者）	呼吸系统疾病	保守治疗组	
最终入组哪一病种以本地目录库为准，此处只是表述全国存在的情况				

若病例填报手术操作信息被认定为有效的手术操作，又分为两种处理方式，一种是以所有手术操作的手术类型最高级来定义病例手术操作类型（表8-7）；另一种是以主要手术操作的手术类型来定义病例手术操作类型。由此也可知，在实行 DIP 付费的地方，主要手术操作填报正确性也会影响 DIP 分组结果。

表 8-7　手术操作综合病种——所有手术操作类型最高级入组举例

实际案例	主要诊断编码	主要诊断名称	操作编码	操作名称
	J94.201	血气胸	33.2200x003 34.0401	纤维支气管检查 胸腔闭式引流术
最终入组	诊断编码	诊断名称	手术操作分级	
	J94	其他胸膜情况	治疗性操作组（Ⅱ）	
实际案例	主要诊断编码	主要诊断名称	操作编码	操作名称
	J94.201	血气胸	33.2200x003 34.0401	纤维支气管检查（主手术） 胸腔闭式引流术
最终入组	诊断编码	诊断名称	手术操作分级	
	J94	其他胸膜情况	治疗性操作组	

各地的手术操作编码类型认定一般都会存在差异，根据国家临床版编码库的类型、本地数据对于医疗资源消耗的影响、临床专家论证等形式来确定。所以，具体某一个编码是哪一个类型请以本地实际为准。

（五）入组空白病种

类似于 DRG 的 0000 组。也就是在进行核心病种与综合病种匹配以后，无法入组任一病种，最终被认定为空白病种。造成空白病种的原因主要考虑：清单/首页数据填报错误；缺乏历史数据（未开展该类诊疗或未正确填报导致无历史数据）。

（六）辅助目录

在 DIP 病种入组确定以后，利用疾病严重程度辅助目录进行正向的校正，全国大多数地区都是通过不同的辅助目录定性进行系数校正病种分值，最后利用违规行为监管辅助目录及专家评议与协商沟通机制来进行负向调节。

从以上分组流程不难看出，DIP 分组流程的核心特点就是 DIP 病种与主要诊断+治疗方式的匹配程度。DIP 分组与 DRG 分组还有个最大的不同在于：DIP 分组流程全国各地不太统一，而 CHS-DRG 在 MDC 与 ADRG 层面都要求全国统一，所以分组流程差异较小。核心病种与综合病种在名称上的区分在于两点：诊断是否为亚目（如 J94.2）；手术操作信息是否为分类（如保守治疗、诊断性操作）。

第二节　DRG 与 DIP 的利弊分析

DRG 付费政策配套，加强各自风险点的防范，才能取得医、患、保多方共赢的改革成效。新医保支付制度改革和 DIP 付费方式，既有对医疗机构杠杆引导上的共性优势，又有各自的独到优势。在医保创新管理政策导向下，公立医院将迎来新的机遇与挑战，期待通过医保治理能力的提升和医疗服务行为的优化，实现"医、保、患"的多方共赢。如何正确认识和应用 DRG 与 DIP 这两种重要的支付方式，提升医院运行效率、服务能力，从而进行精细化管理和高质量发展，也是改革的重中之重。

在 DRG/DIP 医保支付方式改革下，医院、患者、医保、医生四方博弈，必定不是"四个人打麻将都赢了"的局面，会发生分解住院、低标入院、选择患者、费用转移等常规风险，甚至以影响医疗质量安全为代价获取经济利益的多做手术、提升诊疗级别等极端不规范行为。与任何其他支付方式一样，DRG/DIP 付费方式也有其利弊，本节主要分析 DRG 和 DIP 的利弊，旨在在 DRG/DIP 推行过程中运用统计学方法发挥扬长避短的作用，提升公立医院医疗质量，增加医保结余。

一、DRG 的利弊分析

DRG 是将临床过程和医疗资源的选择及使用回归服务主体，以减少医疗资源消耗、增加产出的一种医保支付方式。DRG 能够促使医院提高医疗质量、降低诱导性成本支出，有利于费用控制。但在 DRG 推行过程中，现有的信息化水平不能满足医保支付要求，病案质量不高等问题阻碍了 DRG 的推行。

（一）DRG 的优势

1. 控制医疗费用的不合理上涨

在 DRG 支付方式下，医疗保险机构不再根据单个患者实际费用发生情况来确定补偿金额，而是根据患者此次住院后，被分入的 DRG 组的权重和费率共同决定。这样就避免了医院为了获得更多的业务收入而过度用药、使用高价耗材、过度检查的情况发生。DRG 付费与总额预付费的有效结合，即我们常说的 DRG 点数法和 DRG 费率法中的目标性总控，可以根据医疗费用的总额，合理调整系数或者下调权重值，以更加有效地控制医疗费率的不合理上涨的情况。

2. 促进医疗机构提高医疗质量

未推行 DRG 付费之前，大部分地区采取按项目付费为主的付费制度，这种支付方式容易产生诱导性需求，导致"急病慢治""小病大治""轻病久治"等现象的发生。DRG 付费下，支付标准不会因为医疗机构的支出多少而发生改变，有助于医疗机构规范诊疗流程，加强临床路径的应用，规范合理用药，缩短住院天数，提高床位周转率，从而提高医疗机构的医疗质量。

3. 促进提高病案管理质量

DRG 付费制度对编码员以及医院的病案流转流程提出了更高的要求，病案的质量将会直接影响 DRG 的入组情况，进而影响权重以及支付标准。病案质量将会与医院的"钱袋子"挂钩，医院管理者将会更加重视病案的质量，编码人员会更加系统地学习诊断编码 ICD-10 和手术操作编码 ICD-9-CM-3，医生会更加重视诊断、操作的选择，信息人员会更加准确地上传相关病案信息。由于对未按时间上传分组的病案，医保将会按照最低标准进行付费，医院的病案流转流程将会更加合理。

4. 促进分级诊疗

分级诊疗中要求明确各级各类医疗机构的诊疗服务功能定位。城市三级医院主要提供危急重症和疑难复杂疾病的诊疗服务。城市二级医院主要接收三级医院转诊的急性病恢复期患者、术后恢复期患者及危重症稳定期患者。县级医疗机构主要提供县域内常见病、多发病诊疗，以及危急重症患者的抢救和疑难复杂病的向上转诊服务。从根本上说各医疗机构的诊疗服务范围是由不同的病种组来决定的，而 DRG 在区分不同的病种组过程中有天然的优势。

DRG 付费后，逐步跳开医院分级管理的"束缚"，采取全部 DRG 组或部分常见 DRG 组的"同病同价"，合理促进常见病、轻症患者有效地流向二级医疗机构以及乡镇卫生院。DRG 付费与医共体的有效结合，更能促进分级诊疗。

5. 促进医药行业的合理竞争

在 DRG 付费模式下，临床医生更愿意使用疗效好、价格低的药品，摒弃疗效差、价格高的药品，这样既能保证患者良好的诊治效果，又可达到控制成本的目的。因此，DRG 的付费模式也有利于推动药厂提高药品质量，同时控制药品成本，以量获利。

6. 有利于医院内部的绩效考核

DRG 作为一种创新的医疗支付方式，在医院的绩效考核方面也有着广泛应用。DRG 分组测算完成后的很多指标对医院的绩效考核都有极大的参考价值。

（二）DRG 的劣势

1. DRG 付费初期测算失真

DRG 是以划分医疗服务产出为目标（同组病例医疗服务产出的期望相同），其本质上是一套"管理工具"，只有那些诊断和治疗方式对病例的资源消耗和治疗结果影响显著的病例，才适合使用 DRG 作为风险调整工具，较适用于急性住院病例。DRG 组的费用权重是该 DRG 组医疗费用的平均值，不是真实的成本，由于以往的医疗收费价格严重不合理，按照医疗费用的平均值较为粗犷；相同的疾病诊断，由于药品和耗材生产厂家不同，以及过度医技检查，医疗费用差异也较为突出。

2. 低码高编

在分组过程中"低码高编"，即将诊断中入组权重更高的疾病诊断作为主要诊断，是一个能直接增加收入的"捷径"。

（1）"低码高编"的隐匿性：大量调研表明，在 DRG/DIP 支付限制下，临床医生与编码员有足够的动机以及能力进行"低码高编"，而且具有很高的隐匿性，不易被监管部门发现。由于诊疗行为需要医方和患方进行核对，且患方多数情况下只关心疾病的诊治，并不懂不同诊断之间的区别。诊察结束后，病历是唯一的证据，任何部门都很难确认治疗过程。

医保部门的事后审核，如病历抽检，考核检查均次费用、药占比、平均住院日、大型检查阴性率等数据能发挥一定作用，但由于医疗行为的高度专业性、疾病的变异性和服务结果不确定性等，卫生行政部门和医疗保险机构很难对医方的行为动机做出准确判断。而且，医方并非完全无选择性、盲目地选择患者进行"低码高编"。研究显示，他们会衡量入组患者的特征，以最大限度符合医学规律，从而降低被审计、抽查的概率。例如，临床医生会倾向于将年龄更大的患者入组到含有并发症的诊断组内。

一般情况下，监管部门要想识别"低码高编"行为，首先得由临床专家根据原始病历给出正确信息，而后由编码专家给出正确编码，再由 DRG 分组器重新分组，给出正确的权重，与原始权重对比后，判断权重是否增加。整个监管过程的成本很高，将耗费大量人力、财力、物力。数据显示，美国联邦与州政府每年花费 2.59 亿美元以识别二级政府补助保险出院病例存在的欺诈行为。这种信息不对称和高监管成本，也进一步助长了医方的低码高编行为。

（2）"低码高编"的恶性竞争："低码高编"行为具有极强的外部性。短期来看，"低码高编"行为会给个别医疗机构带来可观的经济回报，但长期来看，不仅会损害其他医疗机构或医生的利益，而且将给 DRG 付费系统带来毁灭性的打击。

"低码高编"行为会稀释原有 DRG 分组的权重，从而导致严格按照规定进行编码入组的医疗机构面临更大的财务压力，从而倒逼他们改变自身的行为策略，并导致机构之间无休止的恶性高编竞争，最终使整个地区 DRG 分组和报销费用结构严重失真，实际诊断入组对应的报销水平无法体现医疗成本与价值。

尤其是在采取历史数据估算每个分组成本费用的情况下，高编行为一方面导致权重较低的疾病诊断被高估，费用消耗变高；另一方面原本权重较高并需要重点诊疗的疾病诊断被低估，阻碍后续分组权重分配的更新与优化，降低 DRG 付费系统整体的运行效率和可持续性。

除此之外，低码高编行为也可能会带来"过度医疗"。国外有研究显示，医方为降低被审查的风险，其低码高编行为不仅是操纵诊断编码，而且会提供与"高编诊断"相匹配的诊疗服务。在这种情况下，就会导致患者进入与实际病情不匹配的临床路径，接受的治疗与护理方案与实际病情需求不一致，从而导致患者接受过度诊断和检查，延长患者住院时间。

3. 医疗质量安全风险提高

在 DRG 付费模式下，医院为了控费，会尽量缩短住院日，提前让患者出院，或分解手术等，最终使医疗质量和安全受到影响。

4. 费用转移

医院为了控费会更多地引导患者自费承担，同时对门诊患者和门诊特殊疾病不适用，容易导致门诊费用增加。结合医共体、试点医院可能会存在部分病组向非试点单位转移现象。

二、DIP 的利弊分析

DIP 是基于我国国情，从临床实践出发，自下而上进行的支付改革，操作难度小，相较于 DRG 降低了推行的难度。然而，DIP 本身也存在过于依赖病案数据、监管难度大等缺陷。

（一）DIP 的优势

1. 医保支出增速放缓

DIP 付费方式通过将海量的病案进行组合关联，再考虑患者的并发症、年龄等因素，并与全区域内均次住院费用进行比对，从而形成 DIP 分值。DIP 付费方式建立了医疗服务的标准体系，推动医疗服务从定性到定量的评估，促使医院更加注重成本控制，具体表现在各地实施 DIP 付费方式后，医保支出与人均医疗费用增速放缓，有效促进了医保基金收入与支出的平衡。

2. 信息化要求不高，利于地区推广

《国家医疗保障按病种分值付费（DIP）技术规范和 DIP 病种目录库（1.0 版）的通知》中明确指出，DIP 付费方式需要多项基础信息数据，涵盖医院病案数据、疾病诊断数据、手术操作编码库数据、医疗费用结算与付费数据等。在定点医疗机构具备基于 ICD-10 疾病分类诊断病案系统的情况下，不需要技术研发升级，在少量改造信息系统的情况下即可实现与 DIP 系统的兼容。根据国家医保局所公开发布的 DIP 初步试点城市名单来看，除个别城市之外，多数城市的医院信息化水平并非国内一流，这也表明了 DIP 对医院信息化的要求相对较低，更加利于日后的推广。

（二）DIP 的劣势

DIP 分值是通过真实海量的病案数据，发现疾病与治疗之间的内在规律与关联，提取数据特征进行组合，并将区域内每一种疾病与治疗资源消耗的均值与全样本资源消耗的均值进行比对而形成的，每一个病种都有其对应的分值，但由于数据量极大，且质量难以控制，DIP 病种的分值可能不合理，原因如下：①建立 DIP 目录库的数据未必符合正态分布，病种的分值使用平均值表示可能不合理；②DIP 的数据来源于 HIS 首页，但数据收集的范围覆盖很大的区域，不同等级、不同规模的医疗机构在 HIS 首页填写质量上存在差异；③HIS 首页因填写人和编码员的个人学历、工作年限、工作态度不同而存在差异；④部分患者一次入院治疗多个疾病；⑤患者在内科治疗耗费高，在外科仅有低级手术，主诊断与主手术搭配不符合逻辑，形成逻辑错误的

DIP 病种；⑥对于极大数据，15 例即入组的条件过于宽松，应由专业团队严加审核。实例如下：

1. 医保版目录库和国家临床版目录库不一致

因 DIP 抓取首页数据仅抓取手术编码前 4 位，且两个库更新速度不一致，导致内容有偏差。举例见表 8-8。

表 8-8 目录库不一致

手术编码 00.66	国家临床版目录库	医保版目录库
00.6600	经皮冠状动脉腔内血管成形术	经皮冠状动脉腔内血管成形术
00.6600x004	经皮冠状动脉球囊扩张成形术	经皮冠状动脉球囊扩张成形术
00.6600x008	经皮冠状动脉药物球囊扩张成形术	

2. 分值设置尚未完善

（1）倒挂分组：DIP 支付主要是指基于大数据的病种组合利用大数据优势所建立的完整管理体系。由于 DIP 的数据来源于 HIS 首页，但数据收集的范围覆盖很大的区域，不同等级、不同规模的医疗机构在 HIS 首页填写质量上存在差异，可能出现分值倒挂现象，使用了难度更高的治疗方式，分值反而很低。举例见表 8-9。

表 8-9 分值倒挂

分组编码	分组名称	手术编码	手术名称	分值
k56.5	肠粘连［带］伴有梗阻	54.5101	腹腔镜下肠粘连松解术	266.95
k56 5	肠粘连［带］伴有梗阻	54.5903	肠粘连松解术	475.39
c16 9	未特指的胃恶性肿瘤	43.4202	胃病损切除术	908.47
c16.9	未特指的胃恶性肿瘤	43.4203	腹腔镜下胃病损切除术	767.20
c16 9	未特指的胃恶性肿瘤	43.8201	腹腔镜胃部分切除术	815 55
c16.9	未特指的胃恶性肿瘤	43.8901	胃部分切除术	645.60

（2）主诊断与主手术搭配不合理：DIP 目录库建立，仅需 15 例即可入组，难免出现主诊断与主手术不搭配的现象。如表 8-10，乙型病毒性肝炎与胃镜检查不相关。

表 8-10　诊断与手术/操作不搭配

分组编码	分组名称	手术名称	分值
b18.1	慢性乙型病毒性肝炎，不伴有 δ 因子	胃镜检查	105.97
b18.1	慢性乙型病毒性肝炎，不伴有 δ 因子	胃镜下活组织检查	86.09
b18.1	慢性乙型病毒性肝炎，不伴有 δ 因子	超声引导下肝穿刺活检	76.84
b18.1	慢性乙型病毒性肝炎，不伴有 δ 因子	经皮肝穿刺活检	69.43

（3）原始数据质量差：以往 HIS 首页的填写并未受到高度重视，致使多数临床医生及编码员填写或编写主诊断/主手术较为模糊，并未达到准确分型，导致主诊断/主手术模糊的平均值权重更大（举例见表 8-11）。目前的目录库也可能诱导临床填写 HIS 首页时使用模糊的写法。

表 8-11　原始数据不精确

分组	分组名称	手术编码	手术名称	分值
z45.0	心脏起搏器装置的调整和管理	37.8000x002	永久起搏器置换术	585.08
z45.0	心脏起搏器装置的调整和管理	37.8501	单腔永久起搏器置换术	376.07
z45.0	心脏起搏器装置的调整和管理	37.8701	双腔永久起搏器置换术	609.23

3. 医疗机构等级系数设置不合理

DIP 付费方式中，按照医疗机构的等级设定了相应的支付系数，级别越高系数越高，系数越高医保支付结算率就高，医疗机构获得医保收入就相应越多。由于现阶段医疗机构的等级系数设定方法并不细致，出现专科医院优势技术成本领先于三级医院的现象，但同时医疗机构的等级系数并无明显不同，这严重降低了发展优势技术的积极性。不同级别的医疗机构对于常见病的诊疗费用收取差别较小，但由于等级系数的设置，医保支付比例却产生了差别，如广州市 2019 年三级、二级、一级医疗机构的等级系数分别为 1、0.728 和 0.470。等级系数的差异往往难以准确体现医疗机构之间的成本差异，一级、二级医院陷入了患者减少，补偿更少的恶性循环中，这对分级诊疗的实施产生了不利影响。

4. 历史医疗行为不合理

由于 DIP 病种分值的计算是以近 3 年的往期数据按照 1∶2∶7 的比例进行测算的，而我国的医疗服务收费普遍存在结构不合理、价格不能反映医疗服务真实成本的情况，这种方式依赖历史病案数据，意味着承认了历史医疗行为的不合理性，导致往年平均住院费用越高的医疗机构分值就越高，固化了旧有的医疗资源分配格局，导致资源容易向上集中。这种情况既违背了医保基金分配的公平性，也不利于规模较小的医疗机构发展。

5. 监管难度大、成本高

目前国家版 DIP 病种库主目录有核心病种 11553 组、综合病种 2499 组，并且 DIP 对试点地区内所有医疗机构全部覆盖，这就对监管提出了巨大挑战。一方面，审核难度系数较大。目前，很多分组只是将疾病第一诊断结果作为区分的标准，而大量临床病例会由于基础性疾病、并发性症状或是治疗手段与方式的不同产生较大的费用差异，因此能否准确识别是否存在高套分组违规行为，对于审核能力有着较高要求。并且由于 DIP 仅适用于住院医疗费用结算，医疗机构为了追求收益会存在降低入院标准的现象，而这种情况往往是医疗机构与医保病人的"合谋"行为，仅靠医保部门进行监管难度极大。另一方面，监管成本费用较高。在我国推行 DIP 付费方式的试点地区，有些通过专家抽查与评议的方式，对因病施治但是诊疗费用远偏离病组支付标准的病例，在病组点数法中制定了特病单议专家评审政策，但实际上能够审核的病案数量是有限的，同时需要支付较高的费用。

6. 信息系统的智能化存在差异

由于基于大数据的背景，DIP 付费方式的施行给医疗机构和监管方的信息化建设及数据处理能力带来了新的挑战。首先是医疗机构，目前 DIP 试点地区的医疗机构信息化程度普遍不高，特别是基层医疗机构的信息系统尚处于初级阶段，存在字段缺失、数据不规范等情况，在分值计算初期会产生偏差。在大型公立医院中，尽管已有部分机构具备智能化审核的能力，但由于 DIP 分组的复杂性，要求病案人员需要同时掌握计算机技术、疾病分类编码并熟悉临床手术操作代码，目前仍存在相关专业人员匮乏、数据质量不高等相关问题。其次是监管方的智能监控水平不足，存在审核规则不清晰、与临床诊疗相冲突、审核项目准确率不高等问题，且大多数地区的监管机构并未充分发挥大数据的优势，将工作重点放在事后拒付而非事前、事中的风险管控上，对开具大处方、过度检查、挂床住院等医疗违规行为的监管力度不到位。

第三节　DRG 和 DIP 入组分析

一、DRG 入组分析

DRG 入组分析，即通过统计学方法分析研究不同时段出院人次、RW 分布趋势、总权重、CMI 值等，为公立医院高质量发展、提升医疗服务质量，为医疗机构的改革提供方向及决策参考。在 DRG 入组分析中应用统计学，旨在分析各指标对公立医院绩效的影响。

注：下文各图均为举例，不含真实数据，且图表类型（折线图、柱状图、饼图）可能不是最佳选择，需根据实际情况使用更合适的图表类型。

（一）出院人次

主要作为 CMI 值运算中的分母及分子的部分组成，是医院管理的重要指标，也是反映公立医院整体医疗质量的重要指标。

比较某时间段出院人次的变化，需要考虑或纳入的影响因素如下：DRG 组数，病种结构变化，日间手术占比等。使用多因素分析及回归分析的方法，分析出院人次与上述因素的相关性，分析各因素的权重，为缩短平均住院天数提供方向。在实施相关措施后，使用队列研究的方法，监控各影响因素在缩短平均住院天数中的作用，并及时调整相关决策（具体分析策略未全部列出）。

1. 不同月份出院人次的对比

分析医院 1 月至 12 月出院人次的变化，分析其变化规律，是进一步分析的基础。

图 8-2 所示，出院人次在部分时段出现了较大的变化，可能受到季节、假期、疫情、医疗质量的影响。此图可大致了解全年出院人次的变化，但其影响因素多，需要更深入的分析。

2. 不同年度某医院出院人次的对比

不考虑社会性因素，出院人次的增多或减少，一定程度反映了医疗质量及患者满意度。

纵向对比不同年份出院人次可作为评价医疗质量和患者满意度的指标之一。图 8-3 表明，2019 年某医院出院人次显著提升，一定程度反映了该院医疗质量及患者满意度的提升。在实际分析中，仍需要纳入患者满意度、平均住院日等因素。

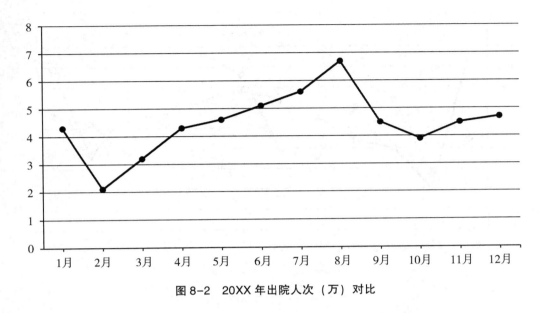

图 8-2　20XX 年出院人次（万）对比

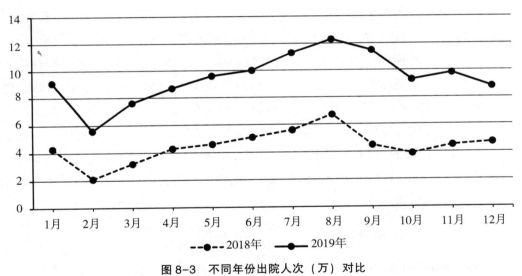

图 8-3　不同年份出院人次（万）对比

3. 特殊科室出院人次

某些科室常见疾病具有明显的季节性，例如图 8-4 所示，寒暑假及法定节假日期间眼科患者呈现爆发式增长，肿瘤科（主要为随诊）患者减少等。

（二）RW 值

RW 是对每一个 DRG 依据其资源消耗程度所赋予的权值，反映该 DRG 的资源消耗相对于其他疾病的程度。计算 DRG 权重值，医疗费用数据比医疗成本数据更易获

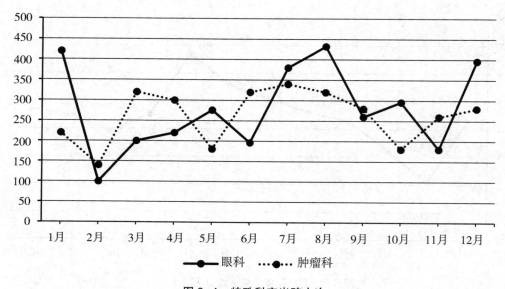

图 8-4　特殊科室出院人次

取，按照"医疗""护理""医技""药耗（药品与耗材）""管理"5 类住院费用，目前大多数 DRG 方案均采用医疗费用历史数据法计算基础权重。

　　RW 值是反映不同病种组合资源消耗程度的相对值，数值越高，反映该病种的资源消耗越高，反之则越低。其反映的是疾病的严重程度、治疗方式的复杂与疑难程度。RW 是不同出院病例的标化单位，可以利用该分值实现医院医疗服务产出的评价与比较，形成支付的基础。计算方法为：①计算每个病种组合的平均费用。一般而言，病种越严重、所采用的技术越先进，平均医药费用越高；②计算本地所有出院病例的平均费用；③计算病种分值，即某病种组合平均医药费用与所有出院病例平均医药费用的比值。具体计算公式为：

$$某\ DRG\ 权重 = \frac{该\ DRG\ 组病例的例均费用}{所有病例的例均费}$$

　　比较某时间段 RW 值的变化，按年度或某科室分组分析，探讨 RW 值变化较大的年份或科室。使用多因素分析及回归分析的方法，分析权重异常变化病种的占比，重点管控大权重的异常变化病种。并在实施相关措施后，使用队列研究的方法，监控各项费用类型对各分段 RW 值或病种占比的影响，并及时调整相关决策。

　　1. 统计分析全院/科室 RW 各分值段的占比

　　对应 DRG 目录库，分析 DRG 病种结构，统计各分值段 RW 占比，为公立医院改善 DRG 结构提供指导（图 8-5 为举例，不含真实数据）。

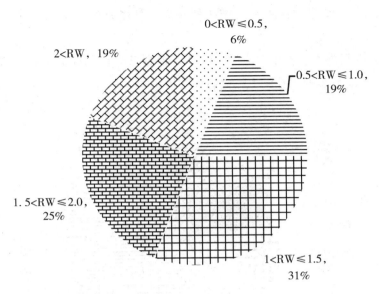

图 8-5　某公立医院全院/科室 RW 人次占比

2. 低 RW 值高占比

统计 RW 值占比较大的科室名单，督促科室优化病种结构，提升首页填写质量（图 8-6 为举例，不含真实数据）。

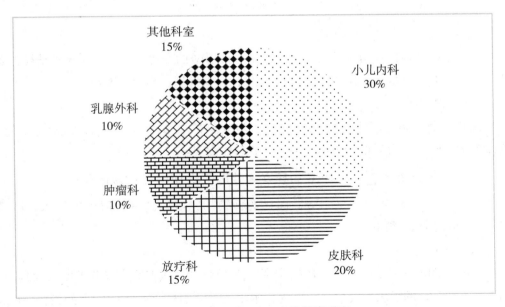

图 8-6　0<RW≤0.5 占比较高科室

RW 低分值主要集中在图 8-6 中所列科室，对比 DRG 目录库，并进一步分析科室病种结构。

参照 DRG 目录库，找出对应的 RW 值，根据 RW 值的高低确定优势病种和劣势病种，及时根据图 8-6、图 8-7 优化病种结构。

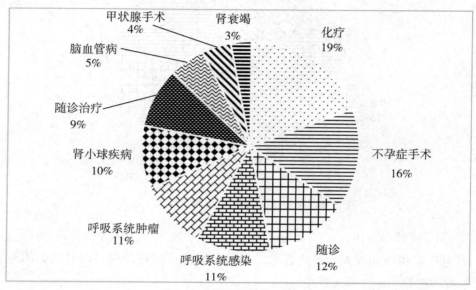

图 8-7　全院/科室病种结构

3. 监控各分段 RW 值变化

分析 RW 的时间趋势，旨在实时监控各分段 RW 的变化，检验优化病种结构方案的可行性，并可根据分析结果动态调整（图 8-8 为举例，不含真实数据）。

（三）总权重

DRG 的总权重是医院收治所有 DRG 入组病例的权重总和，反映医院服务总量，是体现医院服务能力的重要指标之一。计算公式如下：

$$总权重 = \sum (某\ DRG\ 组权重 \times 该医院该\ DRG\ 组的病例数)$$

分析 DRG 总权重的变化趋势，优化病种结构，增加高 RW 值组的纳入，减少 RW 值较低的 DRG 组的总量。

（四）CMI 值

CMI 是 DRG 医疗质量维度的核心指标，数值越高，代表医疗服务难度系数越高。CMI 是国际公认的代表医院诊疗病例的技术难度及收治疑难重症的能力的指标。CMI 值可以衡量一所医院收治疑难危重症的水平，是公立医院绩效考核中极为重要的指标，是评价公立医院高质量发展的标尺。计算公式如下：

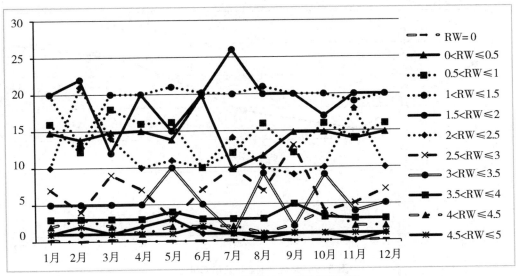

图 8-8 全院/科室 RW 时间序列分析

$$CMI = \frac{DRG\ 总量}{该医院全部病例数}$$

1. 年度全院/科室 CMI 值变化

CMI 值的影响因素过多，且其计算公式复杂。可使用多因素分析及回归分析的方法，分析出院人次、DRG 组数、不同 RW 值占比、平均住院天数、三四级手术占比、日间手术占比对 CMI 值的权重及影响。在实施相关措施后，再进行上述分析，旨在减少 RW 低分值的占比，增加 RW 高分值占比，引导临床医生减少低标入院，降低低难度疾病诊治比例，并引导病案科提升编码质量，影响 CMI 值的方方面面改革、改善。使用队列研究的方法，并及时调整相关决策，使 CMI 值稳步上升，推进医院高质量发展。举例见图 8-9。

2. 同专业科室 CMI 的对比

同专业不同科室（如妇科一和妇科二，见图 8-10）CMI 值的对比，分析差异，有利于同行相互学习，共同进步。

（五）药占比

药占比为诊疗过程中药物费用在总费用中的占比。计算公式如下：

$$药占比 = \frac{药品收入}{药品收入+耗材收入+医疗收入+其他}$$

通俗来说，就是病人看病的过程中，买药的花费占总花费的比例。横向/纵向对比药占比变化，可为公立医院高质量发展、降低药占比提供指导建议。全院药占比的

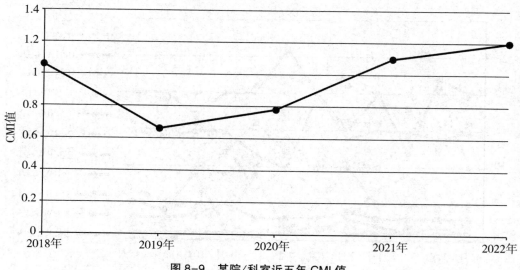

图 8-9 某院/科室近五年 CMI 值

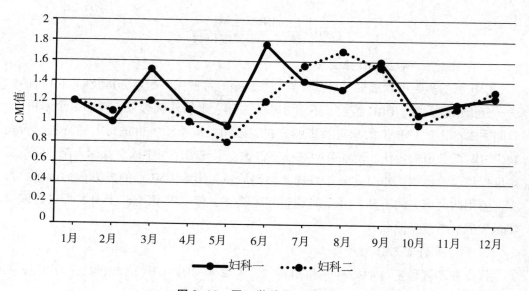

图 8-10 同一学科 CMI 值对比

分析与上文其他指标类似,不再展示。

1. 不同年份各科室药占比

对比不同年度科室药占比,作为考核各科室控制药物使用效果的指标之一。图8-11 所示,多数各科室在控制药物使用上均有一定的成效,只有感染科药占比增加。此图中年度对比可换成月份对比,以更有效地监控药占比变化。药占比差异较大的,可进一步分析各药品占比情况。

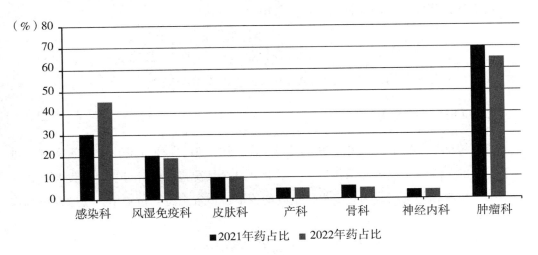

图 8-11　不同年份各科室药占比

2. 某科室各药品费用占比情况

图 8-12 所示某科室各药品费用占比情况，使临床科室控制药占比有了一定的指向性，此图也可运用至全院，结合图 8-11 进行药占比监控，以更精准地控制全院/科室药占比。

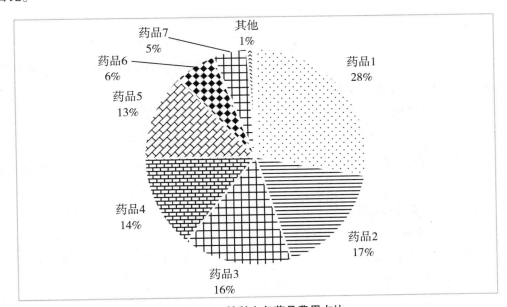

图 8-12　某科室各药品费用占比

（六）耗占比

耗占比是指收费医用耗材收入在总费用中的占比。

$$耗占比 = \frac{医用耗材收入}{药品收入 + 耗材收入 + 医疗收入 + 其他}$$

耗占比的分析与药占比的分析差别不大，不再重复举例展示。

二、DIP 入组分析

应用统计学进行 DIP 入组分析，筛选不合理的 DIP 病种目录，避免病案首页进入不合理的分组中，避免医保拒付，且对 DIP 结余情况进行统计分析，有助于优化病种结构，控制相关费用，为患者提供更好的诊治，节省患者自付费用，使医疗机构产生更多结余。

注：DIP 入组分析与 DRG 相似，下文不再举例展示。

（一）DIP 目录对比

DIP 目录中存在一定量的错误，甚至是分值倒挂，因此，DIP 目录的对比（此处特指相似病种间的对比）有很重要的意义。同时，还应对比区域的 DIP 目录库，查找自身不足，例如同一诊断下漏填操作或手术、主手术选择错误导致医保结余减少等。

（二）付费方式对比

分析比较同病种在不同付费方式下住院费用（细分费用类型）、住院天数等指标的差异。DIP 付费并未全面推行，有必要对可能出现自费或其他非 DIP 适用患者住院费用不降反增的现象进行监控。

（三）病种结构

分析比较全院/某科室/治疗组/个人在 DIP 实施前后所接纳病种结构的差异。DIP 实施后，评价医院决策对"急病慢治""小病大治""轻病久治"现象的遏制效果。

（四）首页填写正确率

1. 主诊断选择

分析比较全院/某科室/治疗组/个人接纳同类疾病时，核实主诊断选择的差异（例如白内障和并发性白内障），避免模糊诊断。

2. 主手术选择

分析比较同一诊断搭配不同主手术选择对病种分值的影响。

3. 诊断性/治疗性操作

分析比较同一诊断漏填相关诊断性或治疗性操作对病种分值的影响。

（五）DIP 组分析步骤

1. 收集整理数据

收集 DIP 实施前 N_1 份 HIS 首页为病例组；往年/月同一时段 N_2 份 HIS 首页为对照组。收集患者 HIS 首页信息（年龄、性别、付费方式、入院科室、诊断及操作）及费用信息（总费用、自费费用、手术费、材料费、西药费等）。

2. 排除标准

付费方式为不详；转科患者；信息不全；病情复杂；费用信息不完整。

3. 分析方法

根据入院年份/月份、付费方式、病种、入院科室等分别进行分层分析。建立预测模型，对某病种进行住院费用是否超标的预测。

三、探讨 DRG 与 DIP 分组的平衡点

DRG 分组较为成熟，也经历了多次修正。但 DIP 刚刚实施，部分问题有待解决，部分错误有待校正。同一份 HIS 首页的 RW 值与 DIP 分值并非完全为正相关关系，因此，在实际工作中可能出现医院管理者注重 RW 值、临床科室倾向于 DIP 分值的现象。在医改的路上仍需寻找 DRG/DIP 平衡点，使公立医院在提升 CMI 值或绩效考核竞争力的同时，保证大多数病例处在正常病例区间（均值 0.5~2 倍），保证公立医院在医保结算中不至于亏损，保证医务工作者的高积极性。平衡点的探讨需经专业的 DRG/DIP 分组分析，综合考量，合理使用统计学知识，建立一个较好的 DRG/DIP 统计学模型，根据实际情况实时更正，方能实现公立医院高质量发展和医护人员待遇的提升。

第四节　DRG 和 DIP 入组分析的意义

本节基于 DRG 和 DIP 各自推行过程中的缺陷和不足，梳理 DRG 和 DIP 的入组原理，使用统计学方法进行入组分析，对提升公立医院绩效竞争力，增加医保结余具有重要意义。

一、DRG 入组分析在公立医院绩效考核中的意义

DRG 绩效评价主要涉及医疗服务能力、医疗服务效率及医疗安全质量三大类指标。分析公立医院 DRG 组数、RW 变化趋势、构成比等 CMI 值影响因素，以提升医疗服务质量为目的，通过统计学方法分析 DRG 入组情况（包含但不限于入组率、分组明细、手术明细、死亡明细、不同 RW 分布趋势等）的方法，为医疗机构的改革提供方向及决策参考。

1. DRG 组数

DRG 组数体现医院收治疾病的广泛程度，指标越高，表明医院提供的治疗服务覆盖的疾病类型越多，医院综合性越强。

2. RW

RW 定量描述每个 DRG 组的治疗消耗资源情况，指标越高，则患者在就医过程中使用的卫生资源的权重越大，意味着资源使用量越大、难度系数越高。

3. CMI

当一个科室或医疗机构同时处理多个 DRG 组时，则综合不同 DRG 组的 RW 系数得出 CMI 值，以测定科室或医院收治患者的平均难度与治疗水平。CMI 指数越高，证明某一科室或医院收治高权重病种越多，即疑难杂症患者越多，总体技术水平越高。

4. 费用消耗指数与时间消耗指数

费用消耗指数与时间消耗指数可以用来评价医院服务效率的高低。两者均是医院各 DRG 组的例均费用/住院时长与全市同级别医院平均水平的比值，以此来判断医院的医疗服务费用、住院床日是否超出正常范围。如果这一比值在 1 左右，表示接近平均水平；小于 1，表示医疗费用较低或住院时间较短，效率较高，成本控制较好；大于 1，则表示医疗费用较高或住院时间较长，效率较低，成本控制不佳。

5. 低风险组死亡率

低风险组死亡率直接反映医疗质量与安全。顾名思义，即组内的疾病本来不应该发生死亡的却死亡了，提示死亡原因可能与疾病本身的相关度低，而与临床诊治管理过程相关度更高。通过这一指标，可以衡量医院对住院患者所提供服务的质量与安全，从而督促医院规范诊疗流程，持续改进质量。

DRG 组数与 RW、CMI 相结合可以评价医院服务能力；时间与费用消耗指数综合考察医院服务效率；低风险组死亡率可以评估医院的医疗质量安全。

二、DIP 入组分析在医保结算中的意义

DIP 入组分析的意义在于针对以下 DIP 尚存的诸多问题，通过统计学方法研究 DIP 入组原理、DIP 目录库、相近病种分值差异、DIP 结余总量等，规避 DIP 劣势。根据自身的特长、比较优势、专科发展方向，自发形成分工协作的格局。

1. 提高医保基金的使用效率

在 DIP 支付方式下，每个病种都有相对应的医保支付标准，这意味着医保为各病种设置了支付"天花板"，从而促使医疗机构主动控制成本，加强过程控制，提高医保基金使用效率。

2. 促进医疗机构基于功能定位合理有序发展

DIP 利用医保医疗大数据，建立了对医疗机构在不同病种组合中资源使用波动的快速识别机制，形成了对病种分值总量虚高的发现机制和量化评估，从而有针对性地进行审计核实与行为纠正，促进事后监管向事前、事中的延伸，营造医疗机构良好的公平竞争环境，促进医疗机构基于功能定位合理有序发展。

3. 保障参保人利益

DIP 以全样本数据分析完整呈现疾病诊断治疗、医疗行为规范现状，直接呈现新技术应用状况，利用动态调整机制快速适应医院服务能力和医疗技术应用的变化，有效缓解标准滞后对医院发展的约束，正向引导医疗机构对危重、疑难病例的合理收治，提升参保人满意度。

DIP 入组分析促进医院运营管理决策支持系统的建立，推动医院运营管理的科学化、规范化、精细化。医疗机构内部管理加强、运行机制改变，群众就医便捷性改善、费用负担减轻、满意度提高，医保管理手段加强、基金使用绩效提高等积极效果，对医疗医药行业生态的发展有着重要意义。

参考文献

［1］国家医疗保障局办公室. 关于印发国家医疗保障按病种分值付费（DIP）技术规范和 DIP 病种目录库（1.0 版）的通知：医保办发〔2020〕50 号［A/OL］.（2020-11-20）［2023-3-20］. http：//www.nhsa.gov.cn/art/2020/11/20/art_ 37_ 3987.html.

［2］国家医疗保障局. 关于印发 DRG/DIP 支付方式改革三年行动计划的通知（医保发〔2021〕48 号）［EB/OL］.［2021-11-26］. http：//www.nhsa.gov.cn/art/2021/11/26/art_ 104_ 7413. html.

［3］国务院办公厅. 关于推动公立医院高质量发展的意见（国办发〔2021〕18 号）［EB/OL］.
　　［2021-06-04］. https：//www. gov. cn/zhengce/zhengceku/2021-06/04/content_ 5615473. htm.

［4］郑秀萍，陈新坡，王畅，等. C-DRG 收付费与按病种分值付费实践政策比较——基于福建省三
　　明市和厦门市医保支付方式改革实践［J］. 江苏卫生事业管理，2019，30（10）：1297-1300.

［5］应亚珍. DIP 与 DRG：相同与差异［J］. 中国医疗保险，2021（1）：39-42.

［6］焦之铭，王芊予，冯占春. 我国实施按病种分值付费方式（DIP）的 SWOT 分析［J］. 卫生软
　　科学，2021，35（9）：45-49.

［7］郭晓峰，赵玲. 东营市医保按病种分值结算办法运行分析及对策研究［J］. 中国医疗保险，
　　2018（5）：39-41.

［8］陈琪婷. 广东省阳江市按病种分值付费支付方式的案例研究［D］. 广州：华南理工大学，
　　2019.

［9］王宇，郑丹桂，蔡月桃，等. 医保智能审核在医院管理中的实践和思考［J］. 现代医院管理，
　　2020，18（6）：72-75.

［10］王琳. DRG 和 DIP 付费方式下全成本管理体系研究［J］. 会计之友，2023（7）：69-74.

［11］周鹏飞，李运明，杨孝光，等. 国内外 DRG 研究应用概述和医院开展 DRG 付费方式改革的作
　　用及存在问题探讨［J］. 卫生软科学，2023，37（2）：6-10.

［12］曾欣，马颖颖. 以健康为导向的 DIP 创新机制与实现路径［J］. 卫生经济研究，2023，40
　　（2）：52-56.

［13］廖藏宜，张艺艺. DRG/DIP 付费下异化行为表现及监管建议［J］. 中国医疗保险，2023
　　（2）：27-34.

［14］尹明玉. 医院 DRG/DIP 支付方式下的绩效改革［J］. 财会学习，2023（2）：143-145.

［15］谢媛媛，袁红梅. DIP 视角下公立医院高质量发展路径分析［J］. 中国医疗保险，2023（1）：
　　90-93.